李玉兰

儿科临证集萃

李玉兰／著　冯文全／整理

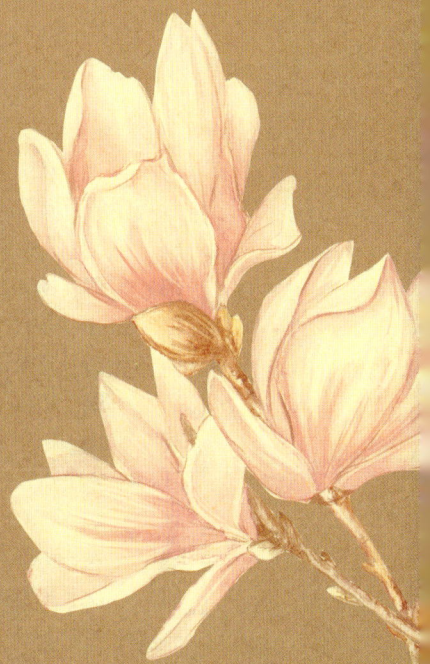

人民卫生出版社
·北京·

图书在版编目（CIP）数据

李玉兰儿科临证集萃 / 李玉兰著 . -- 北京 ：人民
卫生出版社，2025. 7. -- ISBN 978-7-117-37503-0

Ⅰ . R272

中国国家版本馆 CIP 数据核字第 2025NE9607 号

人卫智网	www.ipmph.com	医学教育、学术、考试、健康，购书智慧智能综合服务平台
人卫官网	www.pmph.com	人卫官方资讯发布平台

李玉兰儿科临证集萃
Li Yulan Erke Linzheng Jicui

著　　者：李玉兰
出版发行：人民卫生出版社（中继线 010-59780011）
地　　址：北京市朝阳区潘家园南里 19 号
邮　　编：100021
E - mail：pmph @ pmph.com
购书热线：010-59787592　010-59787584　010-65264830
印　　刷：北京华联印刷有限公司
经　　销：新华书店
开　　本：787 × 1092　1/16　印张：25
字　　数：474 千字
版　　次：2025 年 7 月第 1 版
印　　次：2025 年 8 月第 1 次印刷
标准书号：ISBN 978-7-117-37503-0
定　　价：105.00 元

打击盗版举报电话：010-59787491　E-mail：WQ @ pmph.com
质量问题联系电话：010-59787234　E-mail：zhiliang @ pmph.com
数字融合服务电话：4001118166　　E-mail：zengzhi @ pmph.com

著者简介

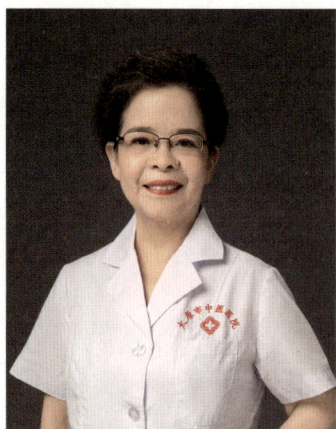

李玉兰,1954 年出生,女,汉族,山西临县人,主任医师,山西中医药大学中医学硕士研究生导师,第六、第七批全国老中医药专家学术经验继承工作指导老师,山西省名中医,首批山西省老中医药专家学术经验继承工作指导老师。任山西省中医药学会儿科专业委员会常务委员、傅山医学专业委员会副主任委员。获山西省劳动模范、五一劳动奖章、最美白衣天使等荣誉称号。任太原市名特医学专家、太原市委市政府特聘专家、太原市中医学会儿科分会主任委员、太原市重点学科儿科学科带头人。

行医 50 余载,主要从事中西医结合儿科临床工作,经验丰富。将中医宏观辨证与西医微观辨病融于一体,尤其在儿科常见病、多发病及疑难重症的诊疗中,展现出中西医互补优势。倡导内治外治结合,坚持预防为主,提供中医体质调理及应季养护等全方位服务,旨在未病先防。

在诊断上,独辟蹊径,提出"听脉"概念,对儿科临床尤为重要。听脉能精准反映小儿肺部"气"运行及心部"血"充盈的情况。尤其面对哭闹致脉象紊乱的患儿,其有助于辨别疾病的寒热虚实,在一定程度上弥补了脉诊的不足,为诊疗提供有力支持,已成为临床诊断的亮点。

在辨证上,融合中西医之长,既遵古法,又汲新知。对哮喘、呼吸道感染、抽动障碍和胆道闭锁术后胆管炎等疾病,均有独到见解与卓效良方。提出"内表"与"一过性正虚"理论,为儿童疾病的预防与治疗开辟了新径,深得业界同仁之认可与患者家属之推重。

在治疗上,深入研析古今儿科方剂,提炼归纳多种治疗方法。以防风通圣散为基础,提出"防风通圣法",用于治疗小儿反复呼吸道感染。从经典方剂中总结出数百组对药与角药组合,结合方剂治法,形成高效治疗方案,疗效确切,广泛应用于儿科临床,为中医儿科药对研究领域的发展提供了新的思路与方法。

儿科之路：中西医学的交融与实践

余自幼矢志于医学，得幸入中医之门，更致力于儿科医学之探索，至今行医50余载。岁月更迭，余之医学之路历经风雨，然始终秉持中西医结合之理念。今将毕生之所学、所悟、所验集成一书，以飨同道，愿共同推动中医儿科之发展。

于医学之道，余深信中西医结合乃光明之路。中医之博大精深与西医之精准实证，相辅相成，更能全面解决临床之疑难问题。因此，余在临床上始终坚守此道，不断实践探索，以期能为患儿带来更佳之疗效。

书之上篇"理法与临床"，乃余对儿科医学之心得体会。医学不仅治病，更在于关爱生命。医者应以仁心为本，全面考虑患儿之生理、心理及社会环境。余于临床实践中创新性地提出"内表"概念与"听脉"之独特的诊断方法，皆为经验之谈。愿此分享能启迪医者，为解后学之惑略尽绵力。

中篇"方药与临床"，为余多年行医之经验结晶。余精选常用中药165味、经典药对389组，从中医与西医双重视角着手进行深入剖析，旨在为读者提供全新视角与思考。此部分不仅为余个人经验之总结，更是对中华医药文化之传承与发扬。余信，此等中药与药对之巧思妙用，定能为患儿之康复带来希望。

下篇"案例与临床"，乃余对常见病诊疗用药思路之总结。余详细解析药对之运用及其奥妙与注意事项。此部分既为余之前经验之延续，亦为余未来探索之展望。若此分享能为同道提供启示与参考，余愿足矣。

回首往昔，医学之路虽充满艰辛，然亦充满希望与收获。每见因余治疗而康复之患儿与家长笑容满面，余深感欣慰与自豪。余深知此荣誉与成就离不开余之坚持与努力，更离不开同仁之支持与帮助。故余感激所有在余医学道路上给予帮助与支持之人，是汝等鼓励使余不断前行。

展望未来，余将继续致力于中西医结合儿科医学之研究与实践，探索新疗法与理念。余深信只要医者同仁携手共进、共同努力，必能为患儿带来更佳之疗效与健康保障。同时，余亦希望此书能成为广大医者之良师益友，为医学事业注入新的活力与动力。

此书之付梓，得到了资善堂中医馆张金红董事长、高旅博士、闫海虹博士、樊李根医师、王建东医师，以及团队成员白斌主任、韩娟主任、杨竞医师、张凯医师、刘峰医师、赵翊杉医师、师承学生庞峰等的大力支持和帮助，笔者在此盛感谢意。同时感谢家人和同事们的支持与陪伴，使余能行至今日。

中医儿科的历史由古圣先贤共同铸就，唯愿此书能在中医儿科学发展的历史上留下一笔，略书微光，与同道共铸中医儿科之辉煌，为患儿解除疾病之困厄。让我们携手共进，为中医儿科学之繁荣与发展贡献己力！

李玉兰

甲辰龙年三月十五于太原市中医院

目 录

中篇 方药与临床

——— 婴童药话 ———

—— 保婴药对 ——

下篇 案例与临床

上篇

理法与临床

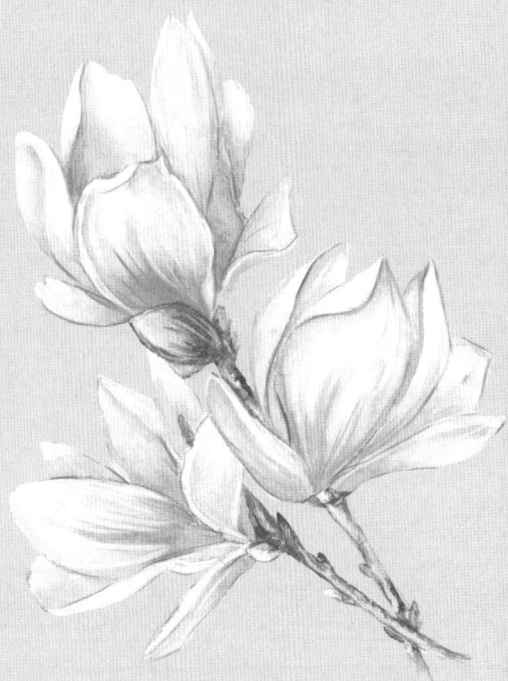

一、对中医儿科辨证体系的思考

中医儿科应该用怎样的辨证体系去指导临床？这个问题笔者思考良久，却始终没有一个合适的答案。于是便从历代部分儿科先贤见解中解其惑。

(一) 钱乙,《小儿药证直诀》辨证体系思考

宋代钱乙的儿科辨证体系以五脏辨证为主。虽然《小儿药证直诀》提及伤风、伤寒的概念，但从原文理解来看，多在描述外感邪气。如"昏睡口中气热，呵欠顿闷，当发散，与大青膏解"。这里的大青膏奠定了钱乙治疗伤风的基础。伤风手足冷、伤风自利或伤风腹胀等，凡需发散者，皆用大青膏。大青膏的组成为天麻、白附子、青黛、蝎尾、乌梢蛇肉、朱砂、天竺黄。从药物组成来看，与传统伤寒、伤风的用药迥异。

通读《小儿药证直诀》，笔者发现在伤寒六经方面仅出现了一次"太阳虚汗"的论述，言"上至头，下至项，不过胸也，不须治之"。此出汗者，可对参伤寒辨证体系中的"但头汗出"。如《伤寒论》111条"阴阳俱虚竭，身体则枯燥，但头汗出，剂颈而还……小便利者，其人可治"；134条"但头汗出，余处无汗，剂颈而还，小便不利，身必发黄"；147条"但头汗出，往来寒热，心烦者，此为未解也"等。从治疗的必要性来看，钱乙的太阳虚汗不需治疗，而伤寒的但头汗出却需要辨证论治。所以，钱乙的太阳与伤寒辨证体系无关。

纵观钱乙著作，所论病机和证治皆符合脏腑辨证。如《小儿药证直诀·咳嗽》说："夫嗽者，肺感微寒。八九月间，肺气大旺，病嗽者，其病必实，非久病也。""久嗽者，肺亡津液，阿胶散补之。""痰盛者，先实脾，后以褊银丸微下之，涎退即补肺，补肺如上法。"皆从脏腑论治。

(二) 陈文中,《小儿病源方论》辨证体系的思考

宋代陈文中的辨证体系仍以脏腑辨证为主。与钱乙相似，陈文中在书中也提及"伤寒"一词，但是又与脏腑紧密相连。如《肺脏伤寒论》曰："候起(人中)，下至承浆下颐，春即青，夏即赤，秋即白，冬即黑。外候鼻涕流，两眼赤昏，(两颊)赤，喘气喉响。其恶候则面黑咬人，鼻黑身热，气喘不定是也。"此"伤寒"仍为对外邪的描述。

《小儿病源方论·小儿变蒸候·变蒸期候》中提及"足六经"，与《伤寒论》的六经辨证有所不同。

其所论诸病病源，皆从脏腑着眼，如《肺脏受积论》《肺脏伤寒论》《肺脏受热论》

等,亦从脏腑论治。

（三）曾世荣,《活幼心书》辨证体系的思考

元代曾世荣的辨证体系与钱乙、陈文中均有所不同,其体系中既有六经辨证,又有脏腑辨证。如"仲景论曰:有翕翕发热,有蒸蒸热,此分汗下之不同。翕者,若翕之所覆,明其热在表也,属上太阳第一证,以桂枝汤主之。蒸者,如熏蒸之甚,主其热在胃也,属阳明三十二证,以调胃承气汤下之。此仲景法也。缘小儿之热,似是而非,若同而异,有伤寒热、变蒸热、积热、麻豆热、惊风热、潮热、骨蒸热,有表里俱虚而热。有热虽同,名则异,可不明辨标本以施治乎?须令验证,对证用药,斯为的论"。曾世荣在原有《伤寒论》条文的基础上又加入自己的理解,如"伤寒热,十指稍冷,鼻流清涕,发热无汗,面惨凌振,右腮有紫纹"等。关于小儿症状的论述,可谓是在《伤寒论》基础上的一个进步。

其辨证体系多从脏腑辨证,如"咳嗽虽然分冷热,连声因肺感风寒,眼浮痰盛喉中响,戏水多因汗未干";"《内经》曰:肺之令人咳何也?岐伯曰:皮毛者,肺之合也。皮毛先受邪气,邪气得从其合";"有小儿汗出未干,遽尔戏水,亦致伤风咳嗽,外证眼胞微浮,额汗痰鸣,亦宜清肺饮、泻肺汤与之,疏风化痰,解利邪热。小柴胡汤亦可"。值得关注的是,在治疗用药上,曾世荣既有脏腑辨证之泻肺汤,又有六经辨证之小柴胡汤。此为六经辨证与脏腑辨证互参者。

（四）薛铠、薛己,《保婴撮要》辨证体系的思考

明代御医薛铠、薛己的辨证体系中,既有伤寒六经辨证,又有脏腑辨证。随着时间的推移,我们能感受到,薛氏父子以一种更为包容和开放的态度来看待六经辨证和脏腑辨证。这一点阅读《保婴撮要》时可以明显感受到。

首先,《半表半里热》言:"小柴胡汤,治伤寒温热,身热恶风,头痛项强,四肢烦疼,往来寒热,胁痛耳聋,呕哕痰实,中暑、疟疾,并服之。"这是从六经辨证的角度来解读小柴胡汤的主症。同时又补充:"前方,若肝胆经风热,肝火瘰疬,寒热往来,日晡发热潮热,不欲饮食,或怒火口苦,耳聋咳嗽,或胁痛肢满,小便不利,或泄泻吐酸苦水,或肢体搐动,唇目抽掣,及乳母有前症,致儿为患者,并宜服之。"此段论述扩大了经方的使用范围,将其从六经辨证扩用于脏腑辨证体系。

其次,《诸疟》篇以六经来概括疟证病机:"如足太阳之疟,令人腰痛头重,寒从背起,先寒后热,熇熇喝喝然,热止汗出难已;足少阳之疟,令人身体解㑊,寒不甚,热不甚,恶见人,见人心惕惕然,热多汗出甚;足阳明之疟,令人先寒,洒淅洒淅寒甚,久乃热,热去汗出,喜见日月光火,气乃快然;足太阴之疟,令人不乐,好太息,不嗜食,多寒热,汗出

病止则善呕,呕已乃衰;足少阴之疟,令人呕吐,甚多寒热,热多寒少,欲闭户而处,其病难已;足厥阴之疟,令人腰痛,少腹满,小便不利如癃状,非癃也,数便意,恐惧,气不足,腹中悒悒。此六经疟也。"此为从六经论述疟证。

就疟证而言,《诸疟》篇不光从六经立论,亦从五脏阐述:"肺疟者,令人心寒,寒甚热,热间善惊,如有所见者;心疟者,令人烦心,甚欲得清水,反寒多不甚热;肝疟者,令人色苍苍然,太息,其状若死者;脾疟者,令人寒,腹中痛,热则肠中鸣,鸣已汗出;肾疟者,令人洒淅然,腰脊痛宛转,大便难,目眴眴然,手足寒。胃疟者,令人且病也,善饥而不能食,食而支满腹大。此五脏疟也。"此外,《诸疟》篇从内生病理产物的角度再论疟证:"痰疟者,胸膈先有停痰,因而成疟,令人心下胀满,气逆烦呕是也;食疟者,是饮食伤脾,其人噫气吞酸,胸膈不和是也。"

由此可见,薛氏父子的辨证体系既有六经辨证,又有脏腑辨证,同时还有痰饮津液辨证。在用药上,更是不拘一格,就疟证而言,指出"热多寒少者,小柴胡汤。寒多热少者,清脾饮子。无汗者,桂枝麻黄各半汤。有汗者,柴胡桂枝汤。渴而小便不利者,五苓散。热多汗出,腹满便闷者,大柴胡汤。痰疟者,二陈汤加柴胡、黄芩,甚者加枳实。食疟者,先用大安丸,次用异功散。劳疟、痎疟,并用补中益气汤。暑疟者,十味香薷饮……"观其方,既有伤寒方,又有脏腑方,故薛铠、薛己的儿科辨证体系是一个兼容的体系。

(五)万全,《片玉心书》《育婴家秘》《幼科发挥》辨证体系的思考

明代万全家传儿科,与薛己属同时代儿科巨匠。万全的辨证体系与薛己相似,既有伤寒六经辨证,又有脏腑辨证,其脏腑辨证更是遥承易水学派和钱乙的脏腑辨证理论。

《育婴家秘·肾脏证治》言:"然太阳病热而渴,小便虽利,亦宜此药下之。"此处的"此药"指五苓散。既有伤寒条辨,又有证治方药,可见万全的理论体系中融入了六经辨证的内容。但总体来讲,以脏腑辨证为主,包括前面的曾世荣和薛己,虽然他们的学术体系中有六经辨证的内容,但总体来讲仍以脏腑辨证为主导。如万全在《片玉心书》中论咳嗽证治,言"形寒饮冷即伤肺,咳嗽病来多痰气。面青气促怕生惊,面白胸高还不吉。初咳要发表,五拗并九宝。气实葶苈宜,肺虚阿胶好。尝服玉液丸,桔梗同甘草。五拗用麻黄,杏仁甘草强。石膏腊茶叶,发汗是奇方。九宝苏叶配麻黄,薄荷陈皮杏桂良。大腹桑白同国老,乌梅加入细参详"。观其辨证论治,皆由脏腑厘定。

(六)陈复正,《幼幼集成》辨证体系的思考

清代的陈复正在《幼幼集成》中,较为娴熟地运用了六经辨证体系。如陈复正在《柔痉》中言"经曰:太阳病发热汗出,不恶寒者,名曰柔痉";在《乳子伤寒证治》中说

"脉浮紧无汗为伤寒,麻黄汤发之,得汗而解;脉浮缓有汗为伤风,以桂枝汤散之,汗止而解"。其对伤寒的理解与前面的医家又有不同:"太阳经在最外一层,故邪入皮毛,即先伤之。皮毛不能传变,由太阳之络脉传入本经,而后内入诸经也。邪客皮毛,即玄府闭(汗孔也)。人身脏腑之气,无刻不与外气通,通故和畅;玄府闭则内气不能发泄而生热,非风寒能变热也。此时但发其皮毛,玄府开而邪随汗散矣。"由此可知,陈复正把玄府概念引入到外感表证的治疗中。

在陈复正的理论体系中,人体分为表、中、里三部分,其中表为皮毛,中为经络(经络皆在肌肉之中),里为脏腑。外邪袭表,需赖经络之传变,方能入里。强调邪气入里可就近消解。陈复正的主要体系虽仍离不开六经辨证和脏腑辨证,但在两者的基础上,结合儿科临床提出了自己的见解,弥足珍贵。

以六经辨证为例,陈复正在《伤寒总括五法》中说到,治疗伤寒有5种方法:一曰发表,以麻黄汤、桂枝汤、青龙汤为主;二曰解肌,以葛根汤、升麻葛根汤为主;三曰和解,以小柴胡汤、大柴胡汤为主;四曰攻里,以白虎汤、小承气汤、六一顺气汤为主;五曰救里,以理中汤、四逆汤、真武汤、白通汤为主。在陈复正的体系里,伤寒六经辨证主要用于外感病的治疗,与现今认知是一致的。故自《幼幼集成》始,中医儿科学对于伤寒六经辨证和脏腑辨证的使用已经趋于成熟,临证时能明辨外感内伤,随证取用辨证方法。

(七) 吴谦等,《医宗金鉴》辨证体系的思考

清代官修著作《医宗金鉴·幼科杂病心法要诀》很好地总结了儿科辨证体系,既有伤寒六经辨证,又有脏腑辨证。因与叶桂处于同时代,故在辨证体系中还可见到温病辨证。

如《瘟疫总括》言:"瘟病之传变与伤寒无异,有冬感于寒而即病者,名曰伤寒。有冬伤于寒而未即病者,寒邪藏于肌肤之内,伏于荣卫之间,至春复感春风,发为温病;至夏复感暑热,发为热病。若逐户阖门老幼相传,乃天行瘟疫,其害更烈。或春夏应暖热而反寒,秋冬应寒凉而反热,此为四时不正之气,名曰时气。相感为病,亦与伤寒同其治也。其间或发癍、发痧、发疹,要当详明其证。"《温病》言:"温病一证,乃冬受寒邪不即为病,至春复感春风而发者也。现证与伤寒相同,用双解通圣汤两解之。若呕吐者,以生姜、半夏入之,其呕自止。"

清代医家喜用脏腑辨证理论来指导伤寒经方的运用,如《食痛》言"食痛者,皆因饮食不节,积滞不化所致,故食入即痛也。其候喜饮凉水,恶食腹满,吐酸便秘。宜先以小承气汤下之",此方药用法延续至今,临床上经常使用,属活用、广用经方。

在《幼科杂病心法要诀》中,无论是伤寒、温病还是脏腑疾病,都给人耳目一新的感

觉,它打破了传统辨证体系对于疾病的认识,从外感、内伤的角度,从邪气、正气的角度,从症状、体征的角度切入,值得我们仔细、认真地研究、学习。可以说,《医宗金鉴》的辨证体系独具一格。

(八)徐小圃,《徐小圃学术经验集》辨证体系的思考

近代医家徐小圃的辨证体系以脏腑辨证为主。徐小圃不拘经方、时方,用近现代的理论思想去诠释疾病、病机,根据新病机对证用药;对于病机的认识和划分,较古代医家亦有不同,强调外感和内伤的不同,如在外感病中,以咳嗽为例,书中言"小儿咳嗽临床常见,有外感和内伤之分,而以外感咳嗽为多见。对于小儿咳嗽属外感者,先生主张以开肺化痰为首务,切戒过早使用肃肺止咳及寒凉收涩之品,恐其痰壅气道,邪不外达,每易滋变肺闭喘急等症";从治疗上来讲,更是不拘寒温,以疗效为第一考虑因素,故咳嗽论治为"风寒咳嗽每用三拗汤、小青龙汤化裁,散寒宣肺,并酌加苏子、白芥子、半夏、橘红、天南星、白附子、生姜汁等辛开豁痰药。风热咳嗽每用麻杏石甘汤化裁,清肺宣肺,并酌加象贝母、紫菀、天竺黄、冬瓜子、瓜蒌仁等清化痰热药"。风寒咳嗽以小青龙汤为主方,风热咳嗽以麻杏石甘汤为主方,加减用药不拘寒温补泻,随证治之。此用药方式更贴近现代临床医师的用药方式。

(九)刘弼臣,《刘弼臣临床经验辑要》辨证体系的思考

现代中医儿科专家刘弼臣的辨证体系以脏腑辨证为主。刘弼臣的学术体系特别强调"小儿自初生以至青年,每时每刻不在生长发育,较之成人,有其一定的特点,决不能认为'小儿病与大人不殊,惟用药多少为异',把他看成为成人的缩影"。这也是刘弼臣临床多年总结出的一个观点。小儿最大的特点是每时每刻都在生长发育,所有的疾病状态都是在这种趋势背景下出现的,因此在辨证论治的时候需要将其考虑进来。

刘弼臣处理临床常见病的诊疗体系仍然以脏腑辨证为主,若有外感时参考伤寒六经的辨证思路。如《小儿外感发热》言:"伤寒发热多因解脱受寒,腠理闭塞所致,临床多见身热无汗,恶寒,面惨凌振,十指稍冷,烦闷,项急,身痛,体怠,呵欠频作,呼吸气粗,苔色薄白,脉象浮紧,指纹色红。治宜发散寒邪以退热,可用麻黄汤加减,或荆防败毒散以辛温表散,使腠理通达,则身热自解。"由上可知,经方与时方并用,而儿科临床更多的是用脏腑辨证指导经方应用。

(十)笔者对儿科辨证体系的思考

自宋代以来,各医家在儿科辨证体系的运用上均有其特色。笔者欣赏清代医家陈

复正在《幼幼集成》中的创新观点,将儿科的生理、病理给予重新的认识和概括,勇于提出自己的观点。

现代刘弼臣在儿科诊疗中遇到了各种新问题。在传统的寒热温凉、表里虚实之外,随着西医学的发展,在儿科临床上出现了血常规、心电图、计算机体层摄影、彩色多普勒超声等检查手段,这就要求中医儿科医师需要将上述理化检查的指标解读出来,纳入到中医的思辨体系中,给予合适、合理的解释,并且为治疗提供参考依据。

刘弼臣在《刘弼臣临床经验辑要》中,将疾病临床表现分为宏观表现和微观指征,如《小儿病毒性心肌炎》篇所载"二、微观指征 (1)心电图检查:各种严重的心律失常:异位节律,Ⅱ度以上房室、窦房传导阻滞,完全左束支、双束支和三束支传导阻滞,ST-T段改变等。(2)心肌酶异常:病程早期 CPK(肌酸磷酸激酶)、GOT(谷草转氨酶)、LDH(乳酸脱氢酶)增高,抗心肌抗体(AHA)增高。(3)X 线检查:可见心影呈轻度或重度普遍扩大"。这属于西医辅助检查的内容,刘弼臣将其定义为微观指征,以供临证参考。

现今中医儿科临床中的现代辅助检查,能让医师以微观的视角去读懂身体的状态,相当于为医师安上了"显微镜"和"内镜",让医师能直观地看到或明白患者身体当下的病理状态。

故笔者认为,现今或未来的儿科辨证体系,一定要纳入现代理化检查的结果,并用中医的理论体系去"化"这些结果,让其成为中医辨证论治的参考资料。这对于顺应现代中医儿科的发展是非常重要的。

经过几十年的临证,笔者也在反复思考这个问题。我们儿科到底需要什么样的辨证体系?是杂糅、融合的辨证体系,还是融入微观视角的辨证体系?笔者更倾向于后者。故在本书《理法与临床》篇,笔者提出了"小儿三焦玄府辨证体系"这一思想,虽未成熟、完备,但已然萌芽,恳请诸位同道批评、指正。

二、中西医互补的临床优势和存在的问题

目前,临床中单用中医或西医能治疗的疾病,中西医可各自发挥其优势,但在西医对某种病尚无特效药物、药物的副作用导致治疗不能继续或中医对危重病症(如厥逆动风、内闭外脱等)难以取效等情况下,中西医互补则成为最佳选择。即采用中西医结合来护佑生命,为患者提供"一站式"诊疗服务。现今临床中常用的中西医结合诊疗模式有两种,一是西医辨病治疗和中医辨证论治结合,二是西医诊断和中医辨病辨证论治结合。这种来自临床实际需要的自然结合,形成了目前多样化诊疗思维程序,但临床用药情况令人担忧,出现了许多新问题。为此,笔者结合临床体会,探讨中西医互补的优势

和存在的问题,与同道共享。

西医和中医是两门起源不同的医学学科,两者差异主要为采用了不同的研究方法,即以还原论为指导的西医微观分析方法和以整体论为指导的中医宏观辨证方法。西医将还原的方法用于人体疾病的研究,形成了以结构为基础的、以分析还原为手段的医学体系;中医则用宏观、综合的方法对人体状态进行整体的研究,形成了以整体为基础的、以状态调控为目标的医学体系。因此,西医对于一些以结构异常为基础的疾病或病因单纯的疾病,疗效肯定,而中医在治疗以功能失调为主的疾病、复杂性疾病等方面具有优势。两种医学各有所长与不足,彼此都不能取而代之。医学的目的就是治疗疾病,有效的医学理论和方法是人类的共同财富。任何疾病都可能是微观的局部结构异常和宏观的功能异常并存,有可能随着微观的局部结构异常的修复,宏观的整体功能异常亦逐渐恢复,也有可能随着宏观的整体功能异常的恢复,微观的局部结构异常亦逐渐修复,故中西医互补存在一定优势。

(一) 从宏观、微观和多角度、多思维认识疾病

1. 中医原创思维模式的局限性和四诊的不可超越性 中医原创思维模式是"象数、形神、气"三位一体的整体思维模式,以"天、地、人"作参数,反映了认识始于现象、由现象到本原的一个认知过程,也就是"由发知受""识邪然后知正"的逆测过程。由证候组成的辨证法则是生命自然之象的规律,而中医所辨之"证"是人身生命自然所呈之象。《丹溪心法》所言"有诸内者形诸外"是取证的最大依据,涉及诊断过程中主体(医师)-客体(患者)的两项式认识关系。从外知内的相关性建立基于直观观察和理性认识的有机结合,而这个能力是通过自身修炼来实现的,这种"司外揣内"是一种不得已的经验之法,理论与应用之间缺少一个现代意义上的技术中介,理论价值的实现靠医者把握,就是说从诊断到治疗都是由一个人完成的,所以说中医学术观点中潜在的差异很多。对证的识别把握,中医可分为"神、圣、工、巧(望闻问切)"4个层次,那么借助现代辅助检查技术,即利用现代思维对传统的科学内涵进行新视点、新角度的思考,也是中医发展的新土壤、新环境,所谓"它山之石,可以攻玉"。

当然,现代诊断技术再先进,也代替不了四诊。四诊的优势和不可超越性,在于简便快速,无创伤,可全方位观察患者,不涉及庞杂的数据,不追求十分精准;通过四诊所得信息,即可定阴阳、分表里、辨寒热、认虚实,掌握病情的轻重缓急,特别是在急诊情况下,在疾病的诊断不能马上明确,实验室及辅助检查还需要一定时间去完成时,先辨证,即直觉思维,就显得尤为重要。因为中医的治疗单元是"证",中医病因的确定也要以证为根据。"证"是中医描述的基本临床单位,是对患者当时病位、病性、病机的综合判断,

即疾病正邪斗争的状态;"辨证求因""审因论治"虽然是笼统的,但不含糊,这种诊治方法的精确性是立足于"四诊合参"的,这可能就是中医理论的价值所在。

2. 现代检查技术使中医证型客观化、微观化 目前,中西医结合仅有局部经验的结合而无理论上的结合,因为中医学以藏象生理学、经络腧穴学等为基础学科,西医学以人体解剖学、生理学、生物化学、病原学、病理学和药理学等为基础学科,而上述基础学科反映了两种不同的视野,那么不同视野下的名词、概念、理论体系等便成为中医、西医之间不可通约的内核,所以中西医结合在理论上仍处于探索阶段。如何通约这些内核?需要利用现代科学(医学)理论和方法,对中医学蕴含的生命科学展开广泛深入探索,解释其已知,将主观认识用现代科学技术客观化,宏观认识用现代科学(医学)技术微观化、精准化。

虽然辨证论治、整体观是中医的优势,但时值21世纪,天、地、人以及疾病的变化是客观存在的事实,当前中医学采用的西医学病名在不断增加,如病毒性心肌炎早期,只有P-R间期延长、ST段偏移、T波低平、心肌酶的改变,或过敏性紫癜肾炎、免疫性血小板减少症等除了实验室及辅助检查发现病理变化,有时无明显临床症状。此时,需要新指标作为诊断依据,使在认识疾病取证的思维方法和技术上既有宏观的"外景"又有微观的"内景",使望、闻、问、切的内容既有传统的又有现代的各种信息,使诊断过程变为主体-技术中介-客体的三项式认识关系,使"司外揣内"诊疗模式多一些依据,在诊断和治疗上多一份证据支持。《黄帝内经》曰:"邪之所凑,其气必虚。"其气必虚可以通过实验室或辅助检查来找原因。利用现代医学技术使证型客观化、微观化,在验证中医药疗效的同时,也可为中医四诊收集多维客观指标,特别是在现代科学技术环境及语境下,表述上的现代化也有利于和患者沟通。毕竟中医是一体化诊疗模式,医师承担较大风险,所以说诊断上多一个客观指标,就多一分评估风险的依据,让更多的证据支持决策。如面对一个发热患者,当其表现出热重而面色发白或灰暗、精神萎靡、烦躁不安、手足逆冷等危重之象,不能用常见疾病解释(如疫毒痢早期不见脓血便;大叶性肺炎早期无咳嗽和胸部体征;暴发性心肌炎早期仅表现发热、咽痛、腹泻等),但可在瞬间出现邪热内闭或阳气外脱之险情时,需要主动寻找阳性体征,如通过直肠指检、胸片、心电图等,就可获取诊断依据,使"司外揣内""由表及里"的推测方法和治疗决策多一些依据,使中西医互补从临床实践上升到理论结合。再如儿科常见病黏膜皮肤淋巴结综合征(川崎病),是一种以全身性血管炎为主要病变的急性发热出疹性疾病,类似感染性疾病表现,但至今无公认的微生物感染依据;该病虽为自限性,但心肌损害及并发冠状动脉扩张、冠状动脉瘤等,在发病第3天即可出现,第2~3周检出率最高;急性期末梢血全血细胞计数、C反应蛋白、心脏超声及心电图检查可以协助诊断及判断病情,早期应用丙种球蛋白(10天内)可迅速退热、预防或减少冠状动脉病变发生,也就是说延误诊断或未应用丙种球蛋白是冠状动脉瘤的高危因素。针对如此不确定的疾病,笔者建议治疗时应中西医互补,因为"丙种球蛋白"的早期使用可预防冠状动脉病变的发生或减轻症状。我们应在熟悉本身技术的前提下,利用现代检查技术和治疗方法,早期明确诊断,截断病情发展,这在思维方法上是有重要指导意义的,而且也便于向家长交代病情和目前治疗状况及风险所在。儿科医师的作用是通过询问、告知和随访,争取家长配合。让家长在获得相关信息的前提下选择治疗方案,在很大程度上也能避免由医患信息不对等引起的纠纷。说清楚、讲明白中医药的疗效也是中医药走向世界的前提。当前,世界医学知识与实践的主流模式是以科学证据为核心的循证医学模式,临床证据成为评价医学治疗措施的有效性、安全性的主要依据。中医药虽然逐步受到世界认可,但"走出去"仍面临临床有效性、安全性的证据欠缺等障碍。我们迫切需要科学客观地认识与评价中医药的临床疗效。说清楚、讲明白中医药的疗效,既是中医药自身传承创新发展的需要,也是中西医同行互相交流学习、优势互补的需要。习近平总书记强调"注重用现代科学解读中医药学原理,推动传统中医药和现代科学相结合、相促进,推动中西医药相互补充、协调发展"。把中西医结合起来正是整体医学时代所追求的目标。中西医结合正代表了整体医学发展的方向,也代表了未来医学发展的趋势。

(二)辨病辨证相结合,同病异治,异病同治

中医和西医的病的概念不同。西医的病是依据病理学、病原学对具体疾病全过程的特点及其发展趋势所做的高度概括性命名;中医的病是综合分析主观症状与客观现象体征后归类的结果,即中医的病反映疾病的一般规律,而辨证是认识疾病的具体过程。由于理论体系的不同,对疾病的治疗也有异,其中西医治疗的对象是病因,中医治疗的对象是证(正邪斗争状态)。根据疾病发展变化中不同的病机及阶段,可以同病异治,也可异病同治。

同病异治:如乳蛾,西医的治疗方法是一致的,而中医则会根据发热、恶寒、有汗不畅、头痛、舌尖红、苔薄等辨为肺受温热之邪而用银翘散,根据壮热、口渴欲饮、汗多、舌红、苔黄等辨为阳明经证而用白虎汤,根据倦怠、胸闷、腹胀、口干不欲饮、大便黏滞不畅、舌红、苔黄腻等辨为湿热郁阻之证而用甘露消毒饮,或根据日晡潮热、烦躁而不大便、腹部胀满、舌红苔黄厚燥而用承气汤类,或根据发热日轻夜重、舌红苔少而选用清营汤等。

异病同治:如病毒性心肌炎、心律失常、肺炎、鼻窦炎、扁桃体炎等从西医来看则疾

病名称、病变部位不同,故治疗不同。在中医辨证论治过程中,不同疾病在发病过程中可出现相同的证型,此时可用同一治法。如下述案例:

案例 1：阑尾炎术后低热不退

患儿女,6 岁。主诉:阑尾炎术后低热 1 周。现病史:病初有典型阑尾炎症状、体征,选择手术治疗,术后低热不退。体温波动在 38℃左右(1 周),自觉胸闷、痞满不适,微恶风,不思饮食,口干不欲饮,大便黏滞不畅,小便黄少,面色淡黄,腹部术口无感染,腹尚柔软、无压痛,舌红,苔黄白相间、厚腻,脉滑数、手心热、有汗。证属湿热积滞内阻,三焦气机不畅。治以宣畅三焦气机,缓下肠胃热结。方用三仁汤合调胃承气汤加减。药用:杏仁 10g,生薏苡仁 10g,白蔻仁 6g,滑石 8g,陈皮 6g,枳壳 10g,厚朴 6g,熟大黄 6g,藿香 5g,黄连 3g,甘草 4g,焦山楂 10g,炒莱菔子 10g,竹叶 3g。3 剂后,热退,诸症减轻。上方去杏仁、白蔻仁、滑石、藿香、炒莱菔子,加茯苓 10g、佩兰 8g、炒谷麦芽各 10g。3 剂后,痊愈出院。

案例 2：轮状病毒肠炎继发心肌炎

患儿男,7 岁。主诉:腹泻 3 天,胸闷乏力 3 天。现病史:病初有发热、咽痛、呕吐、腹泻等症状,于当地医院诊断为轮状病毒肠炎伴轻 - 中度脱水,给予静脉补液等支持治疗,3 天后患儿脱水纠正,腹泻止,但出院后胸闷,时有叹气,头晕乏力,纳呆,大便不畅。查体:面色淡黄,神疲乏力,舌偏红,苔白厚,脉细弱、时有结象。心脏听诊:心音较弱,节律不齐。心电图报告:Ⅱ度房室传导阻滞,偶发室性期前收缩。心肌酶谱异常。西医诊断:病毒性心肌炎。证属湿热内阻,痹阻心脉。治以清利湿热,宣畅气机,疏通络脉。方用三仁汤加减。药用:杏仁 10g,生薏苡仁 10g,白蔻仁 6g,滑石 8g,陈皮 10g,枳壳 10g,厚朴 6g,姜半夏 6g,石菖蒲 6g,郁金 10g,瓜蒌 12g,甘草 3g。7 剂后,患儿胸闷、叹气、头晕症状消失,纳食、二便恢复正常,稍有疲倦乏力,汗多,舌红,苔少,大便秘结,心电图仍偶发期前收缩。

复诊:继以炙甘草汤加减,以益气复脉,滋阴润便。药用:太子参 10g,麦冬 10g,五味子 6g,生牡蛎 15g,苦参 6g,火麻仁 10g,桑椹 10g,佛手 10g,枳壳 10g,炙甘草 8g,生姜 5g,大枣 10g。7 剂后,诸症消失,心电图恢复正常。

辨证也好,辨病也罢,都是诊断过程,而治疗基于诊断。中医临床辨证论治要求临床分析与判断应重视患者病变本身的整体性、动态性和个体性,而落实这一要求的多维内容,要进行深入的病机分析。临床证候特征与所用方药是中医临床的主要技术表现。分析病机结构有助于找到关键的病变环节和因果关系。

临床征象的变化是引导医师进行深入病机分析的客观线索。辨证论治需先明病机,否则对病症的认识便停留在表象,偶然性大。每一例患者的每次组方过程,反映了相关方剂和药味知识的应用,这种组方思路不脱离治法和病机分析。

(三)中西医互补的优势在于取长补短,优化治疗方案

当前临床上正在普遍应用中西医互补诊疗模式,其优势在于医师对两种医学理论体系的掌握,而问题的出现是由于医师对中西医两种理论知识的认知不够。虽然中医学的心肺脾肝肾等与现代解剖学脏器的名称相同,但在生理活动、病理表现方面却有很大差别。中医学每一脏腑的含义不是一个解剖概念,亦非解剖学上的某一个具体脏器,而主要是一个生理学、病理学的概念,且在论述脏腑时,大多采用生理与病理相结合的方式进行。以常见症状发热而言,西医所说的发热,是指体温高于正常,而中医所说的发热,主要是指患者的自我感觉。有热证(中医古籍所述)、发热与体温升高的不同概念,如临床中有一部分体温升高的患者,自己并无热感,反而感到恶寒。

在诊断和治疗中,中西医的关注点和依据不同。西医重在找病因,通过体温计所测体温来决定是否用退热药,依据辅助检查结果决定是否用抗感染的药物等;中医关注的是发热类型(如寒热往来、日晡潮热、日轻夜重等)以及发热时的兼症情况(包括恶寒、出汗、口渴、饮水多少、喜冷喜热、纳食二便情况、舌象、脉象等),属于中医辨证的重要依据。如《伤寒论》所载"伤寒不大便六七日,头痛有热者,与承气汤;其小便清者,知不在里,仍在表也,当须发汗",提示发热不大便六七日,用不用承气汤,决定于小便清否,因为根据小便的多少可推测大便硬的程度。太阳病有汗无汗是辨麻黄汤证、桂枝汤证的主要依据之一。口渴,饮水量多且喜冷饮,是内有实热;口渴,饮水不多且喜热饮,是内有湿热。故体温升高,中医辨证并非都是热证,而能解热降低体温的药,其药性可为寒凉、也可为温。发热时,中医辨证属于热证时才适宜用寒凉药。但由于对中西医理论认知不够,加之概念的混淆,将西医的常用指标如体温升高、白细胞增多等简单地理解为中医的热证表现,将西医的病毒、细菌、内毒素等致病因素简单地与中医的热毒相对应,从而出现外感热病初期治疗过程中滥用寒凉药,损伤阳气,进而导致临证需用温热药的情况非常多。

下面用2个具体案例来说明。

案例1:

传染性单核细胞增多症是一种由EB病毒引起的急性自限性感染性疾病。典型临床表现是发热、咽峡炎和淋巴结肿大这一三联征。这个病轻到可以自愈,重则引起多系统、多组织损害,可出现严重并发症,最终需要进行造血干细胞移植。如果就诊患儿发热的同时有急性咽炎伴皮疹,就不能按一般感冒来处理,要注意"传染性单核细胞增多症"的可能性。颈部淋巴结肿大及异型淋巴细胞 >10%,为本病的特征性客观指标,不

管结果是阳性或阴性都有参考价值。目前，西医对本病没有特效治疗，然而本病是中医的优势病种。我每天接诊的传染性单核细胞增多症患儿也不少，且其证型有类似倾向，这与小儿生理特点和病初误把西医的病毒感染当中医的火热之证而盲目选用寒凉清热药有关（就诊时"湿热困阻、气机不畅"之证型多见）。

如患儿6岁，主诉发热1周。病初表现为发热、恶寒、头痛、腹胀、纳呆、颈部淋巴结肿大，血常规示异型淋巴细胞>10%，诊断为"传染性单核细胞增多症"。给予中成药小儿咽扁颗粒、连花清瘟颗粒及西药对乙酰氨基酚（泰诺）对症退热，2天后因为还发热，又静脉给予头孢类抗生素及利巴韦林等治疗5天，就诊时体温波动于38.5℃左右，午后发热重，有汗，面色淡漠，咽痛，精神困倦，纳呆，时有恶心，口渴不欲饮，大便黏滞不畅，小便少，扁桃体Ⅱ~Ⅲ度肿大、充血，颈部左侧花生大淋巴结2个，胸腹部灼热，舌红，苔黄腻，脉滑数，腹部B超示肝脏轻度肿大。结合辅助检查，西医诊断为传染性单核细胞增多症。西医目前治疗方法：对EB病毒感染无特效药物，只是对症治疗；对慢性活动性EB病毒感染，需要化疗、造血干细胞移植。中医辨证分析思路：该患儿早期属外感兼积滞，治疗本应辛散或宣散加消导，但误用了清热寒凉药，遏伏阳气，积滞未除，表里气机失畅，故就诊时病机为湿热夹滞，郁于胃肠。方选甘露消毒饮（为温病大家叶桂所创）加枳实、熟大黄，使解表不过于辛散，祛湿不峻利温燥，清热不过于寒凉。因本病热重于湿，所以石菖蒲、藿香、白蔻仁三味药量少，属从治；如湿偏重，此三味药为正治，药量需加大。临证时要详辨湿热之偏盛。药后热退，诸症见好，大便仍不畅，舌红，苔仍厚，淋巴结肿大同前。继以上方去石菖蒲、藿香、白蔻仁、通草，加陈皮。6剂后，大便成形，淋巴结缩小，血中异型淋巴细胞消失，腹部B超示肝脏仍轻度肿大，舌红，苔白。继以上方再去滑石、薄荷，加青皮、鳖甲、郁金、柴胡、枳壳。7剂后，B超示肝脏恢复正常。本案例在诊断方面利用了现代医学检查技术，是以医师在早期便掌握了疾病全过程的特点及发展趋势；在治疗方面发挥了中医辨证施治的优势。

案例2：

小儿尿路感染的发病率仅次于呼吸道感染、消化道感染。这个病的诊治难点是，婴幼儿起病以全身症状为主（如发热、呕吐、腹泻等），无特异性，而尿频、尿急、尿痛等泌尿系统症状一般在2岁以后才逐渐明显。急性感染时，中药、西药都有效，重点在于反复发病者与泌尿系统畸形密切相关，风险在于肾瘢痕的形成。所以说，对婴幼儿不明原因的发热，都要及时进行尿液检查；反复感染者要进一步做相关检查找出病因，以便早期矫治，从而减少肾损害。我曾接诊的一个1岁8个月女婴，家长诉患儿每隔一个多月就有不明原因的发热，中药或西药治疗都有效，就是总反复；本次就诊缘于发热2天，体温在38~39℃，伴有纳呆，大便黏糊状、日3次，时有烦躁哭闹，尿布总是不干、刚换就湿了，血常规示中性粒细胞数偏高,大便常规正常,尿常规因取标本困难而未及时查,查体除有尿布疹外,余无阳性体征,舌偏红,苔黄厚。

当时考虑尿路感染,按淋证湿热型予八正散加减,并告知家长热退后要做进一步泌尿系统相关检查(排尿期膀胱尿道造影)以排除器质性病变。药后热退,症状缓解后去省儿童医院做相关检查,考虑膀胱输尿管反流,伴功能性排泄综合征。西医依据反流级别的不同,针对反复感染者提倡小剂量持续抗生素预防。虽然低级别反流随年龄的增长可自然消除,但反流易使患儿反复发生尿路感染,而反复感染会使反流缓解延迟,因此为了保护肾功能,多采取保守治疗或外科手术治疗。本患儿属于低级别反流,家长希望用中医调治,遂来就诊。我又详细询问病史及查体,发现患儿虽反复发病,但无虚证之象,素日纳好,贪零食,经常有积食现象,易便秘。万全《幼科发挥》指出"湿热者,食积之所生也",张从正在《儒门事亲》中也明确指出"食乳小儿多湿热相兼"。根据病史进行回顾性分析,可知此患儿每次发病与湿热相关,那么预防首先要做到避免贪食积滞,同时要保证大便通畅。现代医学辅助检查也证实,尿路感染患者常伴有功能性排泄综合征、不稳定膀胱、便秘和不经常性排空。西医目前提倡小剂量持续抗生素预防,或用缓泻药,必要时行外科手术。依据西医用缓泻药帮助减少反复感染、促进反流缓解,我用麻仁汤为主方加减,以调便秘为立足点,间断服药,保证大便1~2天1次,同时要求家长配合。经2个月的调理,现患儿已8岁,未再发生尿路感染。本案例通过现代医学检查技术,认识到反复尿路感染与便秘的相关性。

(四)结语

作为医师,需要有宽广的知识背景和深厚的专业功底(专业知识包括中医和西医知识)。正确解读各项西医检查指标,不仅有利于医患沟通,也可充实辨证依据,为治疗效果提供客观验证指标。如就诊前患儿用过抗胆碱药或β受体激动剂会出现口干、面红、心悸、出汗等,用过激素后会表现出精神兴奋,用布洛芬混悬液(美林)、对乙酰氨基酚(泰诺)等退热药致一身大汗后会出现神疲倦怠,都不能作为热证津伤或邪去正虚的辨证依据。对血常规的解读,也能看出一个医师对基础知识的掌握情况,如儿科不同年龄阶段的血常规的正常范围是不一样的,如出生后2周左右白细胞计数可达$10 \times 10^9/L$左右(此数值可一直伴随整个婴儿期),至学龄期后才逐渐达成人水平;白细胞分类中,正常的中性粒细胞和淋巴细胞绝对值在2个时段相同,第1次在出生后4~6天,第2次在4~6岁,而在婴儿期以淋巴细胞占优势(约占60%),6岁后中性粒细胞才逐渐继续增多并达成人值。虽外周血象可作为传统感染的辅助诊断指标,但需注意一般感染早期(3天之内),如病毒、细菌感染时白细胞计数均可增高,此时鉴别意义不大。此外,情绪失调、疼痛、剧烈运动亦均可引起白细胞增多。"知常达变"，既要知中医之常，又要知西医之常，不仅要用中医的思维方法和认识角度见微知著，还要学会结合现代医学知识的诊治思维，对适合用中医治疗的疾病或疾病的某些阶段则提供中医治疗，对适合用西医治疗的疾病或疾病的某些阶段则提供西医治疗。这样才能做到中西医互补，优化治疗方案。这种临床思维的形成，有赖于理论上相互了解，临床上反复实践。《灵枢·九针十二原》曰："言不可治者，未得其术也。"如何进一步完善思维，发挥中西医互补优势，实现疗效最大化，还需要我们医师不断学习，提升自身水平。希望笔者的这些临床体会能给同道带来一些临床工作中的启发。

三、"听脉"和把脉对儿科诊断的意义

脉诊在儿科诊疗中起着重要的作用。通过小儿的脉象，医师可以了解小儿的健康状况，判断疾病的性质、部位以及邪正盛衰等情况。健康小儿的脉象通常平和，较成人软而稍数，年龄越小，脉搏越快。在儿科诊疗中，常见的脉象包括浮、沉、迟、数、无力、有力等。这些脉象可以反映疾病的表、里、寒、热、虚、实等特性。

值得强调的是，"脉象"是脏腑功能活动的一种特殊信息，其意义的重要性不言而喻。对于脉诊，除了需要医师用心去体验那种"只可意会，不可言传"的脉象，还需要医师、患者均处于平静呼吸的状态，这样诊得的脉象对把握小儿的证候是很有帮助的。

然而，小儿脉诊也面临着一些挑战，其中最常见的问题就是小儿哭闹、好动等对脉诊的影响。在临床实践中，年龄较小的患儿在脉诊过程中常因不适或恐惧而哭闹，不能配合诊疗，这不仅增加了诊断的难度，也可能影响诊断的准确性。再加上小儿气血未盛、经脉未充的生理特点，所以"脉既难凭，必资外证"了。《灵枢·外揣》就说"司外揣内……司内揣外"；《灵枢·本脏》也说"视其外应，以知其内脏，则知所病矣"；元代《丹溪心法》提到"有诸内者形诸外"。于儿科而言，脏腑病变在体表的反应比成人更为明显，而结合现代医学各种检查手段，可以客观掌握病情，其意义或远超主观性强的脉象。

所以我在儿科临床诊疗年幼患儿时，常以听脉代替诊脉。也曾有很多学生问我：您为什么在给小儿看病的时候老用听诊器，却很少摸脉呢？为了让学生们理解得更深刻，这时我会让他们观察候诊的小儿，看看他们在候诊的时候干什么，往往不是跑就是跳。大多数小儿生性好动，如果不是疾病导致精神差，基本上就是一直在动的状态。还有一些小儿，进了诊室，看到医师就会号啕大哭，难以安抚。在这种情况下，切脉还能够给我们提供客观的辨证依据吗？

《医宗金鉴·幼科杂病心法要诀》这样评价脉诊："儿科一道，自古为难。盖以小儿形质柔脆,易虚易实,调治少乖,则毫厘之失,遂致千里之谬。气血未充者,气血尚未充盈也。难据脉者,脉无定准,不可只以脉为主也。神识未发者,茫然无知识也。不知言者,不能言其疾苦也。诊小儿之病,惟凭察面部形色,识其因何而生也。三关者,手虎口处风、气、命三关也,当视脉纹形色,以诊其属热属寒也。听声者,听其五声所主之病也。审病者,审其安、烦、苦、欲、饮食、二便也。切脉者,切脉之浮、沉、迟、数、滑、涩、大、小、有力、无力也。医者诚能以四诊参合表里、虚实、寒热之病,则可保万全也。"或许《医宗金鉴·幼科杂病心法要诀》的作者在这里想要告诉后学者,给小儿看病,要多方面参考客观的症状和体征,不可以单凭脉而断证。

持同样观点的还有陈复正的《幼幼集成》:"小儿自弥月而至于三岁,犹未可以诊切,非无脉可诊,盖诊之难而虚实不易定也。小儿每怯生人,初见不无啼叫,呼吸先乱,神志仓忙,而迟数大小已失本来之象矣,诊之何益?不若以指纹之可见者,与面色病候相印证,此亦医中望切两兼之意也。"这段话说得更直接,小儿见了陌生人,惊恐、哭闹、气促、神乱,其脉诊无益。

在中医理论中,脉的形成与肺气、心血和脉道的通利密切相关。肺主治理调节全身的气机,使血液循行畅达,心血充盈,脉道通利,并成为脉象形成的基础。肺部的气血交换和心跳的频率、节律,以及可能出现的杂音,都直接影响着脉诊。因此,从肺气对心血的影响来看,小儿听诊在一定程度上可以弥补脉诊的不足。其优势和理由如下:

(一)听诊的优势

1. 直观性更强 听诊可以直接听到心脏的声音,如心跳的频率、节律以及是否有杂音等。这些信息比脉诊更加直观,也更容易被理解和接受,可以辅助医师判断疾病的虚实、寒热。

2. 准确性更高 听诊可以捕捉到心、肺细微的变化,如肺部异常呼吸音(干啰音、湿啰音、捻发音)等。这些变化可能通过脉诊难以察觉。

3. 适用于小儿 小儿的脉象往往受情绪影响较大,进而导致脉诊的难度较大。听诊则不受此限制,可以更准确地反映小儿气血的相关状况。

(二)临床常用听诊的理由

1. 符合中医理论 中医理论认为,肺气与心血相互依存、相互影响。肺气的宣发肃降有助于心血的运行,而心血的充盈则为脉象的形成提供了基础。因此,从肺气对心血的影响来看,听诊与脉诊是相辅相成的。

2. 现代医学的验证 现代医学也证实,听诊是诊断心脏疾病的重要手段之一。通过听诊,医师可以了解心脏的结构和功能,及时发现并诊断心脏疾病。

3. 适应小儿特点 小儿脉象往往受其生理特点等因素的影响较甚,进而导致小儿脉诊的准确度降低。而听诊则能相对准确地反映小儿体内气血、虚实、寒热的状况。通过听诊可获取重要的客观信息,如心脏听诊,能了解心音有力无力,心音的节律和频率,以及有无杂音,在很大程度上能弥补脉诊的不足。肺部听诊,对支气管炎、哮喘、肺炎等肺部疾病的诊断能提供帮助。

听脉,不光能听肺部是否存在异常呼吸音,还能听气血是否旺盛。脉诊所切部位通常为太阴寸口。太阴之脉从何而来?心主脉,古人限于当时的条件和技术无法听脉,今天的我们可以借助听诊器,直观地听到心脉的虚实、寒热,尤其对于儿科,借助听诊有助于医师对表里、寒热、虚实的判断。所以在我的临床上,有学生会感到奇怪——为啥感冒、腹痛、头晕的小儿也要听诊,而其原因就在这里。

所以我在临床上,将听诊改称为"听脉",既能听气,又能听血,以助判定阴阳,厘清寒热虚实。"听脉"对儿科常见病的诊断大有裨益,这也是我在中医儿科诊病的一大特色。

四、小儿体质对发病的影响

小儿体质是在先天禀赋和后天获得的基础上形成的人体固有特质。目前,小儿体质分类主要以王琦和汪受传两人开拓的两种分类法为参照。王琦根据成人体质九分法将小儿体质分为平和质、气虚质、阳虚质、阴虚质、痰湿质、湿热质、血瘀质、气郁质、特禀质等9种。汪受传根据小儿脏器清灵,不易受情志影响的临床经验,将气郁质与血瘀质剔除,并结合小儿易寒易热易虚易实的特点,去掉湿热质,加上血虚质和阳热质,将小儿体质分为平和质、特禀质、气虚质、阳虚质、阴虚质、血虚质、痰湿质、阳热质等8种。我在上述基础上,结合临床经验,将小儿体质分为9种,以期更好地指导临床实践,现简述如下。

(一)平和质

一般特征:精神饱满,精力充沛,反应敏捷,发育正常,营养良好,体形匀称,肌肉结实,面色红润,两目有神,声音有力,哭声洪亮,皮肤润泽,头发光泽,纳谷馨香,睡眠安稳,二便正常,舌质淡红润泽,苔薄白。

心理特征:性格平和。

病证倾向:平素较少生病,病后易康复。

对外界环境的适应能力:对自然环境和社会环境适应能力较强。

(二) 特禀质

一般特征:下眼睑、口周、指甲旁有暗影,甲旁倒刺,肝掌,皮肤易瘙痒,遇到冷风或刺激气味后易喷嚏、鼻塞、流涕、咳嗽、喘息,进食特定食物后易腹痛、泄泻,婴幼儿期多有湿疹、慢性腹泻病史,有家族过敏性疾病史,舌象不拘。

心理特征:因禀质特异情况而不同。

病证倾向:易患过敏性疾病,如湿疹、鼻炎、哮喘、荨麻疹等。

对外界环境的适应能力:接触特定的过敏原会引起过敏反应;对易致敏季节适应能力差,易引发宿疾。

(三) 气虚质

一般特征:精神不振,肢倦乏力,安静少动,肌肉松软不实,面色萎黄或白,口唇色淡,睡时露睛,头发欠光泽,语声或哭声低怯,自汗,纳少,易腹胀,大便量多、不易成形或夹不消化食物残渣,舌质淡,苔白。

心理特征:性格内向,胆怯但多动易累、不喜冒险。

病证倾向:易患感冒、泄泻、积滞、遗尿,病后康复较慢。

对外界环境的适应能力:寒热耐受能力差。

(四) 阴虚质

一般特征:形体偏瘦,两颧潮红,头发干枯分叉,两目干涩,口鼻干燥,唇红质干,皮肤干燥易瘙痒,手足心热,夜间汗多,入睡困难、轻浅易醒,大便偏干,舌质红、少津,苔少或剥脱,地图舌。

心理特征:易急躁,易激惹。

病证倾向:易患盗汗、乳蛾、便秘、口疮。

对外界环境的适应能力:不耐干燥环境。

(五) 气郁质

体质特点:神情抑郁,易烦闷,体型偏瘦,善太息,喉间有异物感,嗳气呃逆,大便偏干,舌质偏暗,苔薄白。

心理特征:情绪不稳定,敏感脆弱,焦虑、多虑。

病证倾向:易患头痛、失眠、梅核气等。

对外界环境的适应能力:承受挫折的心理能力较差,对新集体环境适应慢。

(六)阳热质

一般特征:精神亢奋,形体壮实,面赤唇红,易眼眵多,畏热喜凉,口渴喜冷饮,活动后多汗,多食易饥,睡卧不宁,大便干结臭秽,舌质红,苔黄或白。

心理特征:性格急躁,好动少静。

病证倾向:易患发热性疾病,易患口疮、乳蛾、便秘、惊风。

对外界环境的适应能力:不耐炎热气候。

(七)痰湿质

一般特征:精神欠振,容易疲乏,不喜活动,体型偏胖,面部油腻,眼胞微浮,喉中常有痰,多汗而黏,易作腹胀,不喜饮水,食欲不振,困倦多睡,大便不易成形,舌体胖大、有齿痕,苔白腻。

心理特征:偏于内向,做事拖沓。

病证倾向:易患泄泻、厌食、咳嗽、湿疹、呕吐,咳嗽易痰多。

对外界环境的适应能力:不耐潮湿环境。

(八)湿热质

一般特征:面垢油光,头汗多,汗多而黏,眼眵多,有口气,多肉食,小便短赤,大便黏腻不畅,舌质红,苔黄腻。

心理特征:易急躁。

病证倾向:易患腹胀、口疮、夜啼、湿疹、便秘或泄泻。

对外界环境的适应能力:不耐暑湿环境。

(九)食滞质

一般特征:口臭,嗳气酸腐,腹部胀满不适,多有乳食不节史,夜寐不安,喜俯卧,易磨牙,大便酸臭或便秘,或夹有食物残渣,舌苔厚。

心理特征:易烦躁不安。

病证倾向:易患积滞、厌食、泄泻、便秘。

对外界环境的适应能力:不耐难消化或油腻食物。

体质是疾病的载体,即体质的偏颇,决定着发病类型、潜在某些病邪的易感性。以急性上呼吸道感染为例,风寒感冒的患儿以气虚质为主,风热感冒的患儿以阴虚质为主,暑湿感冒和感冒夹痰、夹滞的患儿以痰湿质和气虚质为主等。无论是体质对发病的影响,还是疾病基于体质的倾向,都说明体质与疾病存在着密切的关系,所以临证时要及早识别患儿体质,使处方用药标本兼顾,防治并施。

五、表证当分"外表"与"内表"

(一)表证的概念及其特征

表证,系指外邪经由皮毛、口鼻等途径侵入人体,正邪交争于肌表的证候,见于外感疾病初起阶段。其显著特点包括:①病位表浅,易于辨识;②初发之际,常伴恶寒、头痛,或兼身痛等典型症状。

在《伤寒论》中,太阳病被视为表证的典型范例。其中,首条明确指出"太阳之为病,脉浮,头项强痛而恶寒"。第7条则进一步阐述了发热与恶寒的辨证关系,指出阳病发热恶寒,七日可愈,而阴病无热恶寒,六日可愈。这一论述深刻揭示了中医对症状观察的细致入微,以及"有一分恶寒,便有一分表证"的经典论断。自此,中医理论体系中将伤寒太阳病与表证紧密相联,至今仍是临床辨证的重要依据。

(二)表证之"表"的深入理解

《素问·咳论》云:"皮毛者,肺之合也,皮毛先受邪气,邪气以从其合也。"此言道出了皮毛作为人体之表,易受外邪侵袭的机理。后世医家多据此将皮毛、肌腠、肌表等概念纳入"表"的范畴。

进一步思考,皮肤毛窍作为"表"的组成部分,其特性如何?是否有类似的组织亦属"表"之列?答案显然是肯定的。与外界相通的体表黏膜,如呼吸道黏膜、消化道黏膜、泌尿道黏膜等,均因其与外界相通而具备"表"的属性。因此,我们可以将古籍及后世医家所述的皮毛、肌腠、肌表归为"外表",而将与外界相通的体表黏膜归为"内表"。

(三)"内表"概念的提出及其意义

"内表"概念的提出,是基于中医八纲辨证的理论框架,旨在更准确地描述外邪侵犯机体时病位的深浅。当外邪侵袭,病位表浅时,即可称之为表证。在外感热病及感染病早期,无论患者年龄、性别、体质如何,均可能表现出相同的病理生理反应,即表证症候群。基于这一认识,我们将黏膜受邪后产生的病理反应也纳入表证的范畴,从而提出了"内表"的概念。

值得注意的是,清代医家石寿棠在《医原》中已有类似表述:"治外感燥湿之邪无他,使邪有出路而已,使邪早有出路而已。出路者何? 肺、胃、肠、膀胱是也。盖邪从外来,必从外去。毛窍是肺之合,口鼻是肺、胃之窍,大肠、膀胱为在里之表,又肺、胃之门户,故邪从汗解为外解,邪从二便解亦为外解。"此处"里之表"即暗含了"内表"的意蕴。

(四)现代医学视角下的黏膜免疫与"内表"理论

1. 外感病免疫过程分析 在探讨外感病免疫机制的过程中,人体皮肤及其与外界相连的各类黏膜,均构成与自然环境相通的界面,因而不可避免地受到气候变化带来的不良影响及六淫等外邪的侵扰。非特异性免疫反应,以及广泛分布于体表、腔道黏膜组织及微循环中的各类吞噬细胞、抗体等,共同构成了人体天然的免疫屏障,作为抵御外来病原体的首道防线。

当前医学领域将黏膜免疫视为机体整体免疫策略的关键构成部分,因为黏膜组织与外界抗原广泛直接接触(接触总面积达 $400m^2$ 左右),且黏膜免疫细胞在整体免疫细胞群体中占据高达 80% 的比例。此外,超过半数的淋巴组织也分布于黏膜区域,这一事实进一步证实了体表及黏膜在构建机体第一道免疫防线中的重要作用。

2. 微生物群落与微生态平衡 体表及与外界相通的多种黏膜表面均寄居着微生物群落。在健康状态下,这些正常微生物群落在体内呈现出相互依存、相互制约的关系,对宿主而言是无害的,甚至具有益处;它们与宿主身体共同构成了一个复杂的生态系统,共同维持着一种精细且动态的平衡状态。

一旦宿主的免疫防御机制受损,比如出现免疫防御功能减退、微生物群落失调或微生物的定位发生改变等情况,这种微妙的微生态平衡状态就会被打破。此时,原本正常的微生物群落可能会转化为机会性致病微生物,从而使人体面临潜在的发病风险。因此,可以认为,任何能够破坏人体微生态环境平衡的因素,均有可能导致感染的发生。

3. 生理基础与病理反应的一致性 从生理基础和病理反应的共性出发,体表及与外界相连接的多种黏膜表层的自主神经系统(涵盖交感神经与副交感神经),共同负责调控与协调广泛存在的物质代谢过程。这一过程涵盖了皮肤、鼻腔、咽喉、气管以及胃肠黏膜血管的张缩调节,腺体分泌功能的控制,支气管的扩张与收缩,以及胃肠道的蠕动等;它们大多依赖相同的受体,受统一的神经体液调节机制的影响。具体而言,全身微循环系统(细动脉与细静脉部分)既受神经调节,也受随后发生的体液调节的影响。

因此,当体表或这些与外界相通的黏膜发生感染时,在炎症的初期阶段,会出现一系列相似的病理变化,主要包括炎性充血、炎性渗出以及炎性浸润等现象。

在所有感染性疾病的早期阶段(表证期),细菌、病毒等外源性致热原通过激活体内的内源性致热原,导致体温调定点上移(正常情况下,体温调定点为37℃)。这一变化使得原本被视为正常的体温变得具有寒冷刺激效应,进而引发交感神经的兴奋反应。在此过程中,α受体被激活,导致皮肤及黏膜血管收缩,从而使得产热过程超过散热过程,因此患者会感到恶寒、头痛,并随后出现发热症状。此外,由于肌肉活动增加导致氧气消耗加剧,酸性代谢产物在体内积累,进而引发全身酸痛的感觉。因此,可以说在感染性疾病的前驱期,其临床表现与感冒相似,均可能出现中医所谓的表证典型症状,即恶寒、头痛和/或全身疼痛。

(五)从中医的处方用药看"内表"理论

从中医的处方用药来说,异病可同治表(内表、外表)。以《伤寒论》中的桂枝汤为例,如条文13条"太阳病,头痛,发热,汗出恶风,桂枝汤主之",276条"太阴病,脉浮者,可发汗,宜桂枝汤"。

太阳中风证和太阴病经证都可以用桂枝汤来治疗。针对太阳病的发热,使用桂枝汤相当于皮毛(外表)受邪的初始阶段;针对太阴病经证的发热,使用桂枝汤主要针对消化道黏膜(内表)发病的早期。由此延伸,呼吸道感染、消化道感染、尿路感染早期均可有相同的表证特征。

同一方子可治内表、外表。如三拗汤、华盖散主治感冒风寒兼有咳嗽,通过宣发太阴而解表止咳;银翘散主治发热、头痛、恶风寒、咳嗽、咽痛等,治外也治内;藿香正气散主治头痛、吐泻等外感风寒、内有湿滞之症状,即太阳、太阴同治。

由此可见,内表的提出有助于对反复呼吸道感染病因视角的拓展,有助于对呼吸道感染、消化道感染、尿路感染等早期用药思路的拓展,扩大了解表的治疗范围,将宣发这一治法广用于黏膜相关病症,使原有解表药和解表方剂的使用范围扩大。

六、浅谈微观辨证

正常情况下,我们通过肉眼无法感知到的,但却能被现代理化检查方法检测和描述的身体情况,都可笼统地称为微观指标。这是我们这个时代所独有的,是随着物理、化学、数学等自然学科的发展而呈现的。那么,在这样的时代背景下,微观指标对中医儿科的发展至关重要。

20世纪80年代,针对疾病早期无明显临床表现,但是通过现代医学检查表明有某项指标异常的情况,沈自尹、罗金才等老一辈医家提出了潜证的概念,为"微观辨证"奠定了早期的理论基础,而微观辨证的基础就是微观指标。沈自尹首先提出了微观辨证的新概念。

临床上有很多疾病,早期无症状,但在微观状态下常表现出异常。举例如下:

1. 先天性心脏病之动脉导管未闭　患儿早期没有任何症状,仅表现出反复呼吸道感染,喂养困难或者生长发育迟缓等问题。但是通过超声心动图,可以直接看到未闭合的动脉导管。

2. 急性肾小球肾炎　轻症患儿,在外感热病后虽无急性肾小球肾炎的临床症状,但当发现镜下血尿时,需要进一步临床观察,复查尿常规等,诊断或排除肾小球肾炎。

3. 幼年型特发性关节炎　患儿在发病前没有任何症状,突然表现为关节和肌肉的疼痛。若血常规示血小板计数高、红细胞计数低时,需警惕本病。建议患儿进一步完善相关检查。

4. 邪伏内表　长期寄生在体内的微生物群,在机体皮肤、黏膜免疫防御机制受到损害时,会转变为机会致病菌,而这种所谓的机会致病菌在一定的语境下可以理解为邪伏。中医所说的外感六淫、病气等,几乎包含了现代医学所说的细菌、病毒、支原体等致病微生物。当这些致病微生物侵入人体后,不会立即出现相应的临床症状,此时我们将其定义为潜伏期,而潜伏的部位不外内、外之表。至于是否发病则取决于机体的免疫力,也就是人体正气的强弱。

作为儿科医师,必须要有敏锐的嗅觉,当依据异常指标怀疑某种疾病时,需进一步完善检查,充实诊断依据。从中医辨证的角度,可考虑风湿、湿热等问题,但如果明确诊断为幼年型特发性关节炎,则预后堪忧。此时需将患儿病情的基本情况明确告知患儿家长,在家长充分了解这个疾病的基础上,我们的治疗才能顺利进行。可根据微观指标和宏观症状,进行综合辨证分析,为患儿制订合适的治疗方案。

七、微观辨证下的炎症反应

炎症属于西医的概念,首先要站在西医的角度去认识。炎症是机体受损伤后的一种本能的自我保护反应,是具有血管系统的活体组织针对损伤发生的以防御为主的反应。炎症局部组织的基本病变包括变质、渗出和增生。其中,变质属于损伤过程,渗出和增生属于抗损伤过程,最终目的是让受损的组织得以修复和痊愈。炎症局部反应以红、肿、热、痛和功能障碍为主,如小儿咽炎出现的咽部红、肿胀和吞咽疼痛等症状,其中咽部红的原因是炎症导致局部血管扩张、血流加快。炎症全身反应主要表现为发热和外周血白细胞数的改变,急性期反应蛋白合成增多,慢波睡眠增加,厌食以及肌肉蛋白降解加快等。

从中医学角度看,炎症反映了正邪相争的过程。邪气侵袭机体的早期,玄府本能性关闭。以外感热病早期为例,六淫邪气经皮毛、口鼻侵入人体,卫阳被郁。所郁之阳为卫气,是太阳的阳气通过三焦、膀胱之经脉疏布于肌表的阳气,有温养肌表、调节体温、管理汗孔开合、防御外邪的作用。皮肤是联系与交通人体内外的器官。抗御外邪是人类在进化过程中获得的适应自然的本能。人体感受外邪后,卫阳首先抗邪于肌表,致肌表失于温煦,而见恶寒,加之邪正相争于肌表,不得外泄,则郁而生热,从而呈现恶寒与发热并见的外感特征。也就是说,外感热病早期郁阳为热是因阳气之动与阳气之郁并存形成的,即外邪之外,又有怫热郁结于表,是表阳气机失常的一种类型。虽然六淫中寒邪具有收引凝滞之性,热邪具有炎上升散之性,但犯表后均可引起体表气血运行不畅,卫气功能失调,只因所受之邪不同,皮毛腠理或关闭、或疏泄不利,故表现出发热恶寒程度和持续时间的不同。

古代文献对其机理也多有载述。如《素问·热论》所载"人之伤于寒也,则为病热",唐代王冰释为"寒毒薄于肌肤,阳气不得散发而内怫结,故伤寒者反为病热";《伤寒论》48 条所载"设面色缘缘正赤者,阳气怫郁在表,当解之熏之",也指出外邪侵犯人体肌表,未得疏散发越,可引起阳气怫郁;吴有性认为瘟疫邪气从口鼻而入,"邪伏膜原"分传表里……表证也为邪热怫郁;叶桂有云"温邪上受,首先犯肺",而肺气不宣,必致卫气被郁;《素问·调经论》指出"上焦不通利,则皮肤致密,腠理闭塞,玄府不通,卫气不得泄越,故外热"。故不论外邪袭表或犯肺,或邪热浮溢于表,都影响了卫阳的正常运行,而所郁之阳是因于邪却又闭其外泄之路,互为因果,形成了郁阳为热的表证病机,所以用药不管辛温、辛凉,兼取其辛散所郁,才能达到退热的目的。《伤寒论》的麻黄汤、《温病条辨》的银翘散,均为开表闭、泄郁热代表方。中医的推拿、针灸等外治法,其目的也是解除郁热。现代医学针对任何发热都用解热镇痛药,其实质相当于开郁发汗。

结合现代医学对炎症的认知,笔者认为疾病在发生发展过程中存在着共同规律,即损伤与抗损伤同时出现,原因和结果相互转化,局部病变和全身功能状态可以通过神经体液途径相互影响,其间没有严格的特异性,可以用同一治疗方法来纠正,可谓客观、科学地解释了中医学中疾病的整体观和邪与正、因与果的动态关系。就外感热病具体过程来说,细菌、病毒等一切外邪引起的多种疾病,早期病理生理反应过程是相同的,即发热、微循环障碍、炎症等,就是说,在外感发热表证期、卫分阶段,细菌、病毒等外源性致热原通过激活内源性致热原,使体温调定点上移(调定点的正常设定值为 37℃),此时原来正常体温变成了"冷刺激",使交感神经兴奋,产生 α 受体效应,引起皮肤黏膜血管收缩,血流减少,同时立毛肌收缩,使产热大于散热,表现出发热、恶寒等现象。微观下所见,客观解释了表证期卫阳失其温分肉所致恶寒,邪正相争、郁于肌表而发热的临床现象。中医六淫虽有不同属性的区别,但发病早期有相同的炎症规律。

八、微观辨证下的免疫与变态反应

免疫的被熟悉程度高于炎症。免疫力不完全等同于抵抗力,免疫力不一定越强越好。从免疫学角度来讲,免疫反应过强称为变态反应,如过敏性鼻炎、过敏性哮喘、荨麻疹、湿疹等均属于变态反应性疾病范畴。

免疫就像身体里的警察,需要识别自己和异己,而对于自身(自己)要尽力保护,对于异己要尽力排斥。当抗原侵入后,引起相应的免疫应答,发挥机体的免疫功能。免疫是机体的一种保护性生理反应,不受神经系统的控制。因此,免疫系统的问题往往在不知不觉中出现,只有在出现免疫应答之后,才能被察觉到;它不像炎症,有一个明确的变质的病理状态。

免疫对机体有重要意义:①帮助机体抵抗外界因子的免疫防御功能;②维持自身生理平衡的自身稳定功能;③清除突变细胞的免疫监视功能。因此,免疫对疾病的发生发展以及生物进化有着重要的意义。

从中医的角度来看,免疫具有一定的灵性,能识别自己和异己,具有中医"神"的属性。《素问·汤液醪醴论》云:"帝曰:形弊血尽而功不立者何? 岐伯曰:神不使也。"此处的神不使与免疫应答紊乱相类似。诚如后文解释:"帝曰:何谓神不使? 岐伯曰:针石,道也。精神不进,志意不治,故病不可愈。今精坏神去,荣卫不可复收。何者? 嗜欲无穷,而忧患不止,精气弛坏,荣泣卫除,故神去之而病不愈也。"此处的"神"可以理解为两部分,一部分是精神状态,另一部分为人的免疫状态。当然,对于这种免疫紊乱状态,其中一部分原因与患者的情绪、生活习惯等密切相关。

现代医学对免疫的认识,对于中医也非常有借鉴意义。根据对抗原是否有特异性,将免疫分为非特异性免疫和特异性免疫。非特异性免疫是人类在长期的种系发育和进化过程中,不断与入侵的大分子物质、微生物等相互作用,逐步建立起来的,以清除上述物质为主的免疫功能;这种免疫可以传给下一代,是先天具有的。特异性免疫,又叫获得性免疫,是个体出生后,机体在发育过程中获得的;这种免疫具有很强的针对性,如婴幼儿在出生后通过注射疫苗获得的免疫就属于特异性免疫。特异性免疫包括产生特异性抗体(体液免疫)和致敏淋巴细胞(细胞免疫)两方面,都有共同的发生规律,一般分为3个阶段——感应、应答和效应。感应阶段就是识别和处理抗原阶段,是抗原第一次进入人体内,经过巨噬细胞处理后,将抗原的信息传递给免疫活性细胞(B淋巴细胞和T淋巴细胞)的阶段。应答阶段是免疫活性细胞受到抗原刺激后分化、增殖和产生大量致敏 B 细胞和 T 细胞的阶段。淋巴细胞在被致敏的同时,有一小部分转变为记忆细胞而记录抗原的特征,以便再次接触同一抗原后,机体能够迅速而强烈地发生免疫应答,称之为免疫记忆。与之类似的还有回忆应答,可以使机体对再次入侵的外界异物作出更强烈的防御反应。预防接种之所以能产生预防传染病的效果,正是由于回忆应答的存在;而对变态反应来说,由于机体做出更为强烈的防御,故过敏反应可能会更严重。效应阶段一般出现在抗原再次进入机体时,由于记忆细胞的存在,被致敏的淋巴细胞发挥体液免疫或细胞免疫反应。因此,机体在不断进步,努力地去适应周围的环境,也是另一个"神"的进步。

针对中医儿科而言,需额外关注变态反应性炎症。变态反应是一类不正常的免疫反应,可表现为反应过强或反应过弱。临床上习惯把免疫反应过强称为变态反应,而把免疫反应过弱称为免疫缺陷或者免疫低下。

过敏反应和变态反应是有区别的。变态反应是人类暴露于环境致敏物后自然发生的,而过敏反应则是在实验室中人为诱发的动物超敏反应。但"过敏反应"一词常用以泛指一切超强的免疫反应,甚至非免疫反应,所在这些方面,它的含义是模糊不清的。

对于变态反应患儿的免疫反应与常人不同,历来有两种不同的认识:一种认为变态反应患儿可能具有先天性过高的免疫应答能力;另一种则认为变态反应患儿存在某些免疫功能低下的情况,以致不能有效地清除入侵的抗原物质或者正常地调节免疫功能,导致变态反应性疾病的发生。

变态反应的发生和玄府有密切的关系,或者说变态反应发生的主要场所就在玄府。抗原进入机体之后,聚于玄府,通过免疫机制导致机体被致敏,而被致敏后的机体并不表现出临床症状,只有经触发后才能产生临床表现。

与炎症相似,变态反应也有基本的病理变化,进而决定了整个变态反应症状的多样性。具体如下。

1. 血管病变　主要包括毛细血管扩张、血管通透性增加和血管炎。

毛细血管扩张是变态反应发生过程中重要的病理改变,而且是可逆的。它对于变态反应主要有 2 个重要意义:①全身毛细血管扩张使有效血容量迅速减少,血压下降,是造成过敏性休克的主要原因之一;②局限性毛细血管扩张在皮肤上表现为红晕反应,是应用皮肤试验诊断免疫球蛋白 E(IgE)介导的速发型变态反应的理论依据。从玄府的角度来看,皮肤上的红晕反应正是玄府郁闭的临床表征。

血管通透性增加对于变态反应来说主要有以下临床意义:①大范围血管通透性增加使血清在短时间内大量渗出血管,使血容量骤减,这是导致过敏性休克的另一个重要原因,也是造成玄府郁闭的重要因素。②血管通透性增加,血清渗出,郁闭玄府,引起局部水肿,根据水肿部位的不同,产生不同的临床表现和后果。以鼻黏膜为例,鼻黏膜玄府郁闭水肿,导致鼻塞、鼻痒和喷嚏;局部鼻黏膜水肿刺激感觉神经感受器而引起鼻痒和喷嚏;水肿压迫血管时,因为血液循环受阻,玄府闭塞,鼻黏膜表现苍白,是鼻变态反应(过敏性鼻炎)的典型黏膜表现之一。过敏性鼻炎一般多呈现季节性发作,但是若进展为常年性过敏性鼻炎,鼻黏膜水肿长期不消退,可发展为鼻息肉,成为不可逆性病变。故当出现过敏性鼻炎后,不要因为季节性发作而忽视,应防止病情进一步发展。

血管炎是抗原抗体复合物沉积于血管壁,激活补体成分而引起的血管炎症。病变主要累及小动脉,而在各种脏腑中,肾脏最易受侵犯。

2. 平滑肌收缩　平滑肌收缩是速发型变态反应的另一个重要病理过程,主要由组胺、过敏性慢反应物质和激肽引起。以哮喘为例,支气管平滑肌收缩导致气道狭窄,是引起哮喘的重要病理基础之一。此外,肠道过敏的患儿出现腹痛,主因在于肠道平滑肌收缩。

3. 外分泌活动亢进　分泌物增多是速发型变态反应的又一重要表现。如在春季过敏高发季节,遇到致敏的花粉刺激,花粉症患儿的鼻和眼的分泌物会增多;支气管哮喘患儿的痰量增多,还常有免疫球蛋白 E(IgE)水平升高,这都是外分泌活动亢进的表现。

4. 血液病变　主要表现为:①嗜酸性粒细胞增多;②凝血功能增强。嗜酸性粒细胞增多并不是变态反应特有的表现,变态反应也不是都伴有嗜酸性粒细胞增多。变态反应性疾病是否伴有嗜酸性粒细胞增多,与病变类型和部位有关。一般病变范围大的容易出现嗜酸性粒细胞增多,如过敏性荨麻疹、支气管哮喘;病变范围较小的,如过敏性鼻炎、变应性结膜炎,可能在病变局部的分泌物中查到嗜酸性粒细胞,但不一定会引起血液嗜酸性粒细胞的增多。凝血功能增强则一般发生在严重的变态反应性疾病中。

5. 细胞溶解型超敏反应　又称细胞毒型超敏反应,具体是因抗体与靶细胞接触后直接将后者破坏掉。细胞溶解型超敏反应容易导致血液系统疾病。从中医角度来讲,影响到了血分,在辨证论治时,需要考虑到这一点。

6. 免疫复合物形成　容易引起肾损害,其次是皮肤、关节和肺等。慢性感染、自身抗原形成等情况下,形成免疫复合物的机会增多,但免疫复合物形成并不意味着就是免疫复合物病,因为我们的身体也存在着一套完善的免疫复合物清除机制,只有当抗原抗体处于一个特别的比例而形成中等大小免疫复合物时,才有机会在血管壁上沉积下来,造成免疫复合性损伤,形成免疫复合物病。

此外,变态反应的基本病理变化还有结核菌素型反应和超敏性肉芽肿,因儿科临床较少见,此处不做赘述。

九、儿科疾病与食物变态反应

（一）概述

食物具有抗原性,这是食物变态反应的前提。不同的食物具有不同的抗原性,有的食物抗原性强,容易致敏而引起食物变态反应,这类食物包括乳类、蛋类、鱼、虾、蟹、蘑菇、各种核果、可可和草莓等。引入我国的腰果、开心果等也具有很强的致敏性,曾引起不少严重的变态反应。而有些食物的抗原性较差,引起食物变态反应的机会就少,这类食物包括猪肉、大米、白菜等。还有些食物属低分子量物质,不会引起食物变态反应,如葡萄糖、食盐等。但是,在一定条件下,它们中的有些也可以转变为具有抗原性的物质。如葡萄糖溶液久贮后可能发生聚合作用,形成大分子物质,而这类大分子物质对特定的人群就有可能具有抗原性,可以致敏人体而引起食物变态反应。食物经烹饪加工之后,其抗原性可能发生转变,一般是抗原性降低或消失。如有的患儿不能吃生的桃子,但是可以吃水蜜桃罐头,因为罐头在制作过程中要高温灭菌,可能是高温环境破坏了水果的抗原性;有的患儿不能吃煮花生,但是能吃油炸花生,可能是油炸花生的温度高于水煮花生,破坏了食物的抗原性。

患儿的体质对儿科的食物变态反应有重要意义。引起食物变态反应的基本条件是患儿必须具有免疫反应性,中医将之称为特禀体质。特禀体质的特点是机体容易被特异性食物变应原(又称"过敏原")致敏,从而出现后续的变态反应。这种体质对于食物变应原的反应又各不相同。特禀体质轻的患儿,食用大量变应原后才有可能出现食物变态反应;特禀体质严重的患儿,即便只是接触少量的变应原,也可能会出现严重的变态反应。对于食物变态反应,反应的发生与否主要不是取决于接触抗原物质的量,但食入量与反应的程度有一定关系,食入越多,表现出的症状越严重。

（二）食物变态反应和吸入性变态反应的比较

与吸入性变态反应相比,食物变态反应的情况要复杂得多,因此临床处理起来也更加困难。①变应原性质:吸入性变应原基本为水溶性,故针对花粉症,可以选择花粉阻断剂,即在鼻腔黏膜喷一层花粉阻断剂,能有效阻断水溶性花粉抗原,进而防止花粉症的出现。但食物变态反应的变应原既有水溶性,又有脂溶性,这无疑增加了阻断难度。②变应原种类:吸入性变应原在150种以下;食入性变应原可超过6 000种,其中400种为食物营养品,可以说是防不胜防。③变应原稳定性:吸入性变应原由于受环境影响,相对比较稳定;食入性变应原大多不稳定,受环境污染、农药残留、烹调、附加物、消化、腐化变质等影响。也可解释,同一种食物以不同的烹饪方法处理,有时过敏症状明显,有时过敏症状不明显。④变应原与黏膜接触的时间决定了症状的严重程度:吸入性变应原在鼻黏膜表面,由于鼻腔中黏液和纤毛清除的作用,接触时间较短、接触面积有限,时间上只有几秒或者几分钟,故症状的持续时间较短,出现的变态反应多以Ⅰ型为主。对于食物变态反应,因为摄入的食物要进入消化道,所以有充足的时间发生变态反应,出现的变态反应不只Ⅰ型变态反应,也可为Ⅱ~Ⅳ型变态反应,甚至合并多种类型。

(三)食物变态反应的分型

食物变态反应可分为速发型(显著型)和迟发型(隐蔽型)。速发型食物变态反应多表现为急性发作,严重时可威胁生命,常见临床表现有风团、喉水肿、窒息等,如果喉水肿严重,是有可能发生死亡的。迟发型食物变态反应的临床表现往往隐蔽而模糊,症状轻而发展缓慢,易被忽视,常表现为慢性头痛(偏头痛)、消化不良、反复腹痛、疲乏无力、夜间遗尿、关节痛、口腔溃疡、抽搐以及慢性呼吸系统症状,尤其是呼吸系统的症状,经常被误诊为呼吸系统感染。

从目前的儿科临床来看,很多迟发型食物变态反应的症状多被误诊,由于诊断不明确,所以给予的治疗也并不对症,致使症状反复发作,迁延不愈。如果患儿有上述迟发型食物变态反应的症状,需引起注意,排查食物过敏。因迟发型食物变态反应并非IgE介导,所以并没有典型的血细胞改变,加之现在的食入性变应原检测的种类和数量有限,很难做到全面覆盖,这就给迟发型食物变态反应的诊断带来了难度。

与速发型食物变态反应不同,迟发型变态反应如果能够长期避免食用有关抗原,症状是可以消失的。但需注意,迟发型食物变态反应用传统的抗组胺药和色甘酸钠治疗无效,临床提示不能因患儿对抗过敏药无效而否认其存在食物变态反应。中医在这方面具有独特优势,通过三焦玄府辨证,定位具体的病变玄府,采用通玄脱敏法,对迟发型食物变态反应有较好的疗效,同时能够改善患儿体质的变态反应性。

食物变态反应一旦发生,就会刺激肠道产生检测机制,而肠道会对其内容物进行定期检测,如果发现有食物抗原,就会诱导机体产生免疫防御反应。食物变态反应发生的机制是复杂的,从中医的视角来看,属于正邪交争的一种表现,而在交争的过程中,如果正胜邪退,则变态反应逐渐消失甚至痊愈。这里的邪气泛指机体正常运行外的一切外源性和内源性的干扰,包括各种介质诱导的变态反应、炎症因子等。

(四)食物变态反应的临床表现

食物变态反应可发生于任何年龄,但更易发生于婴幼儿。这可能是由于婴幼儿的脏腑娇嫩,胃肠系统对食物抗原的屏障功能尚不完善,不能有效阻挡食物抗原透过肠道进入机体,从而引起食物变态反应;也可能是由于消化腺体发育不成熟,很多消化酶的功能尚不完善,对食物的消化不彻底,产生了许多没有经过完全消化的具有抗原性的食物大分子物质,进而引起食物变态反应。人工喂养的婴儿相较于母乳喂养的婴儿更容易出现食物变态反应,原因有二:①婴儿的胃肠黏膜缺乏来自母乳的分泌型免疫球蛋白A(sIgA)的保护,对抗原的屏障功能更为薄弱;②牛乳具有较强的致敏性,增加了婴儿食物变态反应的概率。

食物变态反应的症状可表现在消化系统从口至肛门的各个部位。在口唇部位可以出现口疮、唇炎、地图舌、牙龈炎、接触性鼻炎、血管性水肿、复发性单纯疱疹、黏膜疹;在咽喉部可出现慢性咽炎;在食管部位可以出现血管性水肿和贲门痉挛;在胃脘部可以出现胃炎、幽门痉挛、胃溃疡、嗳气、恶心、呕吐;在小肠部位可以出现消化不良、腹胀、腹痛、十二指肠溃疡;在胰腺部位可以出现出血性胰腺炎、慢性复发性胰腺炎;在胆部可以出现胆绞痛、胆结石;在肝部可以出现慢性肝炎等;在直肠部可以出现腹泻、黏液性肠炎;在肛门处可以出现肛门瘙痒、接触性皮炎、湿疹等。除消化系统症状之外,还可以出现皮肤系统、神经系统和心血管系统的症状。而临床更为常见的是多系统症状并见。如食物变态反应在皮肤系统可以表现为荨麻疹、湿疹;在心血管系统可以出现低血压;在呼吸系统可出现过敏性鼻炎、哮喘或慢性咳嗽;在神经系统可出现偏头痛。此外,还有一些迟发型食物变态反应表现出多动、夜间遗尿、注意力不集中、疲劳综合征、癫痫、抑郁等。

食物变态反应可以是常年性的,也可以是间歇性的。常年性的如慢性咳嗽、慢性腹泻、特应性皮炎等,多与患儿的饮食有关,如患儿常年吃面食、喝牛奶,一旦小麦、牛奶对患儿具有抗原性,就会出现常年性食物变态反应。但是对于这种变态反应的食物抗原的确定,又是比较困难的,需要医患共同努力找到导致患儿过敏的食物种类。对于间歇性食物变态反应,致敏食物多属季节性或不常吃的,此时确定食物抗原就更加困难,需仔细观察患儿发病与食物的关系,这样才有可能找到致敏食物的线索。

较特殊的情况为,有的患儿在一次严重的过敏发作后,当少量食用致敏食物时不出现症状,但一段时间后,再吃致敏食物,又会引起严重的过敏。主因在于一次严重的过敏发作后,体内的抗体被消耗殆尽,是以在发作之后的一段时间之内,患儿即便食用致敏食物,也不会出现症状,但随着体内特异性抗体滴度的恢复,当再次食入致敏食物后,又会诱发临床症状。此类患儿的过敏往往呈周期性发作,而且比较剧烈,如偏头痛和腹型荨麻疹等。

此外,笔者临证发现,食物变态反应的患儿容易有3个表现:①眼睑下发暗;②口唇周围发暗;③指甲旁长倒刺、周围皮肤发暗。

（五）食物变态反应的诊断

食物变态反应的诊断比较困难,常规皮肤试验的准确率较低,医师很难据此作出准确判断,所以在临床上往往需要其他方法。

1. 食物日记　是在医师指导下,患者高度参与的详细的饮食记录。通过这个记录,来观察饮食与发病的关系。这种食物日记分2种:一种是回忆性的,主要让患者回忆性记录发病前数日所进食物内容、食入量和进食与发病的时间间隔。一般来讲,常规食物变态反应引起的胃肠系统症状多在食入后 1~2 小时发生;胃肠系统以外,如皮肤系统、神经系统、循环系统的症状,需要在食入后 24 小时发生。因此,医师可以根据患者的症状,来选择性让患者回忆数小时或数日前的饮食情况。这种日记方法适用于偶然发作的病例,在每次症状结束后进行记录;通过多次记录,医师可以从中找出规律。还有一种记录方法是连续记录,要求患者逐日记录每天的饮食品种和数量,要求记录详细,做到不遗漏,至少连续记录 2~3 周,以便医师从中找出致敏食物的线索;这种方法适用于经常发作的病例。

2. 激发试验　相比于食物日记,激发试验存在一定的风险性,儿科临床多不采用。古人说"诊病如老吏断案",诚然如此,尤其针对变应原不明确的食物变态反应,更需要医师如老吏般明察秋毫,方能见微知著,明确病因。

（六）食物变态反应的治疗

食物变态反应的治疗分特异性治疗和非特异性治疗两大类。

1. 特异性治疗　针对明确的过敏食物,尽量避免摄入。为了不影响患儿的营养,可以用代用品来替代,如患儿对牛奶敏感,可以改用豆奶粉。但需注意,豆奶粉也容易引起过敏。特异性治疗还包括对致敏食物的加工改造,如经高温烹饪过的食物,抗原性会降低。再有就是,在食用食物的同时,服用蛋白酶,将食物进行深度消化,也有一定作用。此外,还有特异性脱敏。例如,患儿对牛奶过敏,规避后对选用的豆奶粉仍然过敏,此时可以选择特异性脱敏,就是将牛奶稀释 1 000~10 000 倍后,每日给患儿服用少量,如无不良反应,再逐渐增加,以此逐步脱敏。临床使用发现,这种方法的效果具有很大的不确定性,即便脱敏成功,后续患儿在饮用时也需要严格控制用量。

2. 非特异性治疗　主要是药物疗法。主要针对变应原不明确的情况。此时可选用药物,其中抗组胺药是临床最常用的药物,对消化道和消化道以外的Ⅰ型变态反应有较好的疗效。

患儿的体质是复杂的,食物变态反应的发生机制也是复杂的。中医药治疗食物变态反应有独特的理念和方法。因具有抗原性的食物刺激消化系统,甚至皮肤、神经、循环等系统,进而出现一系列食物变态反应症状。即因正气不足,机体对外来邪气表现出较强烈反应。此时治疗需扶正气以祛邪气。在临床中,可根据这一理论结合患儿的临床症状,制订出符合食物变态反应患儿的具体的理法方药,具体内容详见各论。

十、"玄府"之思

玄府一词首见于《黄帝内经》。如《素问·水热穴论》言:"勇而劳甚则肾汗出,肾汗出逢于风,内不得入于脏腑,外不得越于皮肤,客于玄府,行于皮里,传为胕肿,本之于肾,名曰风水。所谓玄府者,汗空也。"此处的玄府,在皮里肉外的空隙之处。《素问·调经论》云:"帝曰:阳盛生外热奈何? 岐伯曰:上焦不通利,则皮肤致密,腠理闭塞,玄府不通,卫气不得泄越,故外热。"此处腠理和玄府的闭塞,是外热的根本原因。《黄帝内经》对玄府的定义,趋向于体表,指汗孔,可以将此玄府定义为狭义玄府。

金元医家刘完素提出玄府学说后,将玄府的内涵和外延都有扩充。其在《素问玄机原病式·六气为病》中言:"然皮肤之汗孔者,谓泄气液之孔窍也;一名气门,谓泄气之门也;一名腠理者,谓气液出行之腠道纹理也;一名鬼神门者,谓幽冥之门也;一名玄府者,谓玄微府也。""鬼神门"其实也是发生在微观层面的生理和病理反应。所谓鬼神门,可理解为细胞跨膜转运机制。发生在微观层面,古人命之以鬼神门,以叹其玄妙。此处玄微府,与细胞和细胞间质相类似。五脏之肝、心、脾、肺、肾的微观层面皆有玄府,六腑之胆、胃、大肠、小肠、膀胱、三焦亦有玄府,甚至包括五官之目、舌、口、鼻、耳和五体之筋、脉、肉、皮、骨皆有玄府,正可谓人身无处不玄府。

所谓玄府,乃气血津液在微观层面的通道和场所。此时的玄府和玄微府已具备广义玄府的概念,包含了后世医家所说的气门、腠理等概念。玄府贵通而怕郁结,属于微观层面,在病理上直接受三焦的影响。若三焦气血津液通畅,则玄府通畅无碍;三焦气机阻滞,津液积聚,则玄府亦受其累,出现疾病。

表玄府郁闭,则热郁于表;肺玄府郁闭,则热炽于肺;心玄府郁闭,则心火亢盛;耳玄府郁闭,则耳闷反复,甚则脓耳等。除此之外,在玄府中走行的还有精和神,诚如《素问玄机原病式·六气为病》所云"人之眼耳鼻舌身意神识能为用者,皆由升降出入之通利也。有所闭塞者,不能为用也。"此升降出入正是气血津液运行的通道和场所,可为三焦,也可为玄府。若玄府闭塞,目郁则不能视色,耳郁则不能听声,鼻郁则不能闻香臭,舌郁则不能知味。其根本病机,皆为玄府郁结,神机受蒙。神机受蒙与现代医学的自身免疫性疾病颇为类似。其根本原因皆为人体内的神识受影响，导致敌我不分，出现自己人打自己人的情况。这就涉及免疫系统，无论是体液免疫还是细胞免疫，均需要各个细胞和组织之间的精准协调，一旦这个过程中出现了"神不使"的情况，就会发生自身免疫性疾病，而自身免疫性疾病治疗起来又是非常困难的。玄府需要保持畅通，才能保证气血津液的正常循行，一旦这种畅通被郁结和阻滞，就会出现一系列病理状态。如在玄府郁结后，局部会出现变质、渗出和增生的炎性改变。炎症与玄府郁结在微观层面上是一致的。

针对炎症或者说玄府郁结的治疗，西医大多会选用抗炎药物，而中医能使用的手段和方法要远远多于西医，总治法为开通玄府。中医开通玄府却不止一种方法。如针对不同脏腑玄府的郁结，《素问·六元正纪大论》有"木郁达之，火郁发之，土郁夺之，金郁泄之，水郁折之"五法。唐代医家王冰注解《黄帝内经》时言："达，谓吐之，令其条达也；发，谓汗之，令其疏散也；夺，谓下之，令无拥碍也；泄，谓渗泄之，解表利小便也；折，谓抑之，制其冲逆也。"

刘完素根据《素问》提出"玄府学说"。其治疗玄府郁结，擅长使用辛甘热药，原因无他，因辛甘热药发散力强，有力强开冲之能。原文"夫辛甘热药，皆能发散者，以力强开冲也"如是说。刘完素治疗耳聋让患者服用蝎子、生姜、附子等大辛大热之药，因患者耳聋为耳玄府郁结、闭阻，此时针对耳聋首先要做的是开发玄府，玄府开，则耳中的郁滞开，耳聋则愈。在刘完素的理论体系中，人身无处不玄府。针对经络玄府郁闭的中风，刘完素用乌头、附子这类辛热之品，因中风为经络玄府郁闭，此时若想通过药气来开通经络，就必须用此大辛大热之药，才能使经络玄府打开，让气血宣通流行而无郁结之弊。但并不是只有辛热药物才能开通玄府，刘完素特别交待，针对人体内的玄府郁结，不能以为只有辛甘热性的药物才能开发玄府，其他如石膏、滑石、甘草等寒凉药，也能开发玄府郁结。故在临床上，针对玄府郁闭，一定要辨证，辨清玄府郁闭之源，方能药到郁开。

同为金元四大家的朱震亨也意识到了玄府郁闭的病机，如把郁证的病因病机归纳为气、湿、热、痰、血、食等6个方面，创立"六郁"之说。朱震亨认为导致六郁的关键是气郁，其治疗皆以行气为先，若郁久兼热，则兼以清热。在此学术思想的影响下，创制越鞠丸。从病位上来讲，越鞠丸更偏于治胃玄府郁闭。

至清代，温病学家在对"阳热怫郁"进行深入研究后，站在阳热怫郁这一病机的角度重新审视外感病，便有了新的灵感和突破，将外感热病的治疗发展到新的阶段。尤以清代医家叶桂为代表创立的卫气营血辨证，在卫气营血的各个阶段，其热皆因玄府郁闭所致。故而叶桂提出"大凡经脉六腑之病，总以宣通为是"。阳热怫郁的病机是玄府郁闭，两者互为因果，玄府郁闭是因，阳热怫郁是果。

　　玄府学说对后世医家的影响非常大，尤以眼科为代表。明代楼英在《医学纲目·肝胆部》中论述："至于东垣、丹溪治目昏，用参芪补血气，亦能明者，又必有说通之。盖目主气血，盛则玄腑得利，出入升降而明，虚则玄腑无以出入升降而昏，此则必用参芪四物等剂，助气血运行而明也。"明确提出眼目、气血和玄府之间的关系。根据这一理论体系，楼英首创眼科开玄、解郁、明目的治疗方案。与楼英理论相一致，王肯堂在《证治准绳》中言："乃玄府有伤，络间精液耗涩，郁滞清纯之气，而为内障之证。"在病机分析上，同样指出"络为风攻，郁其真气，玄府有一丝之遏，故视亦光华有损"。此番言论正是从玄府的微观层面来阐释内障的病机。

　　后世医家更是在前人基础上有所发挥，完善了眼科玄府学说。其中较为突出的是近代医家陈达夫先生的"六经玄府"论。陈达夫在《中医眼科六经法要》中提出从六经论治眼病，并且首次提出了"肝经玄府"和"少阴经络玄府"等概念，使中医辨证从宏观辨证进入了微观辨证。在辨证过程中，达夫也多次运用了微观玄府思想，如"寒气伤人，闭塞玄府，在表在里均是实证""皆属神败精亏，真元不足，无以上供目用，并致目中玄府衰竭自闭"等，为后世医家从微观辨证论治眼病拓宽了思路。

　　当代医家王明杰更是将玄府学说广用于内科疾病的辨证论治，认为玄府是"遍布机体各处，无所不有的一种至微至小的组织结构，应属于经络系统中最细小的孙络的进一步分化，是迄今为止中医学有关人体结构中最为细小的单位"。笔者虽认同玄府是微观层面的气血津液流通和代谢的场所，但却不认为玄府是"人体结构中最为细小的单位"。从脏腑的角度来看，玄府的生理特性更倾向于"六腑"，即"传化物而不藏"，故它与六腑具备相似的特性，泄而不藏，喜通达而畏郁阻。根据中医阴阳辨证的思维，有玄府自然便有玄脏。结合生理学和病理学的知识，可以把玄脏理解为细胞，玄府理解为细胞间质。王明杰对广义玄府的认知——"玄府在形质结构上，均指广泛存在于人体组织中的孔隙、纹理、通道，均为十分细小的幽微空间；在生理功能上，均与人体内气液流布有关，均为气机运动和气化功能的重要场所"，与笔者对玄府的认知相一致。

　　笔者之所以在小儿辨证中引入玄府学说，主要是因为时代的发展，让中医必须去包容现有的中西医学研究成果，将西医中的精华吸收进来，内化为中医的理论，再反过来去指导临床。

　　如果把玄府看成与六腑相似的组织结构，但它又至小至微，则属于微观辨证下与六腑功能相似的结构。其特定的形态和功能，与现代医学所说的微环境有相似之处。换言之，在机体内存在各种各样的通道，如血的通道称为脉；气的通道，有形为气管，但在中医学中，伴随血脉循行的为气道，即卫气；饮食的通道可理解为消化道；津液的通道可理解为三焦，虽然三焦是气血津液循行的通道，但三焦没有解剖学形态，可将其理解为玄府的通道;神经系统可理解为感知的通道;淋巴系统可归属于免疫的通道;内分泌系统可理解为调节的通道。

上述所言"通道"中,血脉最容易理解,而津液和气的通道稍晦涩。在中医临床中,气的运行很重要,古人称之为"气机",并言"升降息则气立孤危""出入废则神机化灭"。气机的运动形式是升降出入,而津液也有类似的运动形式,是以保证机体能够得到濡润和防御。从微观的视角来看,在微环境中,有动静脉的毛细血管、神经末梢、毛细淋巴管、络脉等存在,它们有的向细胞递送养料,有的运输细胞产生的废物,有的向细胞传递信息等。毛细血管、神经末梢、毛细淋巴管和络脉的周围存在着大量的组织细胞,不同的部位分布着不同的组织细胞。微末管道与组织细胞之间的空隙,称之为玄府或玄微府。

玄府的存在为细胞与血液、神经、淋巴、经络搭建了一个物质交换和信息传达的平台。如果将其放大,则具备六腑的特性,即"传化物而不藏",需要不断传送精华或糟粕、信息、能量等,故不可以壅塞,若壅塞则局部必然出现问题,而所有的炎症、变态反应都是局部玄府首先出现问题。如炎症造成毛细血管的渗出增加,白细胞和血小板趋化,进而造成局部组织充血、水肿;再如变态反应,因变应原进入机体,刺激 B 细胞产生 IgE 等物质,进而导致肥大细胞释放组胺和白三烯,使机体处于致敏状态。这些反应发生的场所正是玄府。

我们从微观认识到了玄府对于机体生理、病理的作用,就能够在中医儿科临床中通过患儿的症状去预判玄府的状态,赋予其阴阳表里、寒热虚实的属性,随后用中医的理论体系去辨证论治。如此,中医儿科学才能站在当代医学辨证的尖端,去指导临床。

十一、玄府病变与炎症反应

玄府是病变的场所,不论是感染性的炎症反应,抑或是非感染性的炎症反应如变态反应,都发生在玄府。玄府的概念在前篇已详述,本篇旨在玄府学说思想指导下阐述炎症反应的发生机制。

炎症是机体的一种自我保护反应,是针对损害的抗损害行为。炎症反应发生在血管周围,亦即玄府处,当致炎物质侵袭机体组织时,通过感知通道传递给中枢,是以中枢发布命令,让局部毛细血管的通透性增加,更多的白细胞趋化到损害组织周围,同时血管内的组织液渗出,限制造成炎症反应的损害物质。经过一系列反应后,可看到局部组织充血、水肿、渗出,随着时间的推移,到后期修复阶段,组织增生,炎症逐渐消失,局部恢复正常。造成炎症反应的因素众多,如细菌、病毒、真菌等。此外,物理因素、化学物质,都可造成炎症反应。这种现象临床非常多见。

玄府为气血津液运行的通道。外感六淫、饮食内伤等,影响气血津液的运行,致气机郁滞则阴液停聚成痰、成瘀,滞于玄府则病生。若风邪夹杂寒邪或热邪外犯息道玄府,则表现为咳痰或黄或白、或稀或稠;若风热邪毒侵犯鼻玄府,则表现为鼻甲黏膜红肿、流黄脓涕;若痰瘀滞于扁桃体玄府、腺样体玄府,则表现为扁桃体肿大、腺样体肥大;若伏风体质,感受外邪,上犯鼻玄府,则表现为流大量清水样鼻涕、鼻塞、鼻痒、打喷嚏。由上可知,不论感染性的炎症反应,抑或非感染性的炎症反应如变态反应,均可用玄府学说思想来阐释其病理生理机制。

玄府郁闭、炎症反应,均可致气血运行不畅,津液输布异常,致津液隔绝之处生燥,津液停聚之处生水湿痰饮,也就是说玄府郁闭、炎症反应既能生燥也能生湿,临床可见燥湿并存的复杂症情,如同为头面五官的炎症,口唇干燥而鼻腔流涕不止,双目干涩而耳内积水等。

因玄府具有六腑"传化物而不藏"的特性,喜条达而畏郁阻,所以针对炎症,或者说玄府郁结的治疗,遵唐代医家王冰所言"达,谓吐之,令其条达也;发,谓汗之,令其疏散也;夺,谓下之,令无拥碍也;泄,谓渗泄之,解表利小便也;折,谓抑之,制其冲逆也"。实践中,运用开通玄府法治疗炎症反应性疾病时,开通玄府的药物也因不同玄府郁结而有所不同,且每获良效,故飨于同道。

十二、中医儿科"复合病机"之思

在临床中,笔者见患儿属单一病证者少,属复合病机者居多。《伤寒论》中记录了"合并""并病"的概念,如《伤寒论》言"太阳与少阳合病,自下利者,与黄芩汤;若呕者,黄芩加半夏生姜汤主之";"阳明少阳合病,必下利,其脉不负者,为顺也。负者,失也,互相克贼,名为负也。脉滑而数者,有宿食也,当下之,宜大承气汤";"太阳与阳明合病,喘而胸满者,不可下,宜麻黄汤";"太阳与少阳并病,头项强痛,或眩冒,时如结胸,心下痞硬者,当刺大椎第一间、肺俞、肝俞。慎不可发汗。发汗则谵语、脉弦。五日谵语不止,当刺期门";"二阳并病,太阳证罢,但发潮热,手足漐漐汗出,大便难而谵语者,下之则愈,宜大承气汤"。上述合病与并病都存在着病机叠加的情况。《伤寒论》所载方剂后,可见不少加减方案,如40条后关于小青龙汤的加减颇为详尽:"若渴,去半夏,加栝楼根三两;若微利,去麻黄,加荛花,如一鸡子,熬令赤色;若噎者,去麻黄,加附子一枚,炮;若小便不利、少腹满者,去麻黄,加茯苓四两;若喘,去麻黄,加杏仁半升,去皮尖"。在咳嗽、呕吐、发热的基础上,出现或渴、或利、或噎、或小便不利、或少腹满、或喘的症状,在原方的基础上进行药物增减,以达到对复合病机的治疗目的。

由此可见,医师在开具处方时需针对病机。若患儿病机单纯,所选处方的治疗目的也很明确,两相对应,直处原方即可。但在临床中,笔者体会到患儿的病机并不单纯,往往在一个主症的基础上伴随着2~3个甚至更多的症状,每一个症状背后都有其相应的病机,故面对的是复合病机。

以积滞医案为例:患儿郭某,男,10岁。2023年2月4日初诊。

主诉为纳差伴恶心8天。现病史:患儿近8天恶心、纳差,自用化积口服液有效。刻下:恶心、纳可,晨起喷嚏多,大便日1次,寐安。舌红,苔白中厚,咽红,双肺呼吸音清,手心热。此患儿可诊断为积滞。但兼见晨起喷嚏多,且此症状和积滞有关,于是便衍生出肠道湿毒入血、致敏成炎的问题。故笔者在治疗时加用黄连、防风和防风、浙贝母药对组合,目的就是对复合病机中的风湿热毒进行针对性用药。

儿科临床上,复合病机常见,如外感伴积滞、积热,湿热伴表邪,上气道炎症伴下气道咳嗽症状,此时很难选用一个合适的经方或时方解决其复合病机问题。需要把多个经方或时方等进行拆解,找出针对核心病机的药物组合,抛去多余药物,对方剂做减法,最后呈现出来的是对药、角药这样的药物组合。每一个药物组合都有其对应的病机。面对儿科复合病机时,即可从诸多药物组合中选择合适的对应药物针对病机进行治疗,同时分清治疗主次和侧重,这样才能开出符合患儿当下病机状态的对证之方。这也是笔者在临床上辨证论治的一个特点。

十三、传统辨证论治和"辨机论治"

辨证论治是中医理论体系的主要特点,但是随着时间的推移,容易将辨证论治的内涵狭隘化。主因在于,在主流出版物中,对于疾病的定义不够客观和全面,没有完全展示出辨证论治的优势。

以咳嗽为例,在《中医儿科学》教材中,风寒咳嗽的主要临床特点为咳嗽、稀白痰、咽痒、清涕、恶寒发热、头身疼痛等。若患儿仅出现上述临床表现,易作出诊断。但若兼见舌红、咽红、咽痛、手心热、偶尔黄痰等,则不为单纯的风寒咳嗽。若咽喉肿痛、口干、口渴,可加用鱼腥草、黄芩、枇杷叶。在风寒咳嗽处方中加入的黄芩、鱼腥草和枇杷叶,与外感风寒证的关系为何? 若无关,加入这两味药的依据为何? 此时,用传统的辨证论治来概括病机,很多情况下概括得不够全面,甚至在绝大多数情况下,概括或描述的是主要病机。除了主要病机外,还有很多其他病机,如初始病机(患儿在刚开始咳嗽时外感风寒,触冒风冷)、体质病机(患儿素体为痰湿或湿热体质,面部出油,平时痰湿较甚)、衍生病机(患儿随着疾病的发展,逐渐出现入里或化热的情况,如在风寒咳嗽 3 天之后,出现咽痛、咽红等问题)、杂病病机(如患儿在咳嗽后,突然出现鼻塞、喷嚏、清涕等过敏性鼻炎症状,可谓由咳嗽引起另一种疾病的发生)。

笔者认为,虽在临床上都会有辨证过程,以明确疾病证型,但需清楚认识到除此主要病机外,还有其他病机。这些其他病机的存在,使得选方用药时需考虑更多,以达到更为针对性的治疗目的。故笔者临证提倡辨机论治。儿科疾病往往起病急、变化快,刚起病时在一个状态,等到就诊时可能就发生了变化,待到患儿服药时,可能病机又有不同;在这期间,还包括患儿所服药物和接受的治疗对病机的影响。儿科疾病往往存在复杂、动态的病机,故在诊断和治疗时,需充分考虑到病机的动态变化,不可拘泥于最初的判断,而忽视了病机的复杂性和动态变化特性。

十四、对传统方药加减的思考

中医学医案等相关书籍多为某病、某证用某方治之模式,若有兼证则列举出相应的加减用药方案。如在某病、某证后,用某方加减,而某方加减药物的数量要远远多于主方本身,可见存在一定的问题。但这种加减本身有没有错误呢?因在治疗时确实看到了超出某方之外的诸多病机,故针对这些病机用药。但是呈现给读者的印象是主方的加减略显庞杂。

上述问题,临床常见。如何对传统经典方剂进行加减也是笔者在临床上反复思考的问题!下面就将临证随思与大家分享。

以中医经典方剂防风通圣散为例,对该问题进行深入阐述。防风通圣散作为一首历史悠久的中药方剂,具备显著的解表清里、通腑泄热功效。在治疗反复呼吸道感染(RRTI)时,笔者发现此方有独特疗效。

从一则医案说起:患儿栾某,男,年龄 3 岁 8 个月,因长期遭受反复发热、鼻塞困扰半年余而前来就诊。自入幼儿园以来,患儿频繁罹患感冒,每次均需依赖输液及抗生素治疗。本次就诊时,患儿表现出黄涕量多、夜间鼻塞加剧,同时伴有咽喉不适、盗汗及打鼾等症状。患儿舌红苔黄腻,脉数,咽红,扁桃体 Ⅱ 度肿大。经中医望闻问切四诊合参,确诊为鼻窒、鼻渊及反复呼吸道感染,且其证型属上焦郁热、玄府不通之范畴。

针对此病例,我用防风通圣散加减进行治疗,旨在通过解表清里、通腑泄热等途径,全面调理患儿机体。方剂中,防风、荆芥、薄荷等药物用以解表散邪;连翘、栀子、大黄等则发挥清热解毒之效;当归、川芎则用于活血通络;芒硝、滑石旨在通腑泄热。经治疗后,患儿症状显著减轻,继续调理以巩固疗效。

此医案给我的启示是,防风通圣散在治疗反复呼吸道感染(RRTI)方面有独特价值。通过多途径的综合治疗,如解表散邪、清热解毒及通腑泄热等,不仅有效改善了患儿的免疫状态,还显著减少了疾病的反复发作。经临床反复使用,其可重复性较好,其效甚佳。

从病机角度深入分析,RRTI 的发病与"邪伏""正虚"两大因素紧密相关。邪伏,可以理解为人体内长期寄生的微生物群中的机会致病菌,现代医学中的细菌、病毒等致病微生物侵入人体后的潜伏期,待机体免疫力下降时趁机发病。正气是机体抵抗外邪、维护健康的重要基石。儿童脏腑娇嫩,正气相对不足,加之环境变化、饮食不节等多种因素的影响,易导致正气一过性虚损,从而引发 RRTI。

将防风通圣散的主治功能和反复呼吸道感染的病机去对应,会从微观辨证的视角更深入了解到方剂的主治和疾病的病机,且两者之间存在着高度的吻合性!此时,回过头来,重新再去审视这张方剂,看到的不再是方,而是法。从防风通圣散到防风通圣法的转变,不仅是对中医经典方剂的继承与创新,更是对儿科临床用药实践探索的总结和发展。

从方剂到方法的转变,意味着医师在临床辨证用药时的思维改变。所以笔者在临床中,会弱化方剂的概念,强调药对和药物组合的意义。每个药对可能都取自不同的方剂,而根据多年临证体会,笔者发现这样的药物组合更容易实现治疗目的和意图,遂逐渐固定,且效佳。

笔者习惯将病机拆分开来,针对不同的病机,分清主次轻重,再使用相应的药对组合进行治疗。多年来,已经形成了这样的思维习惯,在临床上也就总是这样去思考、去辨证。临证反馈效可,且疗效具有可重复性。

十五、儿科"复合病机"下的模块化用药方法初探

面对儿科临床的复合病机,可以走出一条适合儿科临床的用药方法。笔者将其称为模块化用药,即根据辨证所得,针对性使用不同的药对组合,再通过调整药物的克数,来进行主要病机和次要病机的区分。以一则案例简要说明模块化用药,具体如下:

患儿双某,男,6 岁。2022 年 8 月 20 日初诊。主诉:喷嚏伴鼻塞 1 周。现病史:患儿近 1 周反复喷嚏,晨起甚,伴鼻塞、清涕、目痒。自服"鼻炎宁颗粒",外用"盐酸奥洛他定滴眼液"和"妥布霉素滴眼液"等药物治疗,效欠佳。刻下:鼻痒、喷嚏、清涕、目痒。纳寐可,二便调。舌红苔白,咽红,双肺听诊呼吸音清,手心热。

对症状和病机进行分类:

（1）患儿目痒，清解上袭头面目窍之风热，用木贼、菊花药对。

（2）目痒、鼻痒较甚，喷嚏频繁。痒者阳也，上焦风热盛，故用黄连、栀子药对。

（3）素体过敏，属风热鼻衄者，用防风、白芍药对。

（4）舌红苔白、手心热，中焦有积滞，气机欠畅，用陈皮、枳壳药对。

时值秋天，肺气当令，患儿鼻衄发作，肺热明显，用石膏、知母药对，以清肺家风热、烦热。

针对眼睛的症状，常于方中加一味灵动之入血药，如本案之牡丹皮，其性活血走窜，可让目玄府的气血流通。

患儿咽红，内表黏膜、玄府有炎症反应，属微观辨证的佐证，故用牛蒡子、甘草。

上焦风湿热邪较甚，需给邪以出路，用淡竹叶清热泻火、导热下行。

生姜、大枣除能够顾护脾胃外，还能振奋中焦，鼓动胃气抗邪外出。

处方：木贼5g，菊花6g，黄连3g，生栀子8g，知母8g，防风8g，白芍8g，牡丹皮6g，陈皮6g，炒枳壳6g，石膏10g，甘草3g，淡竹叶3g，炒牛蒡子8g，生姜3g，大枣6g。7剂，水冲服，C法服药（详见"二十、中药用法"）。药后病愈。

根据临床收集到的四诊和微观辨证的信息，对病机进行分类，针对不同的病机处以相应的药物组合，再根据疾病整体的状态，确定先后缓急治则，厘定药物剂量。这就是中医儿科"复合病机"下的模块化用药方案，乃因机施治。

十六、三因制宜的整体辨证观

儿科临床的辨证论治，受患儿体质、季节和地域的影响比较大。故笔者在临床中逐渐形成"三因制宜"的整体辨证观。

（一）因人制宜

因人制宜在三因制宜中起主导地位。《黄帝内经》中的体质理论阐释了因人制宜的实质在于因体质制宜。中医学的体质理论是以直觉的宏观的体质反应特征为基础的，是从整体层次上认识人与疾病的。就说历代杰出医家，他们的理论体系，各有立论，各有侧重，其中张从正"其所用药，惟大攻大伐，其于病也，所在神奇"，薛己"其所用药，惟大温大补，其于病也，亦所在神奇"。两位大家用药相反，良好疗效在于他们的治疗充分体现了因人制宜，即因体质制宜。

《素问·刺法论》曰："正气存内，邪不可干。"《伤寒论集成》说："太阳病有伤寒、有中风，其脉其证判然各异，治亦不同，不可不辨也……盖以人之体气素有虚实之异，其所受之邪,每从其虚实而化。其从虚而化者谓之中风,其从实而化者谓之伤寒。"所以有"实人伤寒发其汗,虚人伤寒建其中"之说。《冯氏锦囊秘录·锦囊觉后篇》云:"要知易风为病者,表气素虚;易寒为病者,里气素弱;易热为病者,阴气素衰;易伤食者,脾胃必亏;易劳伤者,中气必损。……须知病发有余之日,即正气不足之时。"所以古方中,针对平素体虚者有益气解表的《小儿药证直诀》败毒散,针对阳虚者有温阳解表的《伤寒论》麻黄细辛附子汤,针对阴虚者有滋阴解表的《重订通俗伤寒论》加减葳蕤汤等,说明古方的形成,是基于辨证论治,兼顾体质,因人而异的。仲景云"强人""羸人",吴瑭辨"阳虚""阴虚",均体现了古代医家对体质因素的认识。就是说,体质的内在因素即体质的偏颇往往决定着机体对某种致病因子的易感性和发病类型与传变趋势的倾向性,如同一地区同一时期发生流行性感冒,病原相同,有人病了,有人不病,或生病后发病过程不同,临床表现的类型也异,都是因为体质因素决定着病机的从化,所以临床中有同病异治,且异在个体差异。

案例:患儿,女,9岁,就诊于2018年7月15日。主诉:发热,体温38℃,咽痛,口渴,呕恶,心烦,腹胀,不欲食,大便不畅。查体:胸腹灼热,舌红,苔黄厚腻,咽峡部有疱疹。证属:湿热夹积滞,阻于胃肠。治以苦辛通降,化湿热积滞。方用:炒枳实6g,厚朴6g,炒槟榔10g,大黄6g,焦山楂10g,神曲10g,连翘10g,黄连3g,滑石8g,甘草3g。3剂药后,热退体安。

2日后,其胞弟7岁,也出现发热,咽部亦有疱疹,其父照上方给患儿服1剂药后,出现腹痛、腹泻,热未退,遂来就诊。就诊时患儿面色淡黄,体温38℃,口不渴,恶心腹胀不食,舌苔白滑腻。询问病史,该患儿素体虚弱,纳少,着凉后易腹泻。就诊时证属脾虚湿热;治以清热解毒,健脾利湿;以"香连正气法"遣方加减。处方:藿香6g,厚朴4g,炒白术10g,黄连3g,木香6g,甘草6g,白豆蔻6g,焦山楂10g。3剂后热退,大便仍稀、日2次。继以参苓白术散加减,以益气健脾渗湿而固其本。

按:《薛生白湿热病篇》指出"湿热病属阳明太阴经者居多","中气实则病在阳明,中气虚则病在太阴"。上述姐弟虽都诊断为疱疹性咽峡炎,但由于体质不同,姐姐为中气实之体,弟弟为中气虚之体,故弟弟用姐姐处方后,出现了上有湿毒停滞、中有脾虚泄泻的虚实夹杂之证。此患儿(弟弟)虽有脾虚之证,但脾为湿困,兼有热毒,治疗上宜"急则治其标",所以首诊以清热利湿解毒为主,复诊时以益气健脾为主。

再如常见病肺炎支原体肺炎,若患儿体质不同,则疾病的过程及证型也因人而异,所以我们团队针对支原体感染有"热之论、毒之说、痰之辨、瘀之析、虚之因"的理论探讨。针对不同体质、不同阶段肺炎支原体肺炎患者的症候群,我们团队总结出素有肺胃内热,外邪闭肺的"银石清热宣肺法";素有脾虚,痰热闭肺,热重于湿的"甘露清热化痰法"，湿重于热的"三仁利湿化痰法"；因虚邪留，痰瘀痹肺（胸片显示肺实变）的"化痰散瘀通痹法"，肺虚痿闭（胸片显示肺不张）的"补气通络开闭法"。

还有一种情况，就是我们医师在急诊科常面对的、也是家长们最担心的热性惊厥，若基于小儿肝常有余、心常有余、肾常虚的生理特点，感受外邪后，易化热化火，或出现逆传心包的"温病三宝"闭证，或引动肝风而出现羚角钩藤汤证；若基于小儿易寒易热、易虚易实的病理特点，有时朝还是实热阳证，暮就转成虚寒阴证了。再如儿科常见的病毒性心肌炎"心阳虚脱"证，多在邪毒侵心，需要清热解表时突然出现面色苍白、呼吸困难、冷汗淋漓、脉微欲绝等四逆证，所以附子、干姜在儿科既有慎用之戒，又有起死回生之功。因此，临证面对发热患儿，不仅要快速判断病情，同时对体质偏颇的潜在风险要进行及时评估，做到既病防变，即体现因人制宜的治疗原则。

（二）因地制宜

由于地域不同，选择药物时需关注药物峻猛程度及剂量的调整。《素问·异法方宜论》云："黄帝问曰：医之治病也，一病而治各不同，皆愈何也。岐伯对曰：地势使然也。"由于人们生活在不同的地理环境中，受地形地貌、水土性质、气候类型、饮食习惯、生活条件等复杂因素的影响，使得不同地域人群呈现不同体质，因此必须采用不同的防治措施。同一历史时期的医家学术思想的形成与其所处的地理环境、诊疗客体体质特征有直接的关系。如寒凉派刘完素、攻下派张从正都是北方人，养阴派朱震亨系南方人。北方人以面食为主，多食肥甘油腻的猪肉、羊肉等，冬季蔬菜以薯、瓜类为主，且地高气寒，腠理致密，易积热化火。南方人以米食为主，多食蔬菜、鱼虾类，饮食偏清淡，且地底气热，腠理疏松，易气虚夹湿。《医学源流论·治法·五方异治论》云："……西北之人，气深而厚，凡受风寒，难于透出，宜用疏通重剂；东南之人，气浮而薄，凡遇风寒，易于疏泄，宜用疏通轻剂。"《医学纲目》指出："孩儿虚瘦长短黑白，南北古今不同，不可一概论也。"不过既要重视传统五方之异，又要注意现代城乡之别。若城市污染较重，阳光照射及户外活动较少，往往体质偏虚。也就是说，南方和城市人多气虚，临证时痰湿偏重，用药不慎易见虚实夹杂之证；北方和农村人体内易积热，临证时痰热偏重，用药不慎易见寒热错杂之证。

下面用2个上气道咳嗽综合征案例进一步说明地域不同，一病而治各不同。

案例1：南方患儿，女，8岁，暑假来看在晋打工的父母，咳嗽已月余，诊断为上气道咳嗽综合征。询问治疗经过，病初表现有咳嗽、鼻塞、清涕多，先后多次服过小儿氨酚黄那敏颗粒（护彤）、清肺止咳糖浆，1周后表现为晨起咳嗽重，鼻塞、脓涕多，纳呆，大便不畅。当地诊断：鼻炎、上颌窦感染。服头孢类抗生素1周、孟鲁司特钠1周，以及清降片、川贝枇杷露、鼻渊通窍颗粒等药。就诊时鼻塞重,晨起及入睡时咳嗽频繁,痰稀色白,涕浊量多,大便糊状、日4~5次,舌淡,苔腻,咽后壁有颗粒状隆起、可见浊涕附着,瓦氏位片示双上颌窦炎。

辨证思路:南方人多气虚,长夏季节脾气多虚,病后又多次服用护彤,使汗多表虚邪留,肺失宣降,之后又盲目服用苦寒清泄之药,加重了脾虚,使湿聚成痰,阻滞肺气,所以治疗的第一阶段重点在脾,以健脾化痰、宣肺止咳为治则,方用六君子汤加辛夷、桔梗,体现了脾与肺母子关系的临床指导意义。3剂药后,腹泻止,仍有鼻塞,鼻涕时清时黄,晨咳重,痰多色黄,咽部有分泌物附着,舌质转红,苔白仍腻。证型转为脾虚肺郁,痰热阻窍,所以治疗第二阶段以自拟辛夷清肺通窍汤(辛夷、桑白皮、僵蚕、浙贝母、连翘、射干、五味子、甘草)合苓桂术甘汤加减,健脾利湿扶正以治其本,清热化痰通窍以治其标。6剂后,偶有咳嗽,仍有鼻塞,浊涕难除,大便不成形,仍以自拟辛夷清肺通窍汤合《外科正宗》托里消毒散加减扶正祛邪通窍。7剂药后,诸症消失。复查瓦氏位片,示炎症消退。

案例2:西山矿区患儿,男,6岁,咳嗽2个月余,诊断为上气道咳嗽综合征。病初咳嗽、鼻塞重、涕浓、便干,当地医师予富马酸酮替芬片、鼻渊通窍颗粒治疗1周,症状缓解后停药;1周后因晨起外出不慎受凉,症状又加重,先后服用西替利嗪1周以及清瘟败毒胶囊、头孢类抗生素等药,症状无改善。就诊时表现为潮热,鼻塞重,涕清,晨咳重,痰多、色黄白相间,舌红苔黄厚,便秘,扁桃体左Ⅱ度、右Ⅲ度肿大,鼻咽镜检查示腺样体肥大。

辨证思路:因为西山地区地高而气温偏凉,患儿病初就内有积滞,失于通下,阳明积热未解,复感后忽略了解表散邪,又用了清热泻火药,加重了肺气郁闭,使风痰滞留,所以治疗第一阶段选用了华盖散合小承气汤加减,宣通肺气和泻下阳明积热并施,体现了肺与大肠相表里的临床指导意义。3剂后,腑气通,表气和,潮热退。但咳嗽未减轻,鼻塞,痰涕色黄,咽部异物感,干呕,苔黄腻,大便不爽,证属痰郁化热,腹中仍有积滞,继以自拟辛夷清肺通窍汤加陈皮、炒枳实、槟榔、黄芩以助清热化湿。5剂药后,晨起仍咳嗽,鼻塞重,涕少,腺样体仍大,舌红苔黄,证属肺经伏热,痰瘀壅窍,依据"痰夹瘀血碍气而病,所以痰瘀互结乃是慢性咳嗽之标",继续予自拟辛夷清肺通窍汤合《医林改错》会厌逐瘀汤加减,以助化瘀通窍之力。7剂药后,症状基本消失,鼻咽镜检查示腺样体缩小,扁桃体左Ⅰ度、右Ⅱ度肿大。

(三)因时制宜

中医的整体观是和时空交错在一起的,一切生物,都不能离开自然环境而存在,是受时间(季节)和空间(六气)制约和支配的。所以,很多常见病、多发病都与时令季节有关。

《素问·五常政大论》所载"必先岁气,无伐天和",就是说要根据时间节律的变化,不失气宜,采用适宜的方法养生与治疗疾病。金元四大家之一的朱震亨在《丹溪心法》中对咳嗽一病有因时加减论述:"春作是春升之气,用清凉药,二陈加薄、荆之类;夏是火气炎上,最重用芩、连;秋是湿热伤肺;冬是风寒外来,以药发散之后,用半夏逐痰,必不再来。"指出在不同的季节,咳嗽的病机可能是不同的,用药自然不同。宋代朱肱提出要因人、因时、因地使用伤寒方,认为"桂枝汤,自西北二方居人,四时行之,无不应验;自江淮间,唯冬及春初可行。自春末及夏至以前,桂枝证可加黄芩半两,阳旦汤是也。夏至后有桂枝证,可加知母一两、石膏二两,或加升麻半两"。还有很多医学家总结出了有关因时而治的经验论述,提示一方面要关注患者的症状、体征,另一方面要把患者放在整个自然界中去思考,谨遵天道,进行医疗设计,在确立治则、治法、方药时不仅要全面分析已经出现的证候,还要根据季节推测和预见可能发生的变故。故《黄帝内经》曰:"不知年之所加,气之盛衰,虚实之所起,不可以为工矣。"在不同季节,法时用药,要谨遵《素问·八正神明论》所载"以日之寒温,月之虚盛,四时气之沉浮,参伍相合而调之"的用药宗旨,还要注意不同药物自身的四气五味(五味在四季中的补泻功用是不同的,即顺应四时之气视为补,与四时之气相反则为泻,如春季酸泻辛补等),随时加减用药,才能真正"法于阴阳,合于术数",保全"生气"。

如春季,风木当令,人体阳气升发,然初春冬寒未尽,易受外邪侵袭,多见肝胆郁热之证。夏季,暑热当令,阳气在外,且暑多兼湿,易伤气伤脾,若再贪凉,易使寒邪束表,暑湿内郁,致三焦气机不畅。秋季,燥金当令,呼吸道易被秋燥之气侵扰,燥灼肺金,然初秋与深秋气候变化是不同的,初秋天气尚热,暑热未尽,感受凉燥之邪,病变多从热化,而深秋接近冬令,感受凉燥之邪,病变多从寒化,所以有温燥、凉燥之分。冬季,寒水当令,蛰藏之季,阳气在内,易为风寒之邪所犯,易阳郁化热,形成外寒内热之变。

如冬春季以流感病毒、链球菌感染所致呼吸道疾病多见,而夏秋季以轮状病毒、痢疾杆菌等感染的消化道疾病多见,说明病原体存在显著季节规律,而且在同一季节里发生的疾病,因受同一季节气候的制约,是有一定的辨证治疗规律可以遵循的。虽夏季胃肠道致病微生物种类甚多,湿热为病变化也多,但因有规律可循,所以吴瑭创立了5首加减正气散。

因此,一些疾病不仅存在明显季节性,在证型特点方面也具有一定的共性。特别是儿科流行病的发生,季节性更明显,如冬春季的痄腮、烂喉丹痧、肺炎,夏秋季的手足口病、腹泻等。

不管从治疗上讲,还是从养生上说,都要遵循自然界四季的阴阳变化。中医所说的"风寒暑湿燥火"通常是纯自然的,但现在的风和寒除了自然的,还有风扇、空调之风寒,而热除了自然的,还有暖气之热。也就是说,虚邪贼风可以是人造的,故在夏季感冒中风寒暑湿合而闭表的证型很多。

案例: 患儿,男,5岁,于2019年8月2日因泳池戏水又吹空调受凉而出现发热,家长将我当年2月15日的处方给患儿服了2剂,不效而来就诊。患儿2天来体温波动在39℃左右,恶寒,无汗,纳少,大便稀溏、日4~5次,舌苔薄白腻,扁桃体Ⅰ度肿大,咽峡部散在大小不一的疱疹。家长说上次服了这个处方1剂就退热了,这次却不管用。查看上次处方,诊断是乳蛾(处方是和解少阳、内泻热结的大柴胡汤加减)。

上次发病于春天,而本次发病于盛夏,受凉而导致外寒凝闭表气,暑热内逼,加之服药不当,脾胃俱伤,出现就诊时的症状。证型为寒邪外束,暑热内逼,脾胃俱伤。处方:藿香6g,葛根12g,苍术8g,厚朴6g,黄芩8g,滑石8g,木香6g,焦山楂10g,连翘10g,芦根10g,炒枳壳6g。以解表寒,化暑湿,清热毒。首剂药后热退,服完3剂后泻止体安。

按: 夏月暑热亢盛,难免贪凉,同时空调造成的"非其时而有其气",致暑热为寒湿所遏。暑乃无形热邪,损伤津气者多,腑实热结者少。一般来说,下法较少用,若兼夹湿热积滞,也要轻下缓下。所以说季节不同,虽然同属外感发热,但疾病不同,证型不同,处方当然不能复用。临证中的诊疗设计一定要顺应季节的变化来思考并推测疾病的可能和证型的规律,体现"因时制宜""道法自然"的指导思想。

总之,人与自然是一个完整的统一体,中国传统文化对人类最大的贡献就是提出了"天人合一"。当然,中医学解释自然环境对人体的影响时往往依据中原地区的气候(四季变化情况)来说明,还是有相对的局限性,需要进一步科学地研究自然环境影响人体阴阳平衡的直接因素,这有待于同仁们共同努力。

(四)综述

通过辨识体质的个体特征,加减用药要体现标本兼顾;依据时间动态变化,加减用药要体现防治并施;重视地域差异,要把握药物偏性及剂量的调整。因人制宜体现了治疗原则的针对性,因时因地制宜体现了治疗原则的普遍性。

三因制宜的核心是将人置于特定的时空坐标之中,分析制约、影响疾病的各种因素。观天文、察地理、知人事,这是中医研究问题的最基本思路。我们要在准确继承古代遗产之科学内涵的同时,守正创新,及时总结内外环境和社会生活新变化、新要素与健康、疾病的相关性,进一步研究分析自然环境气温、大气水分含量和风速大小相互变化对人体阴阳平衡产生影响的直接因素。《黄帝内经》中的五运六气、六淫病因、异法方宜,是对当时原生环境(人类尚处于顺应自然阶段)与健康、疾病相关性的系统总结,但当今自然环境被污染(次生环境)及气候非周期性变化,都导致"三因制宜"新增了许多不确定性,所以需要面对新问题、探索新规律、提出新思路,以防病治病的实际问题为中心,整合出新的"三因制宜"体系及相应用药规律,拓展并丰富传统的"三因制宜",使它更加科学、系统,适用范围更广。

十七、基于"微观辨证"的中医儿科辨证论治体系

中医儿科临床应该加入"微观辨证",从内心去接纳微观指标,因为中医学是包容的、与时俱进的医学。从古至今,所有的中医前辈对于舶来的技术和方法都是抱着学习、内化的态度来对待的。针对西医学常用的理化检查,需理性地去看待。民国张锡纯先生有衷中参西的胸怀,时至今日,作为新时代的中医人,也当有同样的胸怀和眼界。

以儿科临床常见的小儿肺炎为例,论述微观辨证对于中医辨证体系的价值。当患儿被诊断为肺炎时,医师需关注一个微观指标——肿瘤坏死因子-α(TNF-α),因其能够提供一定的辨证依据,帮助医师判定患儿肺炎的程度。TNF-α水平轻度升高时,提示病变处于风热闭肺初期,热邪不甚,患儿仅表现出气喘、发热、咳嗽、咽红等症状;若TNF-α水平升高明显,则提示肺泡内表痰热壅肺,整个肺玄府痰瘀较甚,患儿会出现气喘而急、鼻翼扇动、喉间痰鸣、发热、烦躁、口唇青紫或发绀等症状。临床中,门诊一般不会刻意让患儿去查TNF-α,若患儿已做检查中有此指标,需明白其临床指导意义,便于给患儿开具对证处方。

再以紫癜为例,依据血象(白细胞、红细胞、血小板)、凝血系列、骨髓象,能鉴别诊断特发性血小板减少性紫癜、过敏性紫癜、其他血液病等。对于过敏性紫癜,依据尿常规、便常规,可判断是单纯型还是混合型。

笔者曾于冬季流感高发期接诊一女性患儿,15岁,主诉为周身疼痛2天,逐渐加重,无发热,无鼻塞、鼻涕、咽痛等呼吸道症状,无腹泻、腹痛等消化道症状,无皮疹,仅血常规提示血小板计数偏高、红细胞总数和平均血红蛋白浓度均低于正常值。初步考虑幼年型特发性关节炎。进一步完善血沉、免疫球蛋白和自身抗体等微观指标检查后,确诊为幼年型特发性关节炎。

微观辨证的思维可以给临床辨证提供更多的诊断思路,而对一种疾病的明确诊断,有利于掌握其转归和传变规律,制订相应的治疗方案。

十八、初论"小儿三焦玄府辨证体系"

创建一套适合中医儿科临床的辨证体系,能高度概括病位、病性、病势,甚至病程和

病机演变,让中医儿科医师能够更好地辨证论治,是笔者的初衷。在临床多年后,笔者反复思考并提出"小儿三焦玄府辨证体系"概念。这套体系总结了历代中医著作对三焦的概念、生理、病理和辨证特点等的认识,且与时俱进、充分地融入了现代医学对人体解剖和微观结构的认识。

(一)对传统三焦概念的再认识

三焦是一个传统的概念,始于《黄帝内经》《难经》,发展于各家学说。翻开历史,回望过去,我们能看到三焦的4个面。

第一个面:六腑三焦。脏腑辨证是中医临床辨证体系的基础之一。人有五脏六腑,五脏为肝、心、脾、肺、肾,六腑为胆、胃、大肠、小肠、膀胱、三焦。三焦为六腑之一。

《素问·金匮真言论》言:"胆、胃、大肠、小肠、膀胱、三焦,六腑皆为阳。"《素问·五脏别论》又云:"夫胃、大肠、小肠、三焦、膀胱,此五者,天气之所生也,其气象天,故泻而不藏。"高度概括了三焦泻而不藏的生理功能。而对于三焦的具体功能也有描述,如《素问·灵兰秘典论》言:"三焦者,决渎之官,水道出焉。"决渎在古代泛指疏浚水道。三焦为决渎之官,即指对于身体而言,三焦相当于国家的水利部门,主导全国水利设施的建设和维护,才能够使"水道出焉",不致于壅塞、闭塞。《素问·六节藏象论》曰:"脾、胃、大肠、小肠、三焦、膀胱者,仓廪之本,营之居也。"对于三焦作为六腑之一的病理也有说明,如《素问·咳论》言:"久咳不已,则三焦受之,三焦咳状,咳而腹满,不欲食饮。"病理状态下,五脏久咳,会移于六腑。六腑次第传遍,仍久咳者,则三焦受之。三焦主决渎,利水道。受咳之影响,则水道不利,咳而腹满,不欲饮食。津液"聚于胃",然肺为水之上源,故而"关于肺",水液不能决渎,则"使人多涕唾而面浮肿气逆也"。

五脏与五腑相对应。从《黄帝内经》的角度来看,三焦与肾可对应。《灵枢·本脏》言:"肾合三焦膀胱,三焦膀胱者,腠理毫毛其应。"因三焦、膀胱与"腠理毫毛其应",故补充"密理厚皮者,三焦膀胱厚;粗理薄皮者,三焦膀胱薄。疏腠理者,三焦膀胱缓;皮急而无毫毛者,三焦膀胱急。毫毛美而粗者,三焦膀胱直;稀毫毛者,三焦膀胱结也",体现了中医"司外揣内"的辨证思想。需注意,此处脏腑的对应关系,与经络的表里对应关系略有不同。在经络的对应关系中,手厥阴心包经与手少阳三焦经相表里。

第二个面:经络三焦。十二经脉在体内与脏腑相连属,由于脏腑有表里相合关系,故十二经脉之阴经与阳经亦有明确的脏腑属络和表里关系。一脏(阴)一腑(阳)通过经脉互为络属,阴经属脏络腑,阳经属腑络脏。《灵枢·本输》言:"三焦者,上合手少阳,出于关冲。"即手少阳三焦经。这是三焦作为六腑之一,所具有的和经络的络属关系。

对于经络三焦的论述,《黄帝内经》颇为详细。《灵枢·经脉》云:"三焦手少阳之脉,起于小指次指之端,上出两指之间,循手表腕,出臂外两骨之间,上贯肘,循臑外上肩,而交出足少阳之后,入缺盆,布膻中,散落心包,下膈,循属三焦;其支者,从膻中上出缺盆,上项,系耳后直上,出耳上角,以屈下颊至𩒼;其支者,从耳后入耳中,出走耳前,过客主人前,交颊,至目锐眦。"可见手少阳三焦经的走向和轮廓。此外,对经络三焦与其他经络的联系也有相应的描述,如《灵枢·本输》言:"三焦下腧,在于足大指之前,少阳之后,出于腘中外廉,名曰委阳,是太阳络也";"三焦者,足少阳太阴之所将,太阳之别也"等。脏腑经络之间,相互关联,三焦和三焦经也是如此。

第三个面:部位三焦。后世医家多将三焦作为部位的划分。吴瑭在《温病条辨》中将三焦划分为上焦心肺、中焦脾胃、下焦肝肾,基于此创立了三焦辨证体系,沿用至今。

部位三焦仍源于《黄帝内经》。《灵枢·师传》所言"三焦乃约,此所以候六腑者也。上下三等,脏安且良矣",是对部位三焦的宏观认识。具体到上下三等,又在《素问·至真要大论》论述"客胜则足痿下重,便溲不时,湿客下焦,发而濡泻",此处湿客居下焦,为部位三焦。《素问·调经论》言:"岐伯曰:阳受气于上焦,以温皮肤分肉之间。今寒气在外,则上焦不通,上焦不通,则寒气独留于外,故寒栗。"又云:"岐伯曰:有所劳倦,形气衰少,谷气不盛,上焦不行,下脘不通。胃气热,热气熏胸中,故内热。"此处所述上焦更倾向于部位三焦中的上焦。不光生理如此,病理状态下,《素问·调经论》指出"岐伯曰:上焦不通利,则皮肤致密,腠理闭塞,玄府不通,卫气不得泄越,故外热"。此处上焦既有部位三焦的概念,同时也将皮肤归于上焦范畴。上焦心肺,肺主皮毛,与后世《温病条辨》的部位划分颇为契合,与《黄帝内经》的"上焦不通利,则皮肤致密,腠理闭塞,玄府不通"和"上焦不通,则寒气独留于外,故寒栗"之义相和。《难经·二十三难》所云"经脉者,行血气,通阴阳,以荣于身者也。其始从中焦,注手太阴、阳明",虽言经脉,但结合前后文,此处的中焦仍指部位三焦。

三焦分而为三,合而为一。如《灵枢·本输》言:"三焦者,中渎之腑也,水道出焉,属膀胱,是孤之腑也,是六腑之所与合者。"言三焦为孤腑。《灵枢·五癃津液别》云:"故三焦出气,以温肌肉,充皮肤,为其津,其流而不行者为液。"论述了三焦行气与津液的关系。《灵枢·胀论》曰:"三焦胀者,气满于皮肤中,轻轻然而不坚。"专门论述了病理状态下三焦胀的特点——气满于皮肤中。三焦病理论述还有《灵枢·五味论》:"苦入于胃,五谷之气,皆不能胜苦;苦入下脘,三焦之道,皆闭而不通,故变呕。"由此可以看出,五脏六腑皆蕴于三焦之内。三焦之道,贵通而不郁闭。

《灵枢·营卫生会》对三焦具体部位的描述较为详细:"黄帝曰:愿闻三焦之所出。岐伯答曰:上焦出于胃上口,并咽以上,贯膈而布胸中,走腋,循太阴之分而行,还至阳明,上至舌,下足阳明,常与营俱行于阳二十五度,行于阴亦二十五度,一周也,故五十度而复大会于手太阴矣。"指出上焦出于胃上口,布胸中。"黄帝曰:愿闻中焦之所出。岐伯答曰:中焦亦并胃中,出上焦之后,此所受气者,泌糟粕,蒸津液,化其精微,上注于肺脉,乃化而为血,以奉生身,莫贵于此,故独得行于经隧,命曰营气。"指出中焦并胃中,腐熟水谷,化生气血。"黄帝曰:愿闻下焦之所出。岐伯答曰:下焦者,别回肠,注于膀胱而渗入焉。故水谷者,常并居于胃中,成糟粕,而俱下于大肠,而成下焦,渗而俱下,济泌别汁,循下焦而渗入膀胱焉。"指出三焦分清别浊,最后渗入膀胱。由此来看,三焦与脏腑是交错相连的,三焦中含有脏腑,脏腑的某些功能又需借助三焦来完成。

《难经·三十一难》对部位三焦的阐述则更加明确:"三焦者,何禀何主? 何始何终? 其治常在何许? 可晓以不? 然:三焦者,水谷之道路,气之所终始也。上焦者,在心下,下膈,在胃上口,主内而不出。其治在膻中,玉堂下一寸六分,直两乳间陷者是。中焦者,在胃中脘,不上不下,主腐熟水谷。其治在齐傍。下焦者,在齐下,当膀胱上口,主分别清浊,主出而不内,以传导也。其治在齐下一寸。故名曰三焦,其府在气街。"此处虽界定三焦部位,但也定义了三焦的功能。上焦主纳而不出,中焦主腐熟水谷,下焦主分别清浊,更加明确了三焦为水谷之道路,气之所终始。而五脏六腑正是运化水谷、化生气血的根本。因此,部位三焦包含五脏六腑,且直接参与营养物质的代谢和吸收。

第四个面:功能三焦。读《黄帝内经》《难经》时,可见三焦、上焦、中焦或下焦的词语。结合上下文可知,此三焦的论述既不是六腑三焦,也不是经络三焦,与部位三焦相似,但更多的却是论述三焦的功能,笔者将其归纳为功能三焦。

如《灵枢·营卫生会》言:"营出于中焦,卫出于下焦。"此处中焦和下焦是化生营卫的场所。《灵枢·决气》所载"上焦开发,宣五谷味,熏肤,充身泽毛,若雾露之溉,是谓气","腠理发泄,汗出溱溱,是谓津","谷入气满,淖泽注于骨,骨属屈伸,泄泽,补益脑髓,皮肤润泽,是谓液","中焦受气取汁,变化而赤,是谓血","壅遏营气,令无所避,是谓脉",详细地描述了气、津、液、血、脉的化生与三焦的关系。《灵枢·平人绝谷》在对胃的描述中也提到了三焦:"胃大一尺五寸,径五寸,长二尺六寸,横屈受水谷三斗五升。其中之谷常留二斗,水一斗五升而满。上焦泄气,出其精微,慓悍滑疾,下焦下溉诸肠。"可知上焦和下焦与胃的关系密切,泄气,出其精微,而糟粕则下溉诸肠。此处三焦参与了饮食代谢。三焦也参与了津液代谢。《灵枢·痈疽》言:"黄帝曰:余闻肠胃受谷,上焦出气,以温分肉,而养骨节,通腠理。中焦出气如露,上注溪谷,而渗孙脉,津液和调,变化而赤为血,血和则孙脉先满溢,乃注于络脉,皆盈,乃注于经脉。"精彩地表述了三焦参与了气、津液代谢。

此外,《灵枢·大惑论》所言"黄帝曰:其非常经也,卒然多卧者,何气使然? 岐伯曰:邪气留于上膲,上膲闭而不通,已食若饮汤,卫气留久于阴而不行,故卒然多卧焉",论述了功能三焦的病理状态——上焦闭,则人卒然多卧。

功能三焦和部位三焦很难截然区分,故而《灵枢·营卫生会》指出"上焦如雾,中焦如沤,下焦如渎,此之谓也"。

通过先贤笔下的三焦,可知三焦有4个层面的概念,包括六腑三焦、经络三焦、部位三焦和功能三焦。具体理解需结合临床。至清代,《温病条辨》首倡三焦辨证体系,给后世医家的辨证论治提供了新的思路和方法。

随着现代理化技术的发展,人们对微观世界的认识不断深入,因此三焦又被赋予了新的内含——它既秉承了传统中医学对三焦的全部认识,又结合了现代科技对人体微观领域的认识。儿童脏腑娇嫩,长而未成,故脏腑与三焦的关系更为模糊,受三焦的影响也较成人更为明显。

小儿三焦玄府辨证体系中的"三焦"可理解为辨证的三焦。将三焦用于辨证时,它可以被赋予不同的含义。若选择经络辨证,此时的三焦则为经络三焦。若选择脏腑辨证,那么此三焦即具有六腑属性。在具有六腑属性的同时,它还需要有具体的位置划分和生理功能。早期的学者已开始深刻思考此问题。如清代医家唐容川曾提出"油膜"说,近现代章太炎等则认为三焦相当于现代医学的"淋巴系统"。现今如日本医者认为三焦相当于大动脉;有的学者认为腹腔神经丛可能是中、下焦的物质基础;有的学者则认为三焦与脂肪组织及内分泌功能相似;亦有学者侧重于功能三焦的认知,认为三焦是人身之气道,又为人身之水道,从蒸腾气化的角度来印证《黄帝内经》"如雾""如沤""如渎"的生理特性。这些都是在不同的历史条件下,对三焦的积极思考。

通过学习生理学和生物化学,可知诸多因素参与了津液、气血在脏腑组织间的流通,其中涉及诸多转运蛋白、信号分子、内分泌系统、神经调节等。故三焦可朴素地理解为气、血、津液代谢流通的通道。那么结合现代医学的认知,它是由内分泌系统、神经系统、淋巴系统、脏腑组织和血液循环系统共同参与的一个复杂系统。无论是明代医家张介宾将三焦比作一个"大囊",还是近现代陆渊雷把三焦理解为"淋巴系统",都不能全面地认识和概括三焦,因为三焦是一个体系而非单指一个器官。

微观视角下,三焦包罗五脏五腑,其内气血津液纵横往来,是以三焦是一套完整的气血津液代谢体系,用以沟通表里内外。儿童有着特殊的生理特点,合成代谢远远大于分解代谢,这也是儿童生长迅速的一个重要内因。正因如此特殊的生理特点,故在儿科引入三焦辨证时,会发现在更微观的层面上,与现代理化技术的结合仍然有些错位的问题,具体体现在营养物质在细胞间质进行交换、免疫系统发挥作用的具体路径、蛋白质转运、糖原的合成与分解等方面。

中医学是包容的医学。自古以来,中医学吸收了很多国外的药物,如乳香、没药、西洋参等,至民国医家张锡纯将当时主流的西药赋予中医的四气五味和寒热温凉,开西药中药化之先河;同时在历代医家的努力下,其理论不断完善和发展,从《黄帝内经》的理论体系到《伤寒杂病论》的辨证体系,再到《温热论》的卫气营血辨证和《温病条辨》的三焦辨证,以及王清任解剖尸体并绘制出脏腑的解剖形态。中医学在不断发展。随着现代物理学和化学的发展,我们在生理学、病理学、生物化学、分子生物学等领域取得了长足的进步,这些进步足以让我们在更加微观的层面上去认识人体、了解疾病。虽说中医理论胜在整体观念和辨证论治,但当面对足够多、足够详细、足够清晰的生理和病理变化时,也需适时地去完善和发展其理论体系,去主动吸纳现代医学的研究成果,这才是发展和包容的中医学。

有鉴于此,儿童辨证体系若只有三焦辨证,虽有整体框架,但微观把握不足。回归到中医理论体系当中,手少阳三焦经和足少阳胆经同为少阳经。通过伤寒六病可知,少阳属半表半里,既是半表半里,更是可表可里,是沟通表里的桥梁。在整个三焦体系中,如何更好地与现代医学对接,更好地去阐述微观的中医生理和病理学,需要再引入一个概念,即玄府辨证。

(二)关于玄府

在六腑三焦、经络三焦、部位三焦和功能三焦的基础上,引入微观视角,可将五脏六腑的微循环、神经末梢、内分泌与免疫系统,以及细胞之间的空间、间隙等统称为玄府。这个玄府类似于微缩版的三焦,可视作流通气血津液、促使细胞进行物质和能量代谢的平台。

关于玄府的详细论述,已在《"玄府"之思》中详述,不再赘述。

(三)"小儿三焦玄府辨证体系"的萌芽

小儿三焦玄府辨证体系专为儿科辨证而设,将三焦辨证和玄府辨证有机结合,更加符合小儿"脏腑娇嫩""肝常有余,脾常不足,肾常虚"的生理特征。

三焦辨证构建了小儿脏腑关系及气、血、津液代谢的通道和场所,玄府辨证则在微观层面呈现出脏腑与三焦之间的气、血、津液循行状态。三焦从宏观上体现气、血、津液与脏腑的关系,玄府从微观上体现气、血、津液与脏腑的关系。辨证时"先辨三焦,再辨玄府,定位气血津液,厘清寒热虚实",这是小儿三焦玄府辨证的基本流程。

在传统中医体系中,三焦和玄府分别从宏观和微观视角出发,为诊断收集辨证依据。两者具有功能和部位上的高度相似性,都是气、血、津液代谢的场所和通道,其中三焦既有脏腑属性,同时还具备部位和功能属性。基于此,三焦可被看作沟通脏腑的平台,脏腑在三焦内进行精微物质的吸收和糟粕的代谢。三焦贵在通畅,如有所滞,则五脏六腑皆受影响。

由于三焦的位置不同,其生理特性和病理特点也不尽相同,如《黄帝内经》所言"上焦如雾,中焦如沤,下焦如渎"。后世有吴瑭"治上焦如羽(非轻不举);治中焦如衡(非平不安);治下焦如权(非重不沉)"的治疗原则。之所以不同,是因为部位和所属三焦区域内的脏腑不同。部位上的三焦上至咽喉,下至肛门,不包括四肢和头面。

通过对玄府的了解可知,玄府较三焦更为微观,故刘完素将玄府重新定义,便有了玄府和玄微府的概念。若三焦有界限,那么玄府则无界限。无论是头面五官,还是五脏六腑,都存在玄府。

三焦和玄府有一定区别。三焦为孤腑,包罗了居于核心位置的五脏六腑,并为脏腑的新陈代谢提供保障(保障精微物质的吸收和代谢产物的排泄)。即中焦如沤,分清别浊,其清者出上焦,故而上焦如雾,其浊者走下焦,故而下焦如渎。这是三焦对于脏腑代谢的意义。此外,体内气血的循环同样依靠三焦对气机的推动作用,气的升降出入有赖于三焦通道的畅通。

在古代,一旦人体遭受损伤,最常见的病理状态就是出血。血无处不在:手指受伤、头部外伤、足趾受伤都会出血。基于此认识,推断血液中存在类似于神的物质。手可以灵活抓取物品,目可以看到世界的色彩,耳可以听到大自然的声音,这些神奇的感受在当时的历史条件下很难被解释清楚,但却都与血有着密切的关系,故心藏神,而血脉中亦有神,随着气血的循行,神无处不在。在临床诊断时,会望患儿的精神。若患儿精气神足,则虽病无忧;若患儿精神差,需注意疾病很有可能已累及血分,影响了患儿的神。

小儿三焦玄府辨证的基本流程是"宏观辨三焦,微观看玄府,定位气血津液,厘清寒热虚实"。三焦和玄府的最显著特征是其为气、血、津液流通的通道和代谢的场所。基于这一探索性思考,笔者在临床中会关注患儿的微观指标,如化验单、B超单、CT或者磁共振成像(MRI)报告等,从微观辨证的角度去分析患儿当下病灶的情况,既有助于宏观辨证的判断,又能够针对局部病灶进行精准用药。在问诊中询问患儿服用的药物,若曾用抗生素,则会考虑药物对当下疾病以及疾病发展的影响。如患儿咳嗽,在就诊前已不规律地服用过多种抗生素,此时用药需考虑抗生素对脾胃、肠道菌群的影响,以及是否起效等。在这个认知的基础上,若纳差,则加生姜、大枣来顾护脾胃;若大便较前不规律,则酌用莱菔子、神曲等,以调节肠道功能。这是一种带入了微观辨证的新的中医辨证思辨方法。暂不论对错,从多年的临床实践反馈来看,这样的辨证思路能够有效解决患儿问题,故可抱着包容、开放的态度来接纳这个新的辨证体系;若有不同的观点和看法,也欢迎讨论。

以上是笔者对中医儿科辨证体系的探索性思考,希望通过中医人的努力,能够创建一种更适合中医儿科临床辨证的新体系,去更好地解决儿科临床的各种问题。

十九、外感热病早期误治原因分析及"清散并用"的思想探析

每天因发热就诊的患儿中有大部分已经用过药物,或过度用药,或盲目治疗,导致的药害大于病害的现象非常普遍。3年前,我的学生做过调研统计,发现在外感热病早期误用、过用寒凉药的情况占78%之多。面对如此严重的现象,我反复思考,对误治原因进行了分析,并总结了我的治疗经验,现与大家分享。

(一)外感热病早期误治原因分析

1. 患者方面　因为缺乏医学常识,且大多数情况下,家长们自行购药,加之现在治疗感冒的中成药大多偏寒凉,而发热选用寒凉药在家长们的认识里是理所当然的,所以乱用寒凉药的现象胜过滥用抗生素。为什么呢? 因为他们不知中医药治病是以偏救弊,往往认为中药没有副作用,从而盲目用药,这就导致了《黄帝内经》所载"气增而久,夭之由也"的后果。临床中发现误用中药后的变证有时比西药的副作用更多,因为西药的副作用相对比较明确,且在一定范围内可以规避。

还有就是,同一家或相邻两家的小儿,患了同一种疾病,第一个小儿病后服中药好了,家长也擅自给第二个小儿用同一处方,或同一小儿再次发热,擅自服用不同季节的有效处方,这种因体质不同或季节不同导致的误治现象也不少见。(案例见《三因制宜的整体辨证观》)

2. 医师方面

(1)对外感发热表证认知不够:表证指六淫等外邪经皮毛、口鼻侵入时所产生的证候。抗御外邪是人类在进化过程中获得的适应自然的本能。人体感受外邪后,卫阳首先抗邪于肌表,致肌表失于温煦,而见恶寒,加之邪正相争于肌表,不得外泄,则郁而生热,从而呈现恶寒与发热并见的外感特征,进而便总结出"有一分恶寒,便有一分表证"的辨证原则。也就是说,外感热病早期郁阳为热是因阳气之动与阳气之郁并存形成的,即外邪之外,又有怫热郁结于表,是表阳气机失常的一种类型。虽然六淫中寒邪具有收引凝滞之性,热邪具有炎上升散之性,但犯表后均可引起体表气血运行不畅,卫气功能失调,只因所受之邪不同,皮毛腠理或关闭、或疏泄不利,故表现出发热恶寒程度和持续

时间的不同。

《素问·热论》云："人之伤于寒也，则为病热。"唐代王冰解释："寒毒薄于肌肤，阳气不得散发而内怫结，故伤寒者反为病热。"

《伤寒论》48条曰："设面色缘缘正赤者，阳气怫郁在表，当解之熏之。"指出外邪侵犯人体肌表，未得疏散发越，可引起阳气怫郁。

吴有性认为瘟疫邪气从口鼻而入，"邪伏膜原"分传表里……表证也为邪热怫郁。

叶桂有云"温邪上受，首先犯肺"，而肺气不宣，必致卫气被郁。

《素问·调经论》指出："上焦不通利，则皮肤致密，腠理闭塞，玄府不通，卫气不得泄越，故外热。"

因此，不论外邪袭表或犯肺，或邪热浮溢于表，都影响了卫阳的正常运行，而所郁之阳是因于邪却又闭其外泄之路，互为因果，形成了"郁阳为热"的表证病机，所以用药不管辛温、辛凉，兼取其辛散所郁，才能达到退热的目的。《黄帝内经》说"其在皮者，汗而发之""善治者，治皮毛"；仲景云"当解外""当发汗"；叶桂说"在卫汗之可也"；吴瑭说"暑非汗不解"等。所谓"汗法"，只是一种治疗方法，如王冰所言"发，谓汗之，令其疏散也"。虽然说治疗外感热病的辛温发汗法与辛凉清解法一向被看成伤寒和温病表证治法不可逾越的鸿沟，但不管辛温、辛凉，其治法都是辛开其郁，只不过银翘散是病解汗出，而麻黄汤是汗出病解，虽然处方用药不同，但都能达到退热的目的。都是因为针对了表阳被郁的不同病因，所以说汗出既是祛邪的途径，也是人体气机调畅的标志。他如中医的推拿、针灸等外治法，其目的也是解除郁热。现代医学针对任何发热都用解热镇痛药，其实质相当于开郁发汗。因为"郁阳为热"是外感热病表证期的共有病机，所以"开郁"是基本治法，要因势利导，至于该用辛温解表还是辛凉宣发，需要首先辨清表证期卫阳闭郁的原因。一般来说，风寒束表是卫阳被郁，腠理闭塞，表现为发热恶寒而无汗。若肺经有热，或里热外散怫郁在表，是卫阳失司，腠理开合不利，虽发热无汗，但皮肤不干。所以，对外感热病表证期病机的认知是很重要的，只有正确判断表阳被郁的寒热属性，才能使解表法各适其所宜。

在《伤寒论》中，太阳病的变证已不属太阳病，之所以将其列于太阳病篇，就是在强调对表证早期的正确治疗。

（2）辛温解表药难用

原因之一：以辛温解表为代表的麻桂方，在具体应用上法度森严，稍有不慎，即成误法，变为坏病。在《伤寒论》太阳篇中，很多变证与汗不如法有关，相比之下，辛凉易施，少有变证。

原因之二：中西医概念的混淆，如凡是西医诊断的炎症，特别是看到白细胞计数增高，就一律认为是中医的热证、火证，而清之、泻之。

原因之三：认为小儿是纯阳之体，不宜辛温。

原因之四：受刘完素等名家的影响，泥于"六气皆从火化""六经传变皆是热证，不若通用双解散，免致有桂枝、麻黄之误"，所以临床中慎用辛温解表药较为普遍。

曾经就有学生问我："也不见您用麻黄汤啊？"我说："你看见麻黄汤证了吗？是的，我用的麻桂方很少，因为在儿科就诊的患儿中'体若燔炭，汗出而散'的麻黄汤证确实很少，就诊前早已服药退热了。再者，小儿内有积滞郁热的情况多，外邪化热也速。还有就是我们没有留观条件，患者不在我们的守护中，致使我们不能随时通过观察药后情况调整峻猛之药量。若证为太阳伤寒表证时，我多用苏叶、荆芥、生姜、葱白类辛温解表，对小儿这样成而未全、全而未壮的体质来说，一样能解决问题。"

仲景也并未言"当辛温解表"或"当散寒邪"，而只云"当解外""当发汗"，且用麻黄汤、桂枝汤时均在服法内强调了覆取微汗的方法，说明仲景一贯持慎汗解表的态度，就是说辛温辛凉皆取其辛散，过热过凉皆非所宜。《伤寒论》所说的汗法，不仅指治疗方法，也蕴含了指导和监督发汗的一定原则。所以说，虽然麻桂方的法度森严，但全在于是否善用了。

辨证准确，用药得当，猛峻之药也可力挽狂澜；辨证不明，用药不当，平和之剂亦误人性命。

（3）温病概念的泛化：温病学的迅速发展，不仅在治疗方法上，而且在发病季节、证候表现等方面极大地丰富、发展、完善了中医治疗外感热病的理论体系。广义温病的范畴几乎涵盖了所有外感类疾病，与广义伤寒难以区分。

在《温病学》教材中，伤寒与温病的鉴别点：伤寒发热轻，恶寒重，脉紧而不数；凡发热较高，而脉数者皆归入温病。殊不知《伤寒论》中早有明文，如太阳病中篇第 52 条"脉浮而数者，可发汗，宜麻黄汤"，而太阳病中篇第 35 条"太阳病，头痛发热，身疼腰痛，骨节疼痛，恶风无汗而喘者，麻黄汤主之"，只有恶风，而未言恶寒。

从临床实践看，恶寒和发热的程度轻重并不能区分表证寒热的性质，如伤寒发热就很重，可形容为"体若燔炭"，而温病初期的发热一般不重（但恶热，不恶寒），如银翘散证、桑菊饮证。但由于温病学家在致病因素中强调"温热"是其主因，容易引导人们用药偏于寒凉，所以温病概念的泛化极大改变了中医对外感病的诊治思路，使外感热病初期的用药普遍辛凉。

临床上常会遇到服用解表药后，出现面泛红色，烦躁，身上不可名状的不适，或寒热如疟，多为阳气受温药解表的鼓动和寒邪继续闭束表阳的双重作用所致，但易被误认为入里化热,于是便增强清热之力,使表邪得不到外解,出现不汗出而烦躁、不汗出而发热不退、不汗出而头痛不解等情况,屡见不鲜。有不少患儿就诊时通过胸片虽确诊为肺炎,但发热持续不退还是因为表邪未解。

特别是面对外感初期的高热,"体若燔炭",有的医师就"热者寒之"了,如儿科常见的猩红热初期,由于疫毒郁于肌表之上,应遵"畅汗为第一要义"。丁甘仁说:"时疫喉痧初起,则不可不速表。"但若骤用寒凉,使痧毒内陷,气血两燔,则出现热扰心营而神昏谵妄,热入血分而发斑、吐衄,阴虚阳脱或肝风内动等危急重证(很多见)。本属于中医的优势病种,却因为误治而使西医发挥了优势。

在临床上由于病程中多次用西药退热发汗屡虚其表,使就诊时"时发热,汗自出"的营卫不和的桂枝汤证也不少见,所以说吴瑭《温病条辨·上焦篇》用桂枝汤,虽受到王孟英等医家的批评,但应当来自吴瑭的临床经验,也是给我们的启示。

(4)中西医概念的混淆:这方面的问题很多,就外感发热而言:盲目地将西医病名与中医病名对等,将西医的传染病等同于中医的温热病;盲目地将西医的诊断指标与中医病证对等,将西医常用指标如体温升高、白细胞计数升高等简单地理解为中医的热证;盲目地将西医的致病原与中医的病因对等,将西医的病毒、细菌等致病因素与中医的热毒相对应。

笔者认为,不经辨证用中药,服的不是中药,而是天然药材,若再按西医理论去分析使用,那只能叫植物药,结果是不一样的。

中医和西医有着不同的理论体系。西医所说的炎症、感染,不一定是中医清热泻火法所治之证。中医热证与体温升高不是等同的,体温升高是用体温计测出的,古代没有这个概念,而且临床中有一部分体温升高的患者,自己并无热感,反而感到恶寒(怕冷怕风)、面色苍白、神疲无力,所以说体温升高时,中医辨证并非都是热证。能解热降低体温的药物,其药性也不一定就是寒凉的;有杀菌消炎作用的药物,也未必都是清热解毒药,也有温性的药物;也就是说,发热时中医辨证属于热证才适宜用寒凉药。我们在诊治疾病的过程中,虽然应知道西医的病因病理之说,利用辅助检查所得客观依据协助诊断或验证疗效,但不能盲目地将其作为中医的辨证依据,不可囿于病毒、细菌、炎症之论,而不别六淫、不分表里、不晓虚实。如下述案例:

某年夏天接诊的一患儿,主诉发热 6 天,伴咳嗽。胸片示大叶性肺炎。血常规示白细胞计数 15×10^9/L,中性粒细胞数偏高。C 反应蛋白(CRP)水平偏高,支原体抗体 1∶80。用药情况:发病第 2 天开始静脉给予阿奇霉素,同时口服连花清瘟胶囊;第 4 天因热不退,又加用头孢类抗生素及川贝枇杷露。就诊时体温波动在 38~39℃,咳嗽声重,痰多,虽然发热但无面红、目赤等热象,仍表现怕冷,无汗,虽口渴但只喝少量热饮,虽 4

天未大便但无腹胀痛,舌不红,苔白腻,听诊右肺可闻及湿啰音。患儿居住室温在24℃,病期不忌生冷饮食。虽然该患儿肺炎诊断明确,但中医对刻下病变部位有特殊看法。病变虽然在肺,但发热、恶寒、无汗是目前主症,表示邪犹在表,加之寒湿见症明显,治疗不宜过汗,故选用麻黄加术汤为主方(麻黄得术虽发汗而不致过汗,术得麻黄能行表里之湿,而桂枝、甘草又能振阳气而略顾正气),另加陈皮、半夏、枳实、瓜蒌,兼顾里证。服2剂药后,热退。但第3天又发热,仍未大便,同时伴干呕、烦躁、舌苔微黄,然主症发热、恶寒、无汗不变,当为太阳兼见少阳之证,且病邪有寒化热之象,故在原方中加了柴胡、黄芩。2剂后汗出,热退,便通。但咳痰仍多,时有叹气,胸痞不适,略有恶心,纳呆,面色淡黄,苔黄而腻,提示既有少阳之证,又有中上二焦湿热郁阻之象,非小柴胡汤和解之所能,故根据温病化湿法合用三仁汤,俾经方、时方合力,助力宣展气机,清利湿热,使疾病预期而愈。

所以说,中医药往往不是直接针对细菌、病毒、炎症的,而是通过四气五味来平衡人体阴阳的。中医师盲目用抗生素,西医师盲目用中药,都是无知无畏或不自信的表现;也是下工的行为,即对病欲愈,执方欲加。

(5)不遵循表里先后缓急的原则:外感热病初期辨治的理论基础之一就是表里先后缓急的原则。《伤寒论》34条:"太阳病,桂枝证,医反下之,利遂不止。脉促者,表未解也。"90条:"本发汗,而复下之,此为逆也;若先发汗,治不为逆。"350条:"伤寒脉滑而厥者,里有热,白虎汤主之。"指出辨证施治当先后有序。

叶桂有"在卫汗之可也,到气才宜清气"的告诫。但在临床中常见当表不表,而误下所造成的小陷胸汤证或桂枝加厚朴杏子汤证;也有医师囿于恶寒表证之说,虽里热已急已重,却不敢用白虎汤、承气汤之剂;或内表化脓感染,而未敢行双解、败毒之品。临床常见的化脓性中耳炎、扁桃体炎多属此类。患儿气分热毒不解,反强发汗,虽汗出,热暂退,但旋即复热,甚则更高。邪热本已伤津耗液,屡汗又致津液更伤,进而出现营分斑疹、神昏、热极动风或阴虚风动等变证。

《温热论·温病大纲》云:"温邪上受,首先犯肺,逆传心包。"逆传心包既有素体心气亏虚、感邪过重之证,又有风热邪毒与湿热蕴脾、内侵心脉诸证,还有因误治、失治使邪气内陷少阴等证。在发热、恶寒、头痛、呕吐、腹泻的同时出现气短、胸闷、心动悸、脉结代等心肌炎的表现。如桂枝汤证误治后,邪毒内陷,累及少阴,出现胸闷、气短、心动悸、脉结代的炙甘草汤证等,都是因为没有遵循表里先后缓急的治疗原则造成的。

急性心肌炎多见于病毒感染后,而针对病毒的治疗,中医的优势不必多言。轻度心肌炎常用银翘散、葛根芩连汤、炙甘草汤等随证加减治疗,且优势明显,但对暴发性心肌炎等危急重证,就需要中西医优势互补了。

虽然小儿外感热病中表证兼里热、积滞等情况十分常见,表里兼顾、表里双解的治法也多,同时伤寒有"汗不厌早,下不厌迟"、温病有"下不厌早,汗不厌迟"等经验总结,但在辨治过程中,首先分清表里缓急,掌握和遵循先表后里、先里后表、表里同治的原则是很重要的,以免出现急当救里、急当救表之变证。

(二)"清散并用"的思想探析

外感发热表证期"郁阳为热"的共同病机和小儿共有的病理生理特点启发了两个思路:其一,感受外邪后,阳气之"动"与"郁"的并存,需要既解表又清郁热;其二,小儿感受外邪易从热化。叶桂《幼科要略》说:"六气之邪皆从火化,饮食停留,郁蒸变热,惊恐内迫,五志动极皆阳。"所以小儿外感热证较多。虽然表证期借助辛散祛邪,但对于一个正气尚弱的小儿,外邪有时随汗不出,所以表证期在辛散的同时要给予清热。《黄帝内经》一书反复强调"人之伤于寒也,则为病热","夫寒盛则生热","人伤于寒而传为热"。王冰认为"寒气外凝,阳气内郁……中外相薄,寒盛热生",刘完素亦谓"寒主闭藏而腠理闭密,阳气拂郁不能通畅,怫然内作……故《经》曰:人之伤于寒也,则为病热"。王、刘二氏之论足资启悟我们对经文的理解:阳为邪阻与怫郁化热有着本质的必然的联系。也就是说,郁热相兼、互为因果是郁热为患的重要特点。不管何种外淫,都必是导致卫阳郁遏,从而产生郁阳。因而在提示六淫存在的症状之外,其体温高、脉浮数或数应视为郁热生热之依据。传统观点认为,六淫袭表的病机以邪遏表气为核心,故应使用各种解表法,使外邪随汗而出,卫阳通散则发热等症状自消。但我在长期的临床实践中得出,单用解表法,即使辨证组方准确,疗效仍然不够稳定,若清散并用,则取效迅速,疗效稳定。所以在外感热病初期,我视银翘散为普适方,一切感受六淫或疫疠邪毒所致的表证都可适用,而通过辨证加减,大多疾病能在卫分、卫气分、上中焦即三阳阶段痊愈;当然是仅言其常,未及其变。

外感热病治疗的错误大多在早期卫表阶段。《伤寒论》太阳篇所占篇幅最多,相关方子70多首,但单纯治疗感冒的方子没几个,这也潜在提示感冒别小看,治疗一定要慎于始。

二十、中 药 用 法

笔者临证总结出4种中药用法:A法适用于正在发热的患儿;B法适用于体温不稳定的患儿;C法适用于杂病,每天只服用同一处方的患儿;D法适用于疑难杂病,每天需要服用2个不同处方的患儿。具体如图1~图4所示。

A法

免煎颗粒 ←——————————→ 中草药

免煎颗粒 —冲法→ 开水冲化，水量无要求

中草药 —煎法→
第一步：冷水浸泡草药约 30 分钟，水超过药面约 2cm
第二步：水沸后，文火煎约 15 分钟，滤出药液
第三步：加热水，文火煎约 25 分钟，滤出药液
第四步：将 2 次药液混合

服法

免煎颗粒侧

2 岁以下：1/2 剂
药液分 4 次口服

- 38℃以上：每隔 3 小时服药 1 次，24 小时可服 8 次。连夜服药
- 38℃以下：每隔 4 小时服药 1 次，白天可服 4 次。夜间停服

2 岁以上：1/2 剂
药液分 2 次口服

- 38℃以上：每隔 3 小时服药 1 次，24 小时可服 8 次。连夜服药
- 38℃以下：每隔 4 小时服药 1 次，白天可服 4 次。夜间停服

中草药侧

2 岁以下：1 剂
药液分 8 次口服

- 38℃以上：每隔 3 小时服药 1 次，24 小时可服 8 次。连夜服药
- 38℃以下：每隔 4 小时服药 1 次，白天可服 4 次。夜间停服

2 岁以上：1 剂
药液分 4 次口服

- 38℃以上：每隔 3 小时服药 1 次，24 小时可服 8 次。连夜服药
- 38℃以下：每隔 4 小时服药 1 次，白天可服 4 次。夜间停服

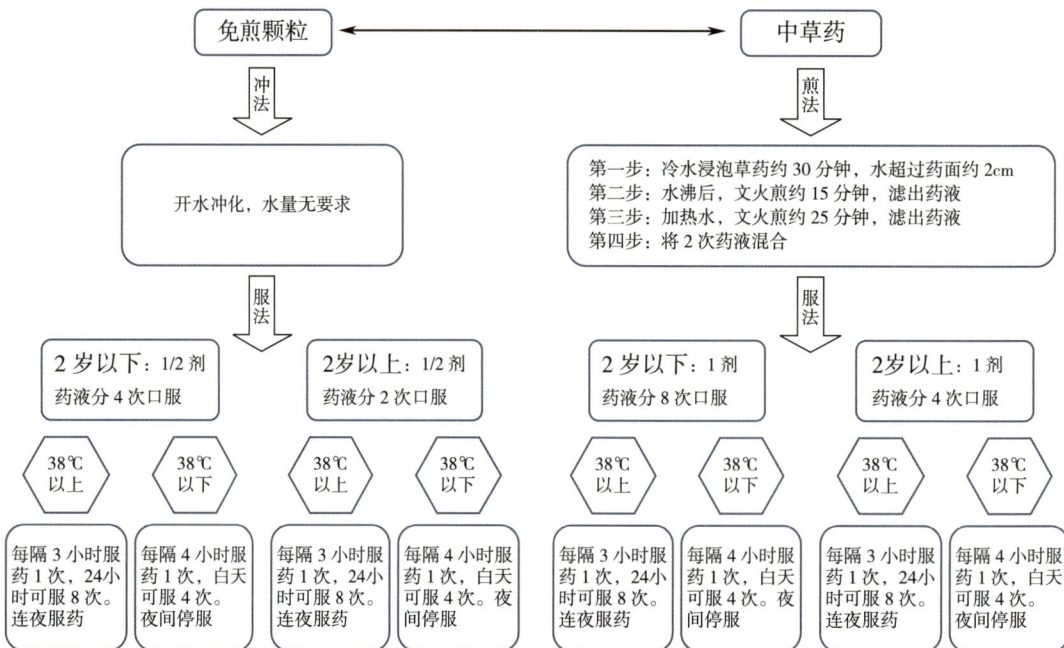

图 1　中药用法：A 法

备注：注意事项参照后文《外感发热患儿的护理要点》

B法

免煎颗粒 ←——————————→ 中草药

免煎颗粒 —冲法→ 开水冲化，水量无要求

中草药 —煎法→
第一步：冷水浸泡草药约 30 分钟，水超过药面约 2cm
第二步：水沸后，文火煎约 15 分钟，滤出药液
第三步：加热水，文火煎约 25 分钟，滤出药液
第四步：将 2 次药液混合

服法

- 2 岁以下：每日 1/2 剂药液，分 3 次口服
- 2 岁以上：每日 1 剂药液，分 3 次口服
- 2 岁以下：每日 1/2 剂药液，分 3 次口服
- 2 岁以上：每日 1 剂药液，分 3 次口服

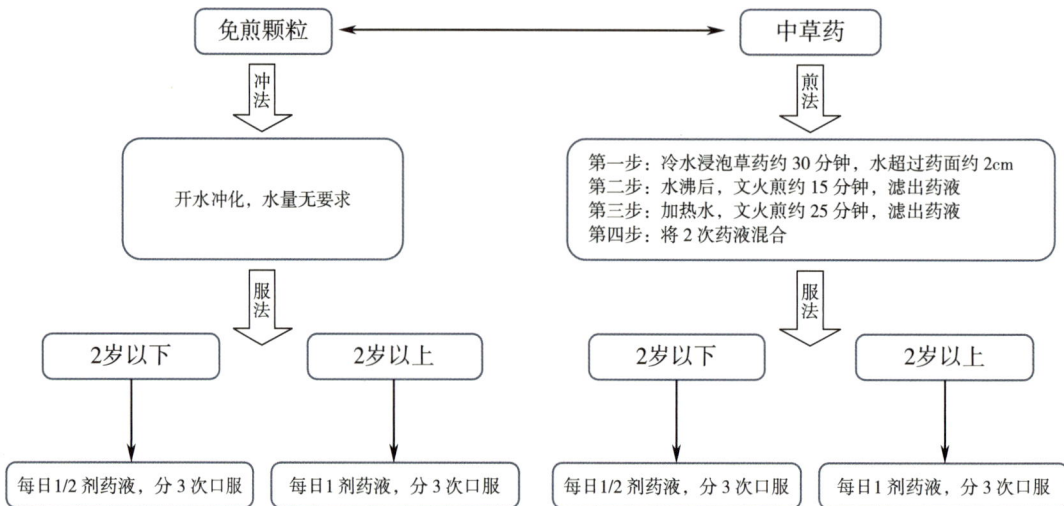

图 2　中药用法：B 法

备注：①勿晨起空腹服药；②饭前、饭后间隔 1 小时

C法

```
免煎颗粒  ←――――――――――→  中草药
   │冲                        │煎
   │法                        │法
   ↓                          ↓
```

| 开水冲化，水量无要求 | 第一步：冷水浸泡草药约30分钟，水超过药面约2cm
第二步：水沸后，文火煎药约25分钟，滤出药液
第三步：加热水，文火煎约25分钟，滤出药液
第四步：将2次药液混合 |

```
   │服                        │服
   │法                        │法
   ↓                          ↓
```

2岁以下	2岁以上	2岁以下	2岁以上
每日1/2剂药液，分2次口服	每日1剂药液，分2次口服	每日1/2剂药液，分2次口服	每日1剂药液，分2次口服

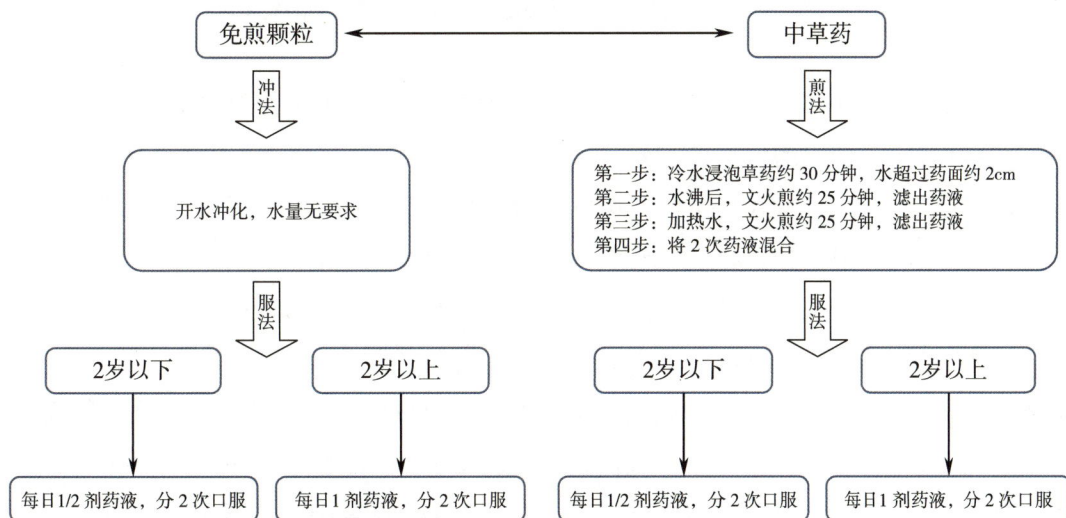

图3 中药用法：C法

备注：①勿晨起空腹服药；②第1次早饭后或午饭前1小时服用，
第2次晚饭后1小时服用；③忌食生冷、油腻之品

D法

```
免煎颗粒  ←――――――――――→  中草药
   │冲                        │煎
   │法                        │法
   ↓                          ↓
```

| 开水冲化，水量无要求 | 第一步：冷水浸泡草药约40分钟，水超过药面约2cm
第二步：水沸后，文火煎药约30分钟，滤出药液
第三步：加热水，文火煎约30分钟，滤出药液
第四步：将2次药液混合 |

```
   │服                        │服
   │法                        │法
   ↓                          ↓
```

①号	②号	①号	②号
每日1/2剂药液，早饭后1小时服用	每日1/2剂药液，晚饭后1小时服用	每日1/2剂药液，早饭后1小时服用	每日1/2剂药液，晚饭后1小时服用

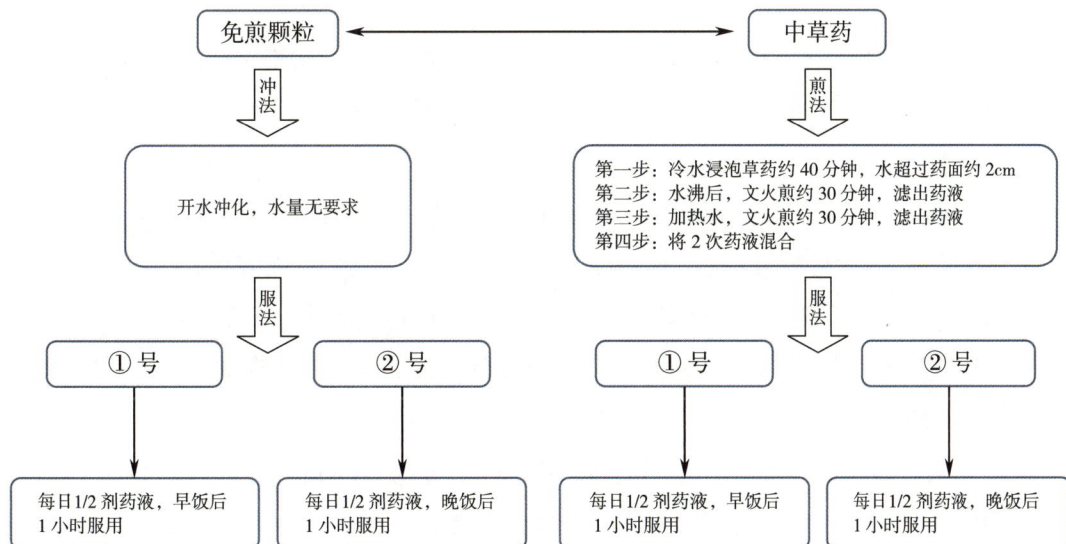

图4 中药用法：D法

备注：忌食生冷、油腻之品

二十一、调护在儿科治疗中的重要意义

无论治疗外感病抑或内伤病,在治疗期间及停药后的护理工作至关重要,甚至对于某些疾病而言,护理比治疗更加重要。宋代陈文中在《小儿病源方论·养子调摄》中指出"养子若要无病,在乎摄养调和。吃热、吃软、吃少则不病,吃冷、吃硬、吃多则生病。忍三分寒,吃七分饱。频揉肚,少洗澡";薛己在《保婴撮要》中强调"小儿初生,肌肤未实,宜用旧絮护其背,不可太暖。更宜数见风日,则血气刚强,肌肉致密。若藏于重帏密室,或厚衣过暖,则筋骨软脆,不任风寒,多易致病。衣服当随寒热加减,但令背暖为佳。亦勿令出汗,恐表虚风邪易伤。乳哺亦不宜过饱,若宿滞不化,用消乳丸治之。陈氏所谓忍三分寒,吃七分饱,频揉肚,少洗澡,要肚暖、头凉、心胸凉,皆至论也。须令乳母预慎七情六淫、厚味炙煿,则乳汁清宁,儿不致疾。否则阴阳偏胜,血气沸腾,乳汁败坏,必生诸症。若屡用药饵,则脏腑阴损,多致败症,可不慎欤! 大抵保婴之法,未病则调治乳母,既病则审治婴儿,亦必兼治其母为善"。在临床诊疗中,笔者更是反复强调护理的重要性。

(一) 外感发热患儿的护理要点

1. 环境要求

(1) 室温:22~24℃ (使用空调时,室内外温差不要大于 8~10℃),湿度 50%~60%。

(2) 通风换气:9:00—16:00,2 次 /d,20~30min/ 次(注意避风)。

2. 饮食注意事项

(1) 建议 1 周岁以上患儿食用半流质清粥(大米、小米均可)、奶。1 周岁以内患儿停止辅食喂养,只食用母乳(乳母忌生冷油腻、辛辣腥膻类食物)、配方奶粉。

(2) 患儿热退后 3 天内宜饮食清淡,之后循序渐进地增加水果、肉类等。

(3) 若多次使用退热药后汗出过多,可饮用淡盐水〔约 300ml 水加 1g 食用盐(约黄豆大小)〕。如小便量少色黄,可增加饮水量。

3. 有关物理降温　禁用冰袋或凉水、酒精擦浴等物理降温方法。若发热伴手足发凉,可用带须葱白加生姜煮水待温泡脚,或用热水袋捂热。

4. 有关西药退热药的使用　体温≥38.5℃和 / 或出现明显不适时可选用布洛芬或对乙酰氨基酚。

5. 其他　发热期间保证足够睡眠,热退后 3 天内固定居所静养,避免去公共场所。

（二）高热惊厥患儿的护理要点

热性惊厥通常发生在发热 24 小时内，或发热之前、短时间内体温快速上升时。单纯热性惊厥大多数呈短暂的单次发作，2~3 分钟可自行缓解。

惊厥时，应保持环境安静，禁止喂水或喂食物，保持呼吸道通畅，防止跌落或受伤；勿刺激患儿，切勿掐人中、撬开牙关、按压或摇晃患儿，以免导致进一步伤害；抽搐期间分泌物较多，可让患儿头部偏向一侧或取侧卧位，以便清理口腔、鼻腔分泌物，避免窒息。

（三）过敏性鼻炎、咳嗽、哮喘患儿的日常注意事项

1. 环境要求

（1）远离已知变应原（又称过敏原）。清除或移去家中疑似致敏原，如霉、尘、螨、花草、烟、蚊香、电蚊片、宠物等。不用地毯，远离毛绒玩具，定期清洗空调过滤网，季节交替时衣柜内的衣物应晾晒后再穿。

（2）避免进出温差大的环境，室内注意通风，保持合适的温度和湿度（建议室温 22~24℃，湿度 50%~60%）。使用空调时，室内外温差不要大于 8~10℃。

2. 饮食注意事项

（1）饮食规律，营养均衡；尽量食用应季蔬菜和水果。

（2）避免食用已知过敏食物；避免冷饮，避免茶、咖啡、可乐等兴奋性饮料。

（3）少食含防腐剂、添加剂、调味剂等的半加工食品；少食甜食；少喝碳酸饮料；避免食用煎炸、烧烤、油腻刺激性食物。

3. 一般护理

（1）随气温变化增减衣物；雾霾天、沙尘天及花粉过敏季节尽量减少外出，如需外出则及时佩戴防护口罩、防护眼镜等。避免剧烈运动。

（2）擤鼻涕方法：按住一侧鼻翼，擤另一侧鼻涕。

（3）1 岁以内睡前 20 分钟，2 岁左右睡前 1 小时，4 岁以上睡前 2~3 小时，均禁饮食（包括牛奶）。尽量不要躺着吃东西。如有张口呼吸、打鼾时，应取侧卧位睡眠，避免仰卧位睡眠。

（4）对已知有季节性发病特点的患儿，要科学防护，咨询专业医师，勿自行用药。

（四）咳喘患儿的护理要点

1. 环境要求

（1）室温：22~24℃（使用空调时，室内外温差不要大于 8~10℃），湿度 50%~60%。

（2）通风换气:9:00—16:00,2 次 /d,20~30min/ 次(注意避风)。

（3）尽量避开、清除家中的疑似致敏原,如霉、尘、螨、动物毛屑等。

2. 饮食注意事项

（1）忌食已知的过敏食物。

（2）建议 1 周岁以上患儿清淡饮食,忌食一切水果、甜食、酸奶、饮料、油腻和肉类食品。1 周岁以内患儿停止辅食喂养,只食用母乳(乳母忌生冷油腻、辛辣腥膻类食物)、配方奶粉。

（3）咳嗽早期未经医师建议应忌食梨水、蒸橙子或烤橙子等食疗方,建议用白菜帮熬水喝。

（4）建议 19 点以后不再进食任何食物。患儿疾病痊愈 3 天后可循序渐进地增加肉类、水果等。

3. 其他　保证充足睡眠,减少户外活动,避免剧烈运动,避免去公共场所。

（五）抽动症患儿的护理要点

1. 环境要求

（1）患儿的居住环境要安静,减少噪声。

（2）定期清理家中的疑似致敏原,如霉、尘、螨、动物毛屑等。

2. 饮食注意事项

（1）饮食规律,营养均衡。

（2）禁食已知过敏食物,忌饮茶、咖啡、可乐等兴奋性饮料及吃巧克力,减少甜食。

（3）避免食用含防腐剂、添加剂、调味剂的半加工食品,避免食用煎炸、烧烤、油腻刺激性食物。

3. 生活护理事项

（1）避免引起加重的因素,如过度兴奋、紧张、劳累等。

（2）避免过度使用手机、电脑等电子产品。

（3）家长要避免焦虑情绪和过度关注,以免增加患儿的心理压力。

（4）合理安排作息时间,鼓励及引导患儿参加感兴趣的文体活动及游戏,转移其注意力,增强其自信。

（六）便秘患儿的护理要点

1. 生活护理

（1）保持心情愉快,避免焦虑情绪。

（2）养成每天定时排便的习惯。

（3）晨起空腹饮用适量温开水。人工喂养的婴幼儿,在 2 次喂奶中间适量饮水。

（4）坚持体育锻炼。

（5）避免如厕带手机和书籍等转移注意力的物品,要限时排便,一般为 5~10 分钟。

（6）避免使用开塞露、小儿七珍丹等泻下药品,必要时可使用蜂蜜栓。

2. 饮食注意

（1）饮食要规律,营养要均衡,避免挑食、偏食。

（2）少食饼干、锅巴、薯片等膨化食品以及煎炸、烧烤、辛辣食物。

（3）注意粗纤维食物及水果的摄入,如荞麦、燕麦、玉米、米糠、豆类、红薯、山药、菠菜、芹菜、胡萝卜、苹果、火龙果等。

上述护理要点中的每一项,均为笔者在几十年临床实践中反复总结和验证过的,若按照上述要求做,会加快患儿康复的进程。

中篇

方药与临床

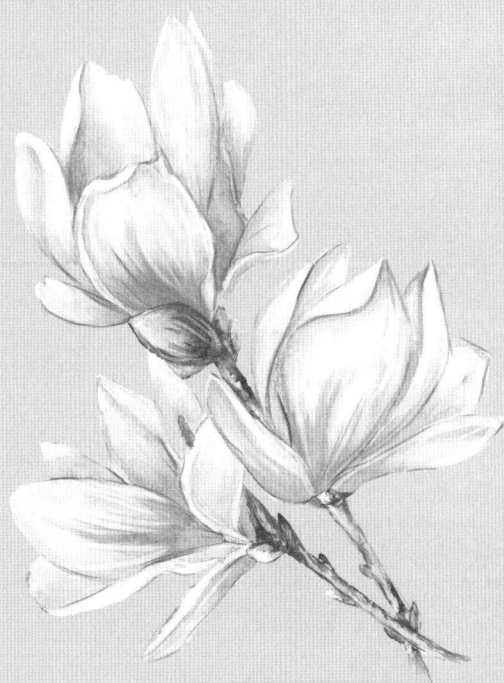

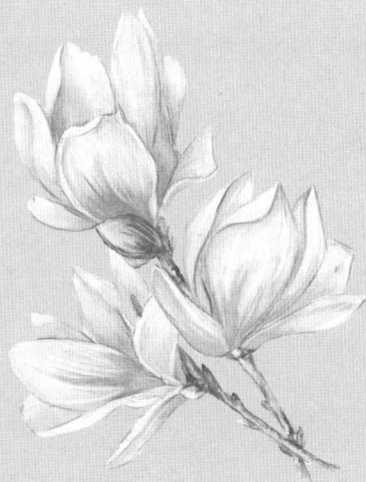

婴童药话

一、解 表 药

（一）发散风热药

葛根

【药性与功效】甘、辛,凉,归脾、胃、肺经。解肌退热,生津止渴,透疹,升阳止泻,通经活络。

【现代药理】具有解热、改善微循环、收缩与舒张内脏平滑肌、抗氧化等作用。

【临证经验】葛根具有解肌功效。所谓解肌,即解肌表之邪,使邪随汗而出。

《名医别录》言葛根"主治伤寒中风头痛,解肌发表出汗,开腠理,疗金疮,止痛,胁风痛";肌表气机的壅遏,缘于正邪交争,致经气不通,故需开腠理、发表、出汗、解肌。现代药理研究表明,葛根可解热。

笔者临证治咳嗽,喜用葛根。原因有二:①小儿咳嗽表证者,虽以咳嗽为主症,但仍能捕捉到清涕、鼻塞、微热等其他表证症状,此时需以治咳为主的同时加入解表药,以散表邪。②调节气机的升降出入。在咳嗽时,气机升降失常,是以选用降肺气药的同时,需少佐升提药,如柴胡、葛根、升麻之类,既可解表又可升气机。

笔者临证治抽动时,亦常用葛根。《本草崇原》言其"主宣通经脉之正气以散邪"。外感或内伤邪气侵袭经络,致经气不舒时,可用葛根宣通经脉之正气,以疏通经脉。

蝉蜕

【药性与功效】甘,寒,归肺、肝经。疏散风热,利咽开音,透疹,明目退翳,息风止痉。

【现代药理】具有解热、抗惊厥、镇静等作用。

【临证经验】蝉蜕甘寒质轻,药性平和,尤宜于小儿稚阴稚阳之体。笔者常用于治疗咳嗽。山西小儿王张刚先生总结蝉蜕的功效:"散风热开宣肺窍,用于外感风热及温病初期有表证者。"现代药理研究表明,蝉蜕具有很好的镇咳、祛痰、抗过敏、镇静、解热等药理作用。

笔者亦常将其用于抽动症患儿的治疗,多用于肝热生风之肝风内动、痉挛抽搐之体及小儿夜啼。张刚先生曾言其可"解痉挛,平肝定惊"。现代药理研究表明,蝉蜕可抗惊厥。

菊花

【药性与功效】甘、苦,微寒,归肺、肝经。疏散风热,平抑肝阳,清肝明目,清热解毒。

【现代药理】具有抗菌、抑制流感病毒、解热、抗炎、镇静等作用。

【临证经验】菊花归肝经,肝开窍于目,《用药心法》言其"去翳膜,明目"。菊花归肺经,外感、内伤所生之风、热之邪,皆可平。笔者临证治疗小儿肝阳上亢之眨眼、挤眼及肝热上攻目,常用之,主因其清肝热、平肝阳。

菊花虽可解热、抗炎,但笔者针对发热少用此药,多用其治咳嗽,取桑菊饮之意。《温病条辨》言:"太阴风温,但咳,身不甚热,微渴者,辛凉轻剂桑菊饮主之。"以咳嗽为主症,热不甚,渴亦不甚者,用之为佳。

牛蒡子

【药性与功效】辛、苦,寒,归肺、胃经。疏散风热,宣肺祛痰,利咽透疹,解毒消肿。

【现代药理】具有抗菌、解热、利尿等作用。

【临证经验】牛蒡子能内解热毒,外散风热,中利咽喉,内宣痰浊。《药品化义》言:"牛蒡子……能升能降,力解热毒。……味苦能清火,带辛能疏风。主治上部风痰,面目浮肿,咽喉不利,诸毒热壅,马刀瘰疬,颈项痰核,血热痘疮,时行疹子,皮肤瘾疹。凡肝经郁火、肺经风热,悉宜用此。"牛蒡子能升能降,外可走表去皮疹、发表去风热,内可宣肺降气祛痰、解毒利咽,还可润肠通便。所以有学者总结其"于升散中具有清泄之性"。升散清泄之性,有助于热病或肺病气机升降出入的恢复。

笔者临证时尤注意牛蒡子的苦寒滑肠作用。风热壅盛、热毒内盛兼有大便不通时,可用牛蒡子润肠通便,俾大便一通,热势得以缓解。虚寒性便溏腹泻,不宜用之。

柴胡

【药性与功效】苦、辛,微寒,归肝、胆、肺经。解表退热,疏肝解郁,升举阳气。

【现代药理】具有解热、抗炎、镇静、安定、镇痛、镇咳、保肝、利胆、兴奋肠平滑肌、抑制胃酸分泌、抗溃疡、抑制胰蛋白酶、抗病原微生物、抗癫痫及增强免疫功能等作用。

【临证经验】柴胡可解表退热,《本草纲目》言其为"退热必用之药",《神农本草经》又云其能疗"寒热邪气"。现代药理研究表明,柴胡能解热、抗炎、抗病原微生物。故无论风寒、风热所致者皆宜。针对风热外感出现的局部炎症所带来的红肿热痛,柴胡具有很好的抗炎作用,能抑制损伤,加快修复。

柴胡可镇咳。咳嗽兼其他表证,属风热者,亦常用之。

《本草汇言》说:"凡病肝郁愤闷不平者,服之最灵。"儿童年龄虽小,但七情之伤亦不少,需解肝郁时可用之。

《神农本草经》强调柴胡"主心腹,去肠胃中结气,饮食积聚,寒热邪气,推陈致新"。即柴胡可消积滞。笔者临证见患儿纳差、舌苔厚等积滞之象时,选之。

综上所述,凡邪在少阳,枢机不利,寒热往来,脾胃积滞及情志内郁,肝气不畅者,可用之。

木贼

【药性与功效】甘、苦,平,归肺、肝经。疏散风热,明目退翳。

【现代药理】具有抑菌、镇静等作用。

【临证经验】《本经逢原》言木贼"专主眼目风热,暴翳,止泪,取发散肝肺风邪也"。木贼归肝、肺经,既能疏散风热,又能明目退翳。故笔者临证多用之疗目疾,凡患儿外感,或咳嗽、鼻塞、清涕,伴有眨目、目痒者多用此药,且常配伍蒺藜、菊花等药。

薄荷

【药性与功效】辛,凉,归肺、肝经。疏散风热,清利头目,利咽,透疹,疏肝行气。

【现代药理】具有发汗解热、解痉(收缩胃肠平滑肌)、利胆、消炎、止痛、止痒、局部麻醉和抗刺激、祛痰、止咳、抗病原微生物等作用。

【临证经验】《本草思辨录》言薄荷"于头目肌表之风热郁而不散者最能效力"。薄荷能清头目,散肌表,如症见发热、头痛、头晕、鼻塞等可用之。《本草纲目》云其"利咽喉,口齿诸病。治瘰疬,疮疥,风瘙瘾疹"。即症见咽痛、皮疹等,亦可用之。

笔者临证多用薄荷疏肝行气。其入肝经,能条达气机,疏畅肝气之郁滞。注重小儿的情绪问题对疾病的影响,如精神欠佳、睡眠欠佳、纳差等。于小儿而言,开心、快乐为其天性;若少笑、活泼减,已有气郁之状。笔者临证多关注此点,常用薄荷。

桑叶

【药性与功效】甘、苦,寒,归肺、肝经。疏散风热,清肺润燥,平抑肝阳,清肝明目。

【现代药理】具有抑菌、促进蛋白质合成等作用。

【临证经验】《本草纲目》言桑叶"治劳热咳嗽,明目"。桑叶入肺经以清肺热、润肺燥。笔者临证依据"三因制宜"理论,在秋天,北方天气干燥,燥邪伤肺,出现咽喉发痒、咳嗽少痰等肺燥咳嗽征象时,多用桑叶配伍治疗。其可入血分,《本草从新》言其"滋燥、凉血、止血"。肺热咳嗽兼咳血,用它既能清肺止咳又可止血。桑叶入肝经,可清肝明目、平抑肝阳。抽动见眨眼等,亦可用之。

升麻

【药性与功效】辛、微甘,微寒,归肺、脾、胃、大肠经。解表透疹,清热解毒,升举阳气。

【现代药理】具有解热、抗炎、镇痛、抗惊厥、升高白细胞、抑制血小板聚集及释放、中度抗菌等作用。

【临证经验】《神农本草经》言升麻"主解百毒",但其主要归阳明经,宜解阳明热毒。《滇南本草》云:"升麻……引诸药游行四经。发表伤寒无汗,发表小儿痘疹要药。解诸毒疮疽,止阳明齿痛,祛诸风热。"故无论是咽喉齿痛,还是温毒发斑,皆可用之。

笔者临证中,鼻塞、鼻窒多用升麻,取其升清之用。鼻涕属浊阴,降浊时需兼顾升清;清阳升、浊得降,鼻玄府的气机升降才能恢复正常。

淡豆豉

【药性与功效】苦、辛,凉,归肺、胃经。解表,除烦,宣发郁热。

【现代药理】具有微弱发汗、健胃、助消化等作用。

【临证经验】淡豆豉可除烦。《名医别录》言其"主……烦躁满闷";《伤寒论》又云"发汗,若下之,而烦热、胸中窒者,栀子豉汤主之""伤寒五六日,大下之后,身热不去,心中结痛者,未欲解也,栀子豉汤主之"等。即淡豆豉所疗之症,乃为郁热阻于胸中。笔者临证时,多将淡豆豉与栀子配伍以宣发胸中郁热。针对痰郁、气郁、郁热,郁在胸中,张仲景提出了栀子豉汤。"虚烦""烦热""胸中窒""虚烦不得眠"等症状,皆宜用之。

淡豆豉可解表,若为桑叶、青蒿发酵的豆豉,多治风热感冒;而用麻黄、紫苏发酵的豆豉,多用于风寒感冒。若不知豆豉是为桑叶抑或为麻黄发酵,难选。故笔者临证多不用其解表之功。

(二) 发散风寒药

荆芥

【药性与功效】辛,微温,归肺、肝经。祛风解表,透疹,消疮;炒炭收敛止血。

【现代药理】具有微弱解热、抑菌、镇痛、抗炎等作用。炭用能使出血时间缩短。

【临证经验】《本草纲目》言荆芥"长于祛风邪";《神农本草经》又云其"主寒热……破结聚气"。荆芥微温而不燥烈,属解表药中的平和之品,故外感表证,风寒和风热皆可用之。现代药理研究表明,荆芥具有解热、抗炎之功。在表证初期,以变质和渗出的病理改变为主,此时用荆芥可抗炎、镇痛,对局部充血、肿胀有良效。

需注意,止血则炒用,解表多生用。

防风

【药性与功效】辛、甘,微温,归膀胱、肝、脾经。祛风解表,除湿止痛,止痉。

【现代药理】具有解热、抗炎、镇静、镇痛、抗惊厥、抗过敏、抗菌等作用。

【临证经验】《神农本草经疏》言防风"治风通用",《药类法象》又云其"治风通用。泻肺实,散头目中滞气,除上焦风邪"。故外风、内风均可用之。现代药理研究表明,防风有抗过敏、解热之功。风邪与过敏关系密切。祛风以达抗过敏之效的中药有两味——刺蒺藜、防风。故笔者临证治疗过敏性疾病多用之。

防风能发越脾中伏火。此伏火属于肠道精微中的"食毒",能够透过肠壁,进入血液循环。言精微者,因其细小;言食毒者,因其致炎、致敏的特性。现代医学所说"肠漏症"的主要问题,就是食毒入血。脾主运化、吸收,这里的脾中伏火,便是言此。

生姜

【药性与功效】辛,微温,归肺、脾、胃经。解表散寒,温中止呕,温肺止咳。

【现代药理】具有保护胃黏膜、抗溃疡、保肝、利胆、抗炎、解热、抗菌、镇痛、镇吐、抑杀菌等作用。

【临证经验】生姜能止呕。很多小儿喝中药困难,易呕吐,此时加生姜,能起到止呕的作用。《备急千金要方》赞其为"呕家圣药"。

生姜和干姜都能温肺止咳,笔者临证见寒痰冷饮伏于肺者,每多加之。《药性论》言其"主痰水气满,下气;生与干并治嗽,疗时疾,止呕逆不下食"。即外感时气,风寒、风热,均可用之。

笔者临证中,退热时多加生姜,其因有二:生姜解表散寒,疗时疾;生姜性微温,于清热药中顾护脾胃,以纠正其寒热偏性。

生姜温中,腹凉或汗不出者可饮姜汤,简便廉效。

麻黄

【药性与功效】辛、微苦,温,归肺、膀胱经。发汗解表,宣肺平喘,利水消肿。

【现代药理】具有发汗、平喘、利尿、解热、抗炎、抑制亚洲甲型流感病毒、抑菌、镇咳、祛痰等作用。

【临证经验】可发汗的中药中,常见麻黄、桂枝、荆芥、薄荷、香薷、紫苏、葱白、浮萍、淡豆豉、藿香等。其中,麻黄的发汗之力最强。故《本草害利》称其为"发散第一药",

《本草汇言》又云其"发表最速"。麻黄有解肌之功,结合其抗炎、镇痛、解热等药理作用,对病毒感冒引起的肌肉酸痛有良效。古人用麻黄汤治发热,有覆杯而愈之捷效。

《神农本草经》怕后人曲解其意,特意说其"发表出汗,去邪热气",兼能"止咳逆上气",达宣肺平喘之功。笔者临证时,治疗咳喘、感冒、发热等多用麻黄;上述症状伴鼻塞者,提示肺气不宣之甚,而麻黄宣肺之力强。恐过汗伤阴,北京儿科专家王鹏飞先生常以藿香代麻黄。

辛夷

【药性与功效】辛,温,归肺、胃经。散风寒,通鼻窍。

【现代药理】具有保护鼻黏膜(促进黏膜分泌物的吸收,减轻炎症,使鼻腔通畅)、局部麻醉、抑菌、镇静、镇痛、抗过敏等作用。

【临证经验】辛夷通窍之力强。《名医别录》言其"温中解肌,利九窍,通鼻塞,涕出"。常见的鼻科疾病,皆可用之。《本草纲目》称其善治"鼻渊,鼻鼽,鼻窒,鼻疮及痘后鼻疮",并且有助清阳升腾之力,说"辛夷之辛温,走气而入肺,其体轻浮,能助胃中清阳上行通于天"。

笔者临证用辛夷,主治鼻病,诚如《本草撮要》所说"专去头风鼻病"。辛夷可抗过敏,抗炎,能收缩鼻黏膜血管,保护鼻黏膜,抑制局部炎症,故治疗鼻炎、鼻窦炎或过敏性鼻炎时,用辛夷较多。因苍耳子有毒,今小儿体质敏感者多,加之毒性药物会大大增加整张处方导致过敏的概率,故多不用苍耳子,而常用辛夷等药。

紫苏叶、紫苏梗

【药性与功效】辛,温,归肺、脾经。解表散寒,行气和胃。

【现代药理】具有解热、促进消化液分泌、增进胃肠蠕动、减少支气管黏膜分泌、缓解支气管痉挛、抑菌等作用。

【临证经验】《本草纲目》称紫苏能"行气宽中,消痰利肺,和血,温中,止痛,定喘"。紫苏入肺,能减少支气管黏膜分泌,缓解支气管痉挛;入中焦,能增强胃肠蠕动,促进消化。紫苏具有较好的抗炎、解热、止呕等作用。故表证伴纳差、厌食、呕吐、神欠者常用之。

紫苏梗偏于行气和胃,紫苏叶偏于解表。笔者常于治疗外感热病的方中加紫苏叶,既能温中行气,又能解表,不令药邪伤人。

白芷

【药性与功效】辛,温,归肺、胃、大肠经。解表散寒,祛风止痛,宣通鼻窍,燥湿止带,消肿排脓。

【现代药理】具有抑菌(大肠杆菌、痢疾杆菌、伤寒沙门菌、铜绿假单胞菌等)、解热、抗炎、镇痛、解痉等作用。

【临证经验】白芷疗头痛,以前额痛为主。《本草从新》言:"阳明之脉萦于面,故治头面诸疾。"儿童前额头痛多为鼻窦炎引起,可用白芷来宣通鼻窍、消肿排脓、止痛。白芷还能治皮肤疮疹,一是消肿排脓,以治疮;一是燥湿以治疹。《滇南本草》言其"祛皮肤游走之风,止胃冷腹痛寒痛……周身寒湿疼痛"。若鼻窦兼见皮疹,则选用白芷。

白芷在头面五官疾病中的应用较广,《本草纲目》载其"治鼻渊、鼻衄、齿痛、眉棱骨痛,大肠风秘,小便去血"等,故风寒感冒、乳蛾、鼻渊、头痛等可用之。白芷可抗炎,对于头面部炎症导致的充血、肿胀等均有效用。

桂枝

【药性与功效】辛、甘,温,归心、肺、膀胱经。发汗解肌,温通经脉,助阳化气。

【现代药理】具有扩张血管、改善血液循环、解热、降温、抑菌、镇痛、抗炎、抗过敏、镇静、抗惊厥等作用。

【临证经验】桂枝能散肌表之风寒邪气。《医学启源》言其"治伤风头痛……开腠理……解表……去皮肤风湿"。桂枝通过微汗而逐皮肤腠理间湿邪。风寒感冒,伴有自汗者,辨为风寒表虚时,用之。

笔者临证体会——用桂枝后患儿有鼻衄之弊。细思其缘由,盖因桂枝辛温而能助热,易伤阴动血,若患儿在外感之时,兼有内热、郁热,表现出鼻腔或咽部黏膜色红、充血者,用之易衄。故欲用桂枝,首当辨其阴血虚实。现代药理研究表明,桂枝中的桂皮油能够扩张血管,故可导致衄血。

二、清 热 药

(一) 清热解毒药

射干

【药性与功效】苦,寒,归肺经。清热解毒,消痰,利咽。

【现代药理】具有抑制病毒(流感病毒、疱疹病毒)、抑制皮肤真菌、解热、抗炎、利尿等作用。

【临证经验】射干能治痰热咳嗽、咽痛。《神农本草经》言其"主咳逆上气,喉痹咽痛不得消息,散急气,腹中邪逆,食饮大热"。射干既能治上焦病证,亦可治中焦积热。笔者临证用射干(既能抑制流感病毒、疱疹病毒,还能解热、抗炎)治疗常见的咳嗽、热毒喉痹、乳蛾等疾病(均较适用)。《本草纲目》称其"治喉痹咽痛为要药"。

无论患儿外感还是内伤,当热邪累及咽喉局部,出现炎症表现(有不同程度的变质、渗出和增生)时,用射干能够降低毛细血管通透性,从而缓解局部炎症,还能够抑制肉芽组织的增生。

需注意:射干苦寒,临床使用时需注意疗程;若患儿平素脾虚,当慎之。

连翘

【药性与功效】苦,微寒,归肺、心、小肠经。清热解毒,消肿散结,疏散风热。

【现代药理】具有广谱抗菌、抗氧化、抗炎和止痛、抗过敏等作用。

【临证经验】连翘既能解表,又能清里。《珍珠囊》总结连翘之用有三:"泻心经客热,一也;去上焦诸热,二也;为疮家圣药,三也。"

《本草约言》指出连翘"既有清热之功,又有散结之妙"。笔者临证治疗上气道咳嗽综合征时,如见咽后壁淋巴滤泡增生,患儿出现咽痒不适,则首选连翘散结消肿。《黄帝内经》说:"诸痛痒疮,皆属于心。"连翘入心经,如患儿出现疮疡、皮疹,则连翘为治疗疮疡、皮疹的首选药。

笔者临证体会:小儿常见的扁桃体肿大、腺样体肥大、外感风热、咽喉肿痛、小便黄赤等,凡属上焦热盛者,可用之。

金银花

【药性与功效】甘,寒,归肺、心、胃经。清热解毒,疏散风热。

【现代药理】具有抗细菌、抗病毒、退热、抗炎、增强免疫功能、抗过敏等作用。

【临证经验】金银花清热解毒、消散痈疽疮疡之力强。《本经逢原》言其为"痈疽溃后之圣药";《本草求真》称其为"外科治毒通行要剂"。金银花既能清热解毒,又可疏散风热,可治疗痈疽和外感风热。从玄府微观角度来看,金银花所含绿原酸类化合物等成分,对金黄色葡萄球菌、溶血性链球菌、痢疾杆菌、霍乱弧菌等多种致病菌均有抑制作用,故金银花可凉血止痢,治疗热毒痢疾;也有一定的抗流感病毒和抗柯萨奇病毒的作用,故金银花可治疗这两种病毒引起的流行性感冒、急性上呼吸道感染、急性心包炎和手足口病等疾病。从药效来衡量,其抗菌的作用优于抗病毒。

金银花可"透营转气",有逆转病情发展的作用。外感风热,热势渐入营血,此时用金银花可以让初入营分之热从气分转出。

笔者临证体会:虽然金银花的抗感染作用比较全面,但因其药性甘寒,若于感冒早期需辛凉解表时,则甘寒之性不利于发表。因此,除了透热转气,多以他药代之。

板蓝根

【药性与功效】苦,寒,归心、胃经。清热解毒,凉血,利咽。

【现代药理】具有抗菌、抗病毒、促进机体免疫功能、解热、镇痛等作用。

【临证经验】《本草便读》指出板蓝根"清热、解毒、辟疫、杀虫";《日华子本草》载其"治天行热毒",强调其辟疫之功。

板蓝根入心经,能凉血解毒;走胃经,能清热利咽。因此,儿科临床常见的咽部充血、红肿、疼痛,用板蓝根治疗尤宜。此外,板蓝根还能散结,如《分类草药性》言其可"散毒去火",即可消散局部炎症造成的红肿热痛,与其现代药理作用密切相关。此外,板蓝根促进机体免疫功能,对炎症局限化和修复均有益。

因此,儿科临床中的喉痹咽痛、乳蛾、感冒、咳嗽、腹痛、抽动症等疾病,伴咽部红肿热痛者,可用之。

蒲公英

【药性与功效】苦、甘,寒,归肝、胃经。清热解毒,消肿散结,利湿通淋。

【现代药理】具有抑菌、激发机体免疫功能、利胆、保肝、抗内毒素、利尿等作用。

【临证经验】蒲公英是儿科临床较常用的一味中药,具有清热解毒之功,疗疮痈疔疽有良效。从微观角度来看,蒲公英与金银花类似,因其含有绿原酸等成分,对金黄色葡萄球菌、溶血性链球菌等有较强的抑制作用,对肺炎球菌、脑膜炎球菌、白喉棒状杆菌、福氏痢疾杆菌、铜绿假单胞菌及钩端螺旋体等也有一定的抑制作用。此外,蒲公英还具有散结和利湿两大作用。《握灵本草》言其"主化热毒,消肿核有奇功",故对于热毒导致的鼻窒、乳蛾、喉痹、淋巴结肿大、腺样体肥大等皆宜用之。临床常见的湿热之象如皮肤疮疡渗出增多、鼻窦浓稠鼻涕多等,治疗时宜用蒲公英(清热解毒的基础上利湿热从小便而出)。

需注意,蒲公英和金银花可内服,亦可外用。因抗菌作用较强,故蒲公英能有效抑制和修复炎症。对于热邪重,大便秘结者,大剂量服用蒲公英,有利于大便通畅,但大便本身溏泄者,不宜大剂量使用,否则易引起缓泻。

木蝴蝶

【药性与功效】苦、甘,凉,归肺、肝、胃经。清肺利咽,疏肝和胃。

【临证经验】木蝴蝶利咽,对咽喉肿痛、咳嗽喑哑等均适用。此外,木蝴蝶走肝经,能疏肝和胃。《本草纲目拾遗》言其"治心气痛……治肝气痛"。笔者临证中,若见抽动症患儿反复清嗓子,提示既有咽部症状,又涉及肝经,需从"肝气"论治,则首选此药。

山豆根

【药性与功效】苦,寒,有毒,归肺、胃经。清热解毒,利咽消肿。

【现代药理】具有抑菌、抗炎等作用。

【临证经验】山豆根对咽喉和齿龈的作用较其他中草药更明显。《本草求真》赞其为"解咽喉肿痛第一要药"。笔者临证中,见患儿咽喉肿痛或齿龈红肿时,多用此药。

山豆根所含广豆根总碱有毒性。其常规用量为 3~6g,超剂量用药则可出现副作用,易引起呕吐、腹泻、胸闷、心悸等症状。笔者用药标准:①患儿需年龄在 3 岁以上;②根据年龄选择剂量:3 岁用 3g,4 岁用 4g,6 岁及以上用 6g。

需注意,过敏体质患儿不用山豆根等毒性药物。因过敏体质患儿的变应原具有不确定性,存在潜在风险。临床用药,当以安全为第一要务。

忍冬藤

【药性与功效】甘,寒,归肺、胃经。清热解毒,疏散风热。

【临证经验】忍冬藤清热解毒及清热疏风之力不如金银花,但胜在藤类善走经络,具有治疗风湿痹病之功。笔者临证治疗抽动症时喜用忍冬藤、首乌藤这一药对,以疏风通络,主要针对甩胳膊、耸肩、抖胯等四肢抽动症状。

漏芦

【药性与功效】苦,寒,归胃经。清热解毒,消痈散结,通经下乳,舒筋通脉。

【现代药理】具有提高免疫细胞功能、抗炎、镇痛、保肝等作用。

【临证经验】漏芦在《神农本草经》中被列为上品,言其"久服轻身益气,耳目聪明,不老延年"。因其具有通经下乳的作用,笔者将其列为子病调母的专用引经药;配伍其他药物,或化痰止咳,或清热解毒,达子病调母之功。

临证中,若患儿月龄偏小,尚在哺乳,不便服药者,多令其母服药,待药气散于乳汁中,令儿哺之,则儿愈。从微观角度来看,其所含漏芦蜕皮甾醇还能显著增强机体巨噬细胞的吞噬作用,提高免疫细胞的功能。故乳母服之非但无碍,尚且有益。

土茯苓

【药性与功效】甘、淡,平,归肝、胃经。解毒,除湿,通利关节。

【现代药理】具有抑菌、抑制细胞免疫反应、利尿、镇痛、抗病原微生物、抗炎、调节免疫功能、保护心肌等作用。

【临证经验】《本草正义》言："土茯苓……利湿去热，故能入络搜剔湿热之蕴毒。"从玄府微观辨证角度来看，微循环局部被湿浊阻滞，出现局部炎症反应，组织变质、渗出和修复交替进行。土茯苓可入络搜剔湿邪，且其所含落新妇苷具有很好的抗炎作用，还能调节细胞的免疫反应。故笔者临证常将其用于湿疹、抽动症、喉痹、便秘、皮疹等疾病，证属湿浊阻滞经络者。

金果榄

【药性与功效】苦，寒，归肺、大肠经。清热解毒，利咽，止痛。

【现代药理】具有抑菌、止痛等作用。

【临证经验】金果榄主要用于治疗咽喉热毒肿痛。《本草纲目拾遗》引《药性考》言其"解毒。咽喉急痹，口烂目痛耳胀，热嗽岚瘴吐衄，俱可磨服。疽痈发背，焮赤疔癀，蛇蝎虫伤，俱可磨涂"。临床见患儿咽部红肿热痛，舌红苔腻，吞咽疼痛者，可用之。

青黛

【药性与功效】咸，寒，归肝、肺经。清热解毒，凉血消斑，清肝泻火，定惊。

【现代药理】具有抑菌、保肝等作用。

【临证经验】《要药分剂》言青黛"除热解毒"，故患儿热毒壅盛，症见口疮、咽喉肿痛、喉痹、温毒发斑者皆可用之。

青黛既清气分热，又清血分热。《本草便读》言其能"治血分郁火"；《证类本草》称其"主解诸药毒，小儿诸热，惊痫发热"；《本草求真》言其能"大泻肝经实火及散肝经火郁"。肝经有热，则有惊痫抽动之弊。临证见抽动症患儿有热毒之象者，笔者用此药。

马齿苋

【药性与功效】酸，寒，归肝、大肠经。清热解毒，凉血止血，止痢。

【现代药理】具有抑菌、抗炎、解热、增强免疫、促进溃疡愈合、利尿等作用。

【临证经验】马齿苋性寒滑利，入大肠经，清大肠热毒。笔者临证治疗肠炎热毒炽盛时，用之。《本草纲目》言其"散血消肿，利肠滑胎，解毒通淋"，《本草易读》又云其"止诸痢赤白"。从微观药理来看，马齿苋对痢疾杆菌有显著的抑制作用，同时对大肠杆菌、伤寒沙门菌和金黄色葡萄球菌也有抑制作用。同时，马齿苋还有抗炎、解热、增强免疫功能和促进溃疡愈合等多种药理作用。马齿苋不仅对肠道炎症有很好的抗炎和修复作用,还能调节肠道菌群的结构,因其含有大量的钙、磷、铁等微量元素,对肠道微生态具有调节作用。此外,《本草正义》言其"善解痈肿热毒",故也用于皮肤疮疡的治疗。

(二) 清热燥湿药

黄芩

【药性与功效】苦,寒,归肺、胆、脾、大肠、小肠经。清热燥湿,泻火解毒,止血,安胎。

【现代药理】具有抗病原微生物(多种细菌、流感病毒、钩端螺旋体)、解热、镇静、抗过敏、保肝利胆等作用。

【临证经验】黄芩苦寒,清热燥湿之力颇强。《本草正义》言其"通治一切湿热"。《温病条辨》将黄芩、黄连和黄柏分别用于上焦湿热、中焦湿热和下焦湿热。黄芩广泛用于多种湿热病证,尤长于湿温病。黄芩亦多用于温热病症。温热病症往往从上焦开始,一般有肺热,而黄芩归肺经,善清肺热。温热气分证常发热,而黄芩有退壮热的作用;笔者临证见此证时多用黄芩,亦是因其清气分热、泻肺火。

笔者较为重视黄芩抗过敏的作用。现代患儿因中焦湿热的弥散,导致体质多偏敏感,故临证用黄芩较多。外感发热、咳嗽、咳喘、抽动症、腹痛等疾病,多用此药,获效良多。

苦参

【药性与功效】苦,寒,归心、肝、胃、大肠、膀胱经。清热燥湿,杀虫止痒,利尿。

【现代药理】具有抗病原微生物(多种细菌、病毒、真菌)、抗炎、抗过敏、平喘等作用。

【临证经验】苦参为清热燥湿常用药,如《长沙药解》言其"清湿热而通淋涩";又入心经,如《神农本草经百种录》言其"专治心经之火"。其入心、肝经,能清热利湿。

苦参比黄连还苦。《本草正义》言:"其功效与芩、连、龙胆皆相近,而苦参之苦愈甚,其燥尤烈,故能杀湿热所生之虫,较之芩、连,力量益烈。"此处所杀之虫,可包括多种病原微生物,如痢疾杆菌、金黄色葡萄球菌、大肠杆菌等,可将其称之为"虫毒"。

笔者比较重视苦参的抗过敏作用。近年来,随着生活环境和饮食结构的改变,小儿过敏的情况越来越多。虫毒亦是引起小儿体质敏感的一个重要因素,且其可为变应原而引起身体出现不同程度的变态反应。其中最典型的症状就是痒,这个痒不仅可以表现为皮肤瘙痒,也包括了黏膜发痒,如鼻黏膜发痒之鼻衄、结膜发痒之过敏性结膜炎等疾病。苦参中的苦参碱和氧化苦参碱具有很好的抗炎和抗过敏作用。笔者临证中,广用此药,因其既能解决皮肤的瘙痒,又能改善黏膜的敏感。小儿虽嫌其苦,但过敏顽疾,非此难疗。

此外,笔者临证体会:①过敏体质与小儿抽动关系密切,部分抽动症患儿可伴有皮肤或黏膜的痒疹;②部分抽动症患儿,与情志关系密切,而苦参能清心安神。鉴于上述两点,苦参在抽动症的治疗中,也应用较广。

白鲜皮

【药性与功效】苦,寒,归脾、胃、膀胱经。清热燥湿,祛风解毒。

【现代药理】具有抑制多种真菌、抗炎、解热等作用。

【临证经验】与苦参相比,白鲜皮清热燥湿的部位更偏于皮肤肌表。白鲜皮擅治"皮毛肌肉湿热之毒"。此处之"毒",主要为体表皮肤在潮湿环境下滋生的细菌和真菌,包括毛癣菌、黄癣菌、表皮癣菌等。《药性论》言其"治一切热毒风、恶风、风疮疥癣赤烂"。笔者临证多将此药用于湿疹、皮疹的治疗。

白鲜皮还能治疗风湿热痹。《神农本草经》言其能治"不可屈伸起止行步"。《太平圣惠方》载有一方,名为羚羊角散(羚羊角屑、羌活、五加皮、白鲜皮、桂心、麻黄、甘草),治"小儿手不展,是风邪滞气所客,令荣卫不通";此处为风湿客邪,其中用到了白鲜皮。然笔者未尝亲试,唯记录于此。

黄连

【药性与功效】苦,寒,归心、脾、胃、肝、胆、大肠经。清热燥湿,泻火解毒。

【现代药理】具有抗病原微生物(多种细菌、流感病毒、部分真菌)、抗炎、解热、抗腹泻等作用。

【临证经验】黄连与黄芩的药理作用相似,但没有抗过敏的作用。虽然后世医家把黄连定义为清中焦湿热之药,但从其主治来看,上中下三焦湿热皆可用之。《神农本草经》:"主热气目痛,眦伤泣出……肠澼腹痛下痢。"可知黄连治上焦目痛,中焦和下焦的腹痛、腹泻、下痢。因其归经较广,故而《珍珠囊》总结了它的六大功效——"泻心脏火,一也;去中焦湿热,二也;诸疮必用,三也;去风湿,四也;治赤眼暴发,五也;止中部见血,六也"。

笔者临证时,对于中焦饮食积滞所致湿热(湿热上蒸,出现口疮、乳蛾等;湿热下注,出现腹痛、腹泻、便秘等;湿热壅于中焦,出现纳差、积滞等),多用之。

此外,笔者临证小剂量(1g)使用黄连,却有健胃之功,其机理亦为消除胃脘食积所生积热,所谓六腑以通为补。

黄柏

【药性与功效】苦,寒,归肾、膀胱、大肠经。清热燥湿,泻火除蒸,解毒疗疮。

【现代药理】具有抑菌、抗炎、抗溃疡等作用。

【临证经验】黄柏亦为清热燥湿主药,兼可除骨蒸潮热。《珍珠囊》云:"黄柏之用有六:泻膀胱龙火,一也;利小便结,二也;除下焦湿肿,三也;痢疾先见血,四也;脐中痛,五也;补肾不足,壮骨髓,六也。"可见黄柏的适应证也较广。笔者临证治反复发热患儿,清虚热的同时用黄柏除骨蒸。诚如《神农本草经疏》言其"专治阴虚生内热诸证"。

龙胆

【药性与功效】苦,寒,归肝、胆经。清热燥湿,泻肝胆火。

【现代药理】具有抑菌、抗炎、镇静等作用。

【临证经验】观其名而知其意,龙胆清肝胆湿热,如《本草便读》言其"专清肝胆一切有余之邪火"。龙胆所清肝胆火包括肝胆湿热、肝风内热。龙胆的清热燥湿之力和三黄(黄芩、黄连、黄柏)相近。龙胆清肝风内热,可治惊风抽搐,多见于抽动症、多动症、癫痫、积滞等疾病;现代药理研究表明,可能与龙胆苦苷的镇静作用有关。《药品化义》云:"凡属肝经热邪为患,用之神妙。"

笔者临证多将龙胆用于抽动症的治疗,并体会到龙胆有通泻玄微府的作用,可开通局部湿热造成的微循环组织的瘀滞。小剂量龙胆亦有健胃之功,而其机理主要为龙胆能清理胆腑郁热。

(三)清热泻火药

淡竹叶

【药性与功效】甘、淡,寒,归心、胃、小肠经。清热泻火,除烦止渴,利尿通淋。

【现代药理】具有利尿、解热、抑菌等作用。

【临证经验】淡竹叶因能上清心经之火,下导小肠之热,故在儿科临床应用较广,凡脏腑郁热者,皆可用之。《本草便读》言其"清上导下,可升可降"。但见患儿出现心、胃之热,皆可用淡竹叶将其从小便导出,诚如《本草正义》赞淡竹叶为"泄火利水之良品"。淡竹叶通过利水,来导脏腑之热外出。从微观角度来看,淡竹叶能够促进尿中氯化物的排泄,从而通过利尿来清热。笔者将此作用称之为"暖水瓶效应"。

附:暖水瓶效应　暖水瓶中盛满水时,热可维持较长时间;若把瓶中热水倒出,则温度可降下。因此,竹叶通过利水来清热泻火,就体现了"暖水瓶效应",而与之相类似的药物还有滑石。

芦根

【药性与功效】甘,寒,归肺、胃经。清热泻火,生津止渴,除烦、止呕,利尿。

【现代药理】有解热、保肝、镇静等作用。

【临证经验】热病易伤津液,而芦根既可清热泻火,还可生津。《玉楸药解》言其"清降肺胃,消荡郁烦,生津止渴,除呕下食"。用芦根"除呕下食",临床也较为常见,如热病伤阴之后,患儿纳差、厌食,欲恢复患儿脾胃功能,可用芦根养胃阴。当机体处于高热状态时,多见口干、口渴等津液不足的症状。此时,芦根的生津止渴之功尤为重要。笔者临证遇发热时,多选用芦根,以顾护津液。

此外,芦根能利尿,与淡竹叶相似,导热从小便而出,具有"暖水瓶效应"。除治外感发热外,笔者多用芦根治疗咳嗽。对于芦根,《本草求真》称"惟清肺降火是其所能",能降肺胃上逆之气。由此可见,芦根既能止咳,又能止呕。

天花粉

【药性与功效】甘、微苦,微寒,归肺、胃经。清热泻火,生津止渴,消肿排脓。

【现代药理】具有抗肿瘤、调节免疫功能、抗病毒、抗菌、抗炎等作用。

【临证经验】笔者临证中,多将天花粉用于上呼吸道感染患儿。

天花粉和芦根均能生津止渴,但天花粉更可消肿排脓。如《日华子本草》言其"通小肠,消肿毒,排脓,生肌长肉"。《医学衷中参西录》言天花粉"化肺中燥痰,宁肺止嗽"。所谓燥痰者,即痰比较黏稠,不太容易咳出来。从微观角度来看,在细小的肺泡周围有很多黏痰颗粒,因周围缺少组织液,故不能被及时排出。而天花粉的生津和排脓之功,恰可除之。临证可通过患儿口渴与否,判断津液盛衰。若无证可辨,可通过患儿咳痰状态进行推导。燥痰是选用天花粉的重要指标,而天花粉可以润肺祛痰。

笔者临证体会:上气道咳嗽综合征引起的咳嗽伴流黄涕,可用天花粉清热化痰、消肿排脓。

石膏

【药性与功效】甘、辛,大寒,归肺、胃经。清热泻火,除烦止渴。

【现代药理】具有解热、促进血液凝固、降低毛细血管通透性、促进胆汁排泄、增强巨噬细胞吞噬能力、抗病毒、抗炎、免疫促进、利尿等作用。

【临证经验】《神农本草经疏》言："石膏……辛能解肌,甘能缓热,大寒而兼辛甘则能除大热。"石膏虽大寒,但因其味辛,故凉而能散。张锡纯言其"有透表解肌之力。外感有实热者,放胆用之,直胜金丹"。且石膏兼能除烦止渴。从微观玄府的角度来看,石膏有退热作用,能够在降低毛细血管通透性的同时,增强巨噬细胞的吞噬能力,起到抗炎、抗病毒、免疫促进的作用。《名医别录》言石膏"除时气,头痛,身热,三焦大热,皮肤热,肠胃中鬲热,解肌,发汗;止消渴,烦逆,腹胀,暴气喘息,咽热",均指生石膏;若煅用,其寒凉之性大减,但收湿敛疮和止血的作用增强。

笔者临证中,发热常用生石膏,其优点在于性味辛且寒。祛邪时,甘寒或苦寒不利于邪气外出,而石膏清热且不留邪。

栀子

【药性与功效】苦,寒,归心、肺、三焦经。泻火除烦,清热利湿,凉血解毒。

【现代药理】具有抗病毒、解热、抗炎、抗内毒素、镇痛、镇静、保肝利胆等作用。

【临证经验】栀子入心经,故《本草撮要》言其"功专除烦泻火";入三焦经,《神农本草经疏》言其"泻一切有余之火",《医林纂要》言其"瀹三焦之水道"。故栀子为治热病心烦、躁扰不宁之要药。

生栀子偏于走气分,而清热泻火之力雄;焦栀子偏于入血分,而清热凉血之功著。栀子仁善于走里而清里热;栀子皮善于走表而除肌肤之热盛。

由此可见,栀子能入气分血分,上下表里。从微观来看,栀子具有抗病毒、抗炎、解热、抗内毒素之功。笔者临证中,三焦热证每多用之。

知母

【药性与功效】苦、甘,寒,归肺、胃、肾经。清热泻火,滋阴润燥。

【现代药理】具有解热、抗炎、利尿、祛痰、抗菌、改善学习记忆能力、保护脑缺血性损伤等作用。

【临证经验】《神农本草经》言知母"主消渴,热中,除邪气,肢体浮肿,下水,补不足,益气"。知母能治热病烦渴,又因其生津润燥,所以对燥咳有效。《本草便读》言"肺胃肾三经火盛阴亏之证,或热中消渴者,乃可用之",诚不虚之言。对于热病伤阴,口渴、燥咳同现,兼便秘者,尤为对证。

笔者临证中,针对肺热咳嗽,热灼肺津,喜用知母。《本草纲目》言其"上则清肺金而泻火"。知母清热泻火兼可润燥,有利于燥痰的排出。治疗外感热病时,与石膏配伍,清热兼能养阴。

夏枯草

【药性与功效】辛、苦、寒，归肝、胆经。清热泻火，明目，散结消肿。

【现代药理】具有抗病原微生物、抗炎、免疫抑制等作用。

【临证经验】夏枯草辛苦而寒，清热泻火兼能散结消肿。《神农本草经》言其"主寒热瘰疬，鼠瘘头疮，破癥，散瘿结气"。可见其散结之力雄。夏枯草归肝、胆经，故《本草便读》言其"独走厥阴，能解肝家郁火"。破癥、散瘿结气、解郁火，为夏枯草的核心功效。现代药理研究表明，夏枯草能有效缓解炎症带来的组织增生和肥大，发挥抗炎、免疫抑制等作用。

笔者临证多取其散结之用，治疗肝胆郁热所致乳蛾、性早熟伴乳房发育、腺样体肥大。

此外，夏枯草可疗目疾。《活幼心书》所载"明目饮"[山栀仁、净香附各一两，夏枯草（去梗）半两]，主治心脾蕴热，肝受风邪，致两目羞明，经久不愈。

寒水石

【药性与功效】辛、咸，寒，归心、胃、肾经。清热泻火。

【临证经验】寒水石咸寒，能清热泻火。《神农本草经》言其"主身热，腹中积聚邪气，皮中如火烧，烦满，水饮之"，《本经逢原》称其为"治心肾积热之上药"。从症状上来看，无论是在皮肤之表热，还是在腹中之积热，均可用寒水石引热下行。

（四）清热凉血药

牡丹皮

【药性与功效】苦、辛，微寒，归心、肝、肾经。清热凉血，活血祛瘀。

【现代药理】具有抑制炎症、解热、镇静、抗惊厥、抗血栓等作用。

【临证经验】《神农本草经》言牡丹皮"主寒热，中风瘛疭、痉、惊痫邪气，除癥坚，瘀血留舍肠胃，安五脏，疗痈疮"。笔者临证着重关注患儿眼睛的症状，如出现抽动症的眨眼，或者眼干，眼睑肿，结膜炎，揉眼睛等表现时，需用清热凉血药，而且凉血作用需温和且有走窜之力，以带动眼玄府之气血流动，此时牡丹皮尤宜。

抽动症最常见眨眼。现代药理研究表明，牡丹皮中的丹皮总苷具有显著的抗惊厥作用，配合其他药物，可有效缓解患儿眨眼症状。

生地黄

【药性与功效】甘，寒，归心、肝、肾经。清热凉血，养阴生津。

【现代药理】具有增强体液免疫和细胞免疫功能、促进造血、止血等作用。

【临证经验】与牡丹皮相比，生地黄不能活血，以凉血为主，同时还能养阴。笔者临证中，遇肝风、血热伴有血虚或津液不足的抽动症患儿，常用此药。

生地黄能增强免疫力、促进造血，但笔者临证用此药较为谨慎，唯患儿明确有血分热证、热伤阴血或阴虚风动者，才用此药。

虽《本草发明》言生地黄功效以"凉血为最"，然儿科诸病，涉及血分者少。凡欲动血者，需反复斟酌症状后方用。

玄参

【药性与功效】甘、苦、咸，微寒，归肺、胃、肾经。清热凉血，滋阴降火，解毒散结。

【现代药理】具有一定抑菌、抑制多种炎症反应、增强免疫功能、抗氧化等作用。

【临证经验】玄参入营、血分，但偏于治疗温热病营分热证；清热凉血，尤可解毒散结。《名医别录》言其"下水，止烦渴，散颈下核，痈肿"。从玄府微观角度来看，玄参的抗炎作用可有效缓解炎症局部的充血、肿胀状态。目赤咽痛、津伤便秘或热入营者，皆可用之。玄参还可养阴，治疗上焦热毒蕴结伴便秘者，尤为适宜。故笔者临证中，对于儿童性早熟导致的乳房发育、腮腺肿大、扁桃体肿大等证属营血分热结者，多用此药。

紫草

【药性与功效】甘、咸，寒，归心、肝经。清热凉血，活血解毒，透疹消斑。

【现代药理】具有抑菌、抗炎、抑制病毒（副流感病毒、单纯疱疹病毒、带状疱疹病毒）、抑制特异性过敏反应、愈合烧烫伤 / 创伤、止血等作用。

【临证经验】紫草可清血分郁热，如《本草纲目》言其"长于凉血活血"，《药鉴》又云"但见血紫血热，及热毒深者，俱宜用之"。对于热毒深伏者，紫草能从深处清解，凉血活血兼俱。笔者早年侍诊于北京中医儿科专家王鹏飞先生；王老喜用紫草，取其凉血解毒，兼有顾护脾胃之功。从微观玄府来看，紫草有促进创伤愈合之功，外用可疗烧烫伤，内服抗炎、止血。

临床常配伍青黛，用途较广泛，治疗抽动症患儿有意想不到之妙用。

赤芍

【药性与功效】苦，微寒，归肝经。清热凉血，散瘀止痛。

【现代药理】具有抗炎、解热、镇痛、镇静、解痉等作用。

【临证经验】赤芍善入血分，清血中之热。《本草便读》言："一切血热血滞者，皆可用之。"其善走肝经，如《本草约言》所言"能泻肝家火"。兼可散瘀止痛，主要用于治疗血分热毒瘀滞之证，如痤疮、乳蛾等。因其可抗炎、解痉，故治疗阵发性、痉挛性夜间咳嗽亦有良效。

（五）清虚热药

青蒿

【药性与功效】苦、辛，寒，归肝、胆经。清透虚热，凉血除蒸，解暑热，截疟，退黄。

【现代药理】具有抗疟、抑菌、抗病毒、利胆、解热、镇痛、抗炎等作用。

【临证经验】《本草新编》言青蒿"尤能泻暑热之火"。笔者夏季多用此药解暑热。《医林纂要》言其"清血中湿热"。其味辛香，有芳香化浊之能。治疗暑天湿热证，笔者亦常用之。

青蒿入血分，可清透阴分伏热、湿热，故临证见患儿反复高热，有很强的规律性，交时而作，如疟状，则用此药，多配伍柴胡或银柴胡。

地骨皮

【药性与功效】甘，寒，归肺、肝、肾经。凉血除蒸，清肺降火。

【现代药理】具有解热、抑制多种病原体（细菌、真菌及病毒）、止痛等作用。

【临证经验】地骨皮能清肺降火，凉血除蒸。《神农本草经》言其"主五内邪气，热中，消渴，周痹。久服坚筋骨，轻身不老"。地骨皮清肺热，可用于肺热咳嗽，最有名的代表方是泻白散，主药为桑白皮和地骨皮，治疗肺热不太盛，肺阴有一点耗伤的肺热咳嗽。

银柴胡

【药性与功效】甘，微寒，归肝、胃经。清虚热，除疳热。

【现代药理】具有解热、抗炎等作用。

【临证经验】银柴胡是一种退虚热药，还可治疗肝疳，因其归肝经，若肝的功能失调，临证出现烦躁、眼部的症状，可用银柴胡。银柴胡清虚热，如《本草正义》说其"退热而不苦泄，理阴而不升腾，固虚热之良药"，故临证见患儿手足心热或发热而热势不高，用此药。

胡黄连

【药性与功效】苦，寒，归肝、胃、大肠经。退虚热，除疳热，清湿热。

【现代药理】具有抑制真菌、保肝、利胆、抗炎、抗胃溃疡等作用。

【临证经验】胡黄连可除疳热,如《本草汇言》载其"统治小儿热疳热劳,一切虚羸怪异热病"。笔者临证主要用其治疗儿童消化功能失调所致厌食等疾病,因为它能清除脾胃湿热,改善脾胃功能。胡黄连可通便,如《本草正义》言其"沉降之性尤速,故清导下焦湿热,其力愈专",而山西儿科名家宋明锁先生在《宋明锁儿科临证汇讲》中也提到胡黄连颗粒剂具有通便的作用。笔者结合同道经验,于便秘、积滞处方中加用此药。

三、化痰止咳平喘药

(一) 止咳平喘药

桑白皮

【药性与功效】甘,寒,归肺经。泻肺平喘,利水消肿。

【现代药理】具有镇咳、祛痰、平喘、抗炎、镇痛、利尿、降血糖、免疫调节、抗病毒等多种作用。

【临证经验】《名医别录》有云"桑根白皮……主去肺中水气",而这些"水气"归于何处?《药性论》给出了解释,言其"利水道,消水气"。即桑白皮能使肺中水气随小便而出。因此,桑白皮有祛痰、利尿之功。肺中水气可为痰、为饮。去肺中水气则能止咳平喘。肺中水气随小便而出,更有"实则泻其子"之意;肺有实邪,则从小便泻出。

桑白皮清热而不伤气,行水而不伤阴;笔者临证常将其用于咳喘患儿,可为君药,以清热平喘、止咳祛痰。桑白皮蜜炙后,止咳平喘作用加强。

此外,桑白皮还能通达皮毛,引皮肤中水气从水道而出,对小儿皮肤水肿有较好疗效。

桑白皮虽归肺经,但除泻肺中水气之外,亦能导引皮肤和口腔中不归正化的津液从水道而出;对儿科肺家实邪,如痰饮、水气、肺热、流涎、水肿等,亦有治疗作用。

葶苈子

【药性与功效】苦、辛,大寒,归肺、膀胱经。泻肺平喘,利水消肿。

【现代药理】具有镇咳、强心(尤其对限制型心肌病、感染性心内膜炎、心功能不全及缩窄性心包炎,具有很强的针对性治疗作用)、利尿、降血脂、抗抑郁、抗血小板聚集、抗肿瘤、抗菌等作用。

【临证经验】葶苈子与桑白皮的功效和性味相似。因有苦、辛、大寒之药性,葶苈子的泻肺平喘之力较桑白皮更胜一筹,于泻肺之中带有破结之力。《本草求真》所云"性急不减硝黄",言其力强;《神农本草经》所载"主癥瘕积聚结气,饮食寒热,破坚逐邪",言其破结之力雄。对于肺中水饮及痰火,用之尤宜。

笔者临证多将葶苈子用于咳嗽患儿,其泻肺的力量较桑白皮更甚,通过泻肺而达到止咳平喘的功效。需注意,对于咳嗽明显的患儿,葶苈子炒用,可提高芥子苷的含量,能达到更好的镇咳效果。笔者临床使用心得:针对肺炎咳喘患儿,听诊肺部若闻及水泡音迟迟不消,加之患儿正气充足,属实证者,可用葶苈子泻之。

此外,用葶苈子治疗因慢性咳嗽引起的心悸、乏力患儿,亦获良效。葶苈子的另一个主要功效为对心脏的作用。葶苈子中的葶苈苷、葶苈子水提物,能起到"强心、利尿"的作用。《素问·咳论》言:"心咳之状,咳则心痛,喉中介介如梗状,甚则咽肿喉痹。"所以在临床上,见患儿咳嗽、喉痹、咽痛、咽肿者,宜用之。

笔者临床体会:葶苈子通过泻肺、利水的作用,可以在一定程度上减轻心脏负荷,因此对于痰涎壅盛导致的咳喘患儿,具有泻肺平喘的功效。同时,因其能利水道,所以可治疗水肿、悬饮。此乃导上焦之水,从下焦而出。

杏仁

【药性与功效】苦,微温,有小毒,归肺、大肠经。降气止咳平喘,润肠通便。

【现代药理】具有镇咳、平喘、通便、抗炎、镇痛、增强机体细胞免疫功能、抗消化性溃疡、杀虫和抗突变等功效。

【临证经验】杏仁主降肺、大肠之气,如《神农本草经》言其"主咳逆上气,雷鸣,喉痹下气",后世《本草便读》云其"功专降气"。杏仁因降肺气,而能止咳平喘;因降肠气,而能润肠通便。诚如《本草便读》对其的评价:"功专降气,气降则痰消嗽止。能润大肠,故大肠气闭者可用之。"

杏仁中的杏仁苷在体内的分解产物,能起到类似中枢性镇咳药的效果,使呼吸加深,咳嗽减轻,咳痰容易。杏仁能降肺与大肠之气,从而发挥止咳平喘、润肠通便之功效,此外对于体内气机的调节也有非常积极的作用。从玄微府角度来看,杏仁能调节组织微循环中气机的升降出入。因此笔者在临证中,若遇患儿咳喘兼见便溏或平素胃肠道易过敏,则慎用杏仁;若遇患儿咳喘兼见便秘,则杏仁最宜用。

临床亦有杏仁和紫苏子功效区别的困惑,二者虽均走肺和大肠经,但略有侧重。杏仁更擅长降肺气,紫苏子更强于降肠胃之气。从化痰的角度来讲,杏仁化痰之力稍弱于紫苏子。

笔者在临证中,杏仁的用量一般不超过10g。若用量偏大、服用时间较长,则容易出现杏仁苷在体内分解后产生氢氰酸而中毒,表现出头晕、呕吐、心悸等不适症状。

紫苏子

【药性与功效】辛，温，归肺、大肠经。降气化痰，止咳平喘，润肠通便。

【现代药理】具有镇咳、祛痰、平喘作用，还有抗炎、抗过敏、增强免疫功能、改善学习记忆能力等作用。

【临证经验】紫苏子和杏仁的功效相似，均降气、止咳平喘、润肠通便。但紫苏子较杏仁更加温和，更适合小儿体质。《本经逢原》说紫苏子"为除喘定嗽、消痰顺气之良剂"，此语验之于儿科临床，更为得宜。紫苏子化痰之力亦较杏仁强。《药品化义》云："苏子主降，味辛气香主散，降而且散，故专利郁痰。"苏子既能降气，又能散"郁痰"，此为其在儿科临床所独有的功效。"郁痰"的存在，也可能成为影响患儿记忆力的因素之一。而紫苏子可以改善学习记忆能力。这种能力可能与它含有氨基酸、维生素与微量元素有关。

紫苏子能利膈宽肠，所以笔者在临证时，不独用于咳喘，对于腹痛、纳差、厌食、消化不良等肠道玄府不畅者，用之亦较多。

与杏仁相似，在使用过程中，需关注患儿的大便情况，若平素便溏，则用之当慎。

百部

【药性与功效】甘、苦，微温，归肺经。润肺下气止咳，杀虫灭虱。

【现代药理】具有镇咳、驱虫作用，此外对多种病毒、细菌都有不同程度的抑制作用，对多种皮肤真菌也有抑制作用，对头虱、体虱、阴虱均有一定的杀灭作用，还具有镇静、镇痛作用。

【临证经验】百部是一味镇咳药，如《本草正义》说"凡有咳嗽，可通用之"。这点与最早记录它的《名医别录》所见相同，言其"主治咳嗽上气"。止咳的同时还可润肺，因此新久咳嗽均可用之。对于外感新咳，从微观层面讲存在局部炎症反应，而百部具有抗菌、抗病毒作用，是以下气止咳之效佳；对于久病咳嗽，百部因含具有镇咳作用的百部碱，结合其润肺止咳的作用，是以镇咳效果亦佳。因此，针对咳嗽可通用之。笔者临证中，在咳嗽整个治疗过程的早期和晚期均用百部。

百部还有杀虫灭虱的作用。这里的"虫"从中医的玄府微观辨证角度讲，部分可能与细菌、病毒、真菌相对应。而现代药理研究表明，百部具有抗菌、抗病毒及抗真菌等作用。因此无论是在体表皮肤，还是在脏腑黏膜表面，百部都有一定的"杀虫"作用。故临证见患儿咳嗽伴有皮肤红疹或痒疹，则首选此药。

紫菀

【药性与功效】苦、辛,温,归肺经。润肺下气,化痰止咳。

【现代药理】具有祛痰、镇咳、平喘作用,此外还有抑菌、抗病毒及利尿等作用。

【临证经验】紫菀有较好的祛痰作用,而且这个痰也多为"郁痰"。《神农本草经》云其"主咳逆上气,胸中寒热结气"。紫菀长于降肺气,开肺郁,化痰浊,止咳逆,故而为"肺病要药"。因此,从中医宏观辨证的角度来看,紫菀具有润肺、下气、化痰和止咳作用。微观角度,紫菀所含多种成分,如紫菀酮、表紫菀酮、香豆素等,均具有很好的祛痰作用。从玄微府的角度来看,肺玄府中有痰液,阻滞了肺泡、毛细动静脉之间的物质和能量交换,出现"郁痰",影响气机的升降出入。因此,紫菀能开郁,可开玄府之郁闭,从而可祛较深部位之痰。

《本草从新》言紫菀"专治血痰,为血劳圣药"。紫菀能化痰,还可通利小肠。若患儿咳嗽日久、咳痰甚至痰中带血,伴有喉痹、咽肿等,则多用之。《素问·咳论》云:"心咳不已,则小肠受之,小肠咳状,咳而失气,气与咳俱失。"此处失气,更倾向于气失去其"升降出入"的约束能力。故见患儿咳嗽频发,可出现气短、气促等症状。

在儿科临床中,紫菀可深入地祛痰止咳,开玄府"郁痰"而起到止咳平喘之功,同时还能理小肠咳之升降失常之气,利小便而开肺郁。

枇杷叶

【药性与功效】苦,微寒,归肺、胃经。清肺止咳,降逆止呕。

【现代药理】具有镇咳、祛痰、抗炎、镇痛、显著增加胃肠蠕动、促进胃液分泌、抗病毒及抗菌等作用。

【临证经验】枇杷叶归肺、胃经。因其性微寒,故主治热咳。从功效来讲,《本草征要》言其"长于降气,气降则火清痰顺"。因此,枇杷叶所治咳嗽,更倾向于《素问·咳论》所载"脾咳不已,则胃受之,胃咳之状,咳而呕"。需注意,枇杷叶味苦微寒,能清肺热、降肺气。对于止呕而言,主要针对的也是胃脘郁热导致的呕吐,故《本草约言》载其"下胃热之气逆,为呕吐之奇方"。对于患儿而言,食积、积滞容易出现上述情况。从玄微府的角度来看,枇杷叶止呕乃因其所含绿原酸能增加胃肠蠕动,可调节胃肠气机之升降。

笔者临证使用此药,治疗咳嗽为首选,因其具有清肺、降气、平喘之功。若积滞化热,出现了腹痛、恶心等症状,亦多选用。尤其是婴幼儿咳喘,多伴呕吐、反胃、呃逆等症。止咳为主,则蜜制;止呕为主,则生用。

款冬花

【药性与功效】辛、微苦,温,归肺经。润肺下气,止咳化痰。

【现代药理】具有镇咳、祛痰、平喘、抗炎等作用。

【临证经验】《神农本草经》言其"主咳逆上气,善喘,喉痹,诸惊痫,寒热邪气";《本草汇言》称其为"治嗽要药";《药品化义》更赞其"久嗽肺虚,尤不可缺"。因此,患儿久咳、久嗽、反复缠绵者,宜用之。外感新咳宜生用,内伤久咳宜炙用。

款冬花和紫菀的功效类似,但紫菀有开"郁痰"之功,入血分,化痰更宜;款冬花走气分,止咳更佳。《本经疏证》言:"风寒水气盛者,多不甚用款冬,但用紫菀。"与温补药配伍则可用款冬花。因此,款冬花偏于扶正,紫菀偏于祛邪。蜜炙后,款冬花扶正之力更强。

款冬花有升高血压和兴奋呼吸的作用,与款冬花素和款冬酮有关。

(二)清热化痰药

浙贝母

【药性与功效】苦,寒,归肺、心经。清热化痰止咳,解毒散结消痈。

【现代药理】具有祛痰、镇咳、平喘、镇痛、镇静等作用。

【临证经验】浙贝母性寒,入肺经可清热化痰止咳,入心经可解毒散结消痈。

浙贝母能化痰,如《本草求原》言其"功专解毒,兼散痰滞",故可化之痰亦为"郁痰"。郁痰可化热,热痰可成毒。《本草纲目拾遗》言其"解毒利痰,开宣肺气,凡肺家挟风火有痰者宜此"。从玄微府的角度来看,肺病咳喘,正邪交争,痰浊闭阻,肺气不宣,风火相杂,内郁而成痰热,此为肺玄府郁闭之证,而浙贝母中的浙贝甲素、浙贝乙素均可开此郁结,祛痰外出,宣肺散结。

浙贝母能消痈。《素问·至真要大论》言:"诸痛痒疮,皆属于心。"《本草正义》言"其力颇猛,抑且破坚消核,治痈肿瘰疬疡痰核,其效甚速"。儿科临床常遇喉痹、乳蛾、牙龈肿痛等患儿,局部玄府郁闭,气血郁蒸,久而成毒。故感冒、咳嗽、喉痹、乳蛾、腺样体肥大等患儿,若局部郁痰、浊热影响玄府畅通,均可用此药。

瓜蒌

【药性与功效】甘、微苦,寒,归肺、胃、大肠经。清热化痰,宽胸散结,润肠通便。

【现代药理】具有祛痰、抑菌、抑制溃疡等作用。

【临证经验】《本草纲目》言瓜蒌"润肺燥,降火,治咳嗽,涤痰结,利咽喉,止消渴,利大肠,消痈肿疮毒"。儿科临床常用其清热化痰、宽胸散结和润肠通便之功。

从微观角度讲,瓜蒌中含有的氨基酸具有较好的祛痰效果,所含天门冬氨酸能促进细胞免疫,有利于减轻炎症、减少分泌物,并使痰液黏度下降而易于咳出。对肺部炎症或肠道的敏感,均有积极作用。笔者临证常将其用于肺热咳喘的治疗。

虽然胸痹在儿科临床不常见,但宽胸散结之用贯穿于使用瓜蒌的全过程——理胸中之气滞,畅三焦之郁闭。与浙贝母相类似,瓜蒌也可消痈;局部气血郁蒸成毒者,如喉痹、乳蛾、腺样体肥大等,尤宜。

瓜蒌壳、瓜蒌子和瓜蒌的功效有所不同。瓜蒌壳长于理气宽胸,瓜蒌子长于润肠通便,但笔者临证用瓜蒌的效果较壳和子更优。瓜蒌有通便的作用,若患儿咳嗽伴有便秘,可首选之。

前胡

【药性与功效】苦、辛,微寒,归肺经。降气化痰,疏散风热。

【现代药理】具有祛痰、平喘、镇咳,以及抗菌、抗炎、镇静、解痉、抗过敏等作用。

【临证经验】前胡性微寒,药性不显著,所以无论病性寒、热,都可用之;有化痰、降气之功,首先是祛肺窍之痰,痰减少了,肺的宣发肃降方能通畅。《名医别录》言其"主治痰满,胸胁中痞,心腹结气,风头痛,去痰实,下气"。现代药理研究表明,本品煎剂可显著增加呼吸道黏液分泌,且持续时间较长,具有较强且持久的排痰作用。《本草正义》言其"微苦而降,以下气消痰为长",更切合临床。

《药义明辨》言"其功先在散结,结散则气下,而痰亦降,所以为痰气要药",故此痰盘结于玄府深处。临床中患儿干咳,但剧咳后易排出顽痰者,宜用之。

竹茹

【药性与功效】甘,微寒,归肺、胃、心、胆经。清热化痰,除烦,止呕。

【现代药理】对白色葡萄球菌、枯草杆菌、大肠杆菌均有较强的抑制作用。

【临证经验】竹茹入肺经,清热化痰而止咳;入胃经,清胃降逆而止呕;入心、胆经,化痰热,宁心神。

《本草汇言》提到竹茹"善除阳明一切火热、痰气为疾"。"痰气"可理解为水气中较为黏稠者,若阻于肺、胃、心、胆诸经玄府则发病。竹茹可化此痰气。小儿患病后,自身耐受性差,易出现烦躁不安等症状。《伤寒指掌》中烦者"欲吐不得吐,欲眠不得眠,心烦意乱,不能自主,病患自知其苦,外无形象可见也"。《药品化义》说:"惊悸怔忡,心烦躁乱,睡卧不宁,此皆胆胃热痰之证,悉能奏效。"胆胃热痰影响患儿心神之"安",这种不安的状态即为烦。从微观角度来看,把玄府中的痰热郁结的状态打开,才能让心神"安"下来。因此,无论是外感初期,还是热病后期,"烦"均较为常见。故对于儿科痰热咳嗽、痰火扰心、胆郁痰扰、胃热呕吐等均宜用之。

此外,竹茹尚有止血之效,患儿痰咳伴鼻衄者更宜用之。竹茹是为数不多的能抑制肠道菌群的一味中药,对改善肠道菌群结构有积极作用。

胆南星

【药性与功效】苦、微辛,凉,归肝、胆、脾经。清热化痰,息风定惊。

【现代药理】具有祛痰、抗惊厥和中枢抑制等作用。

【临证经验】天南星气温而燥烈,《本草正义》言其"功用与半夏相似,而燥烈过之",但经过牛胆汁炮制后变成胆南星,气由温而转凉,燥烈之性减。儿科临床上,胆南星最常用于化痰,且善化顽痰。《本经逢原》云:"南星、半夏皆治痰药也,然南星专走经络,故中风、麻痹以之为响导。"从微观来看,南星祛痰,口服后反射性增加支气管、气管分泌组织液,让痰变得清稀,从而更容易排出。此痰更偏向于经络之痰,即"无形之痰",或称之为风痰;随气上下,无处不在,不但影响肺之气机升降出入,还能影响肝经和脾经,进而使患儿出现眩晕、癫痫、惊风等情志症状。胆南星主要入肝胆经,其祛痰之功,从玄府视角来看,即将肝经中的风痰、无形之痰稀释后,上下分消。

笔者临床中,肝胆痰热而见咳嗽、鼻室、鼻渊等病者,常用此药。

天竺黄

【药性与功效】甘,寒,归心、肝经。清热化痰,清心定惊。

【现代药理】具有镇痛、抗炎、抑制革兰氏阳性菌等作用。

【临证经验】胆南星治风痰,而天竺黄则治惊痰。《本草汇言》载其为治"婴科惊痰要剂"。《本草正》又云:"善开风痰,降热痰。治……痰滞胸膈,烦闷癫痫。清心火,镇心气,醒脾疏肝。明眼目,安惊悸。疗小儿风痰急惊客忤。……亦治金疮,并内热药毒。"天竺黄为清热化痰药,但偏走心经,有定惊安神之妙。此外,其能深入心肝之络,搜风逐痰。

关于客忤,《诸病源候论》言:"小儿中客忤者,是小儿神气软弱,忽有非常之物,或未经识见之人触之,与鬼神气相忤而发病,谓之客忤也,亦名中客,又名中人。"客忤伤心和惊痰扰心,都有可能出现前面所提到的抽动、癫痫、惊悸、夜啼等症状。笔者临证中,见此类疾病,属痰热内扰者,多用天竺黄。

川贝母

【药性与功效】苦、甘,微寒,归肺、心经。清热化痰,润肺止咳,散结消肿。

【现代药理】具有祛痰、镇咳、降压、解痉、止泻、镇痛、催眠等作用。

【临证经验】川贝母的主要成分是生物碱,如川贝碱、西贝母碱等;这些物质具有明显的祛痰、镇咳作用,还能够松弛支气管的平滑肌,有利于排出深部的痰浊。

川贝母的功效与浙贝母有明显的区别。川贝母药性甘润,适用于阴虚肺燥的咳嗽,能润肺止咳,宜于内伤久咳,燥痰内蕴者;浙贝母药性偏苦寒,长于清泄,主要用于痰热郁肺者。从微观角度来看,川贝母中的西贝母碱能够提高人体耐缺氧的能力,从而降低组织对氧气的需求。其散结之力较浙贝母逊色,所以散结一般用浙贝母。

笔者临证多于久咳阴虚燥痰时用此药。

桔梗

【药性与功效】苦、辛,平,归肺经。宣肺,祛痰,利咽,排脓。

【现代药理】具有祛痰、止咳、抗菌、抗炎、免疫增强、镇静、镇痛、解热、抗过敏等作用。

【临证经验】桔梗单归肺经,《本草征要》言其"功著于华盖之脏"。《珍珠囊药性赋》总结:"其用有四:止咽痛,兼除鼻塞;利膈气,仍治肺痈;一为诸药之舟楫;一为肺部之引经。"功效中的宣肺主要是说明其他几个功效的特征。桔梗适用于外感咳嗽痰多、外感风热咽喉不利、肺痈,通过宣肺来祛痰、利咽、排脓。

桔梗所含皂苷能促进呼吸道黏蛋白释放,有较强的排痰作用。桔梗的煎剂、水提物均有良好的止咳效果。但因其对黏膜的刺激作用,同样可作用于胃黏膜,故桔梗的剂量若过大,则刺激胃黏膜,易出现恶心、呕吐等症状。故脾胃功能差者,需把握好桔梗用量,不宜过大;需控制疗程,不宜久用。笔者临证用之较慎,若患儿对症,斟酌后亦会使用。

桔梗为肺部引经使药,即诸药之舟楫。单用无明显平喘作用,但配伍成复方则作用明显。

青礞石

【药性与功效】甘、咸,平,归肺、心、肝经。坠痰下气,平肝镇惊。

【现代药理】具有化痰、利水、泻下等作用。

【临证经验】青礞石性烈而具坠降之性,《本草发明》言其"走下之性,坠痰为最";《神农本草经疏》又言其"能消一切积聚痰结",故燥咳患儿,津液不足,内有老痰胶结,致令患儿久咳不愈者,可用此药坠痰散结。

怪病多从痰论治。抽动症属儿科"怪病",若患儿面部或肢体不自主抽动,经平肝息风、通络化痰治疗后,效欠佳者,可考虑青礞石。《本草纲目》言其"使木平气下,而痰积通利,诸证自除",故笔者于抽动症治疗中亦用此药。

(三)温化寒痰药

白前

【药性与功效】辛、苦,微温,归肺经。降气、化痰、止咳。

【现代药理】具有镇咳、祛痰、平喘、抗炎、镇痛等作用。

【临证经验】白前性温,可温化寒痰。《本草易读》言其"降冲逆而止咳,破壅塞而消痰",且其走窜之力强。《名医别录》又云:"主治胸胁逆气,咳嗽上气。"通过降肺气,破开玄府深处之痰结,进而发挥消痰、止咳之功,故白前降气的作用较突出。

皂角刺

【药性与功效】辛,温,归肝、胃经。消肿排脓,祛风杀虫。

【临证经验】皂角刺和皂角同出于皂荚树,但皂荚有毒,故以皂角刺代替之。虽然皂角刺的功效不及皂荚,但笔者临证使用较少,每多用其祛顽痰和散结之功(此功归属皂荚)。

治疗乳蛾、腺样体肥大、鼻窒、打鼾等疾病,用此药。对顽固的痰核、瘰疬进行散结,可配合王不留行、桃仁。皂角刺影射出皂荚的部分功能,笔者视其为三棱、莪术类药。

旋覆花

【药性与功效】苦、辛、咸,微温,归肺、胃、脾、大肠经。降气行水化痰,降逆止呕。

【现代药理】具有镇咳、祛痰、抑菌、抑真菌、抗炎、促进胆汁分泌等作用。

【临证经验】旋覆花治有痰咳嗽。《本草汇言》言:"用旋覆花,虚实寒热,随证加入,无不应手获效。"《本草新编》言其"治气逆甚神"。旋覆花微温,药性不明显;咳嗽痰黏稠,寒热虚实,都可用之。

《神农本草经》总结其"主结气、胁下满、惊悸,除水,去五脏间寒热,补中下气"。此处结气、胁下满,走少阳经,虽未言此药归肝经,但从其功效来看,可疏导胁下气机。故笔者临证治疗抽动症患儿,常取其疏导胁下肝经气结之功。

旋覆花所含黄酮类成分能缓解组胺引起的支气管痉挛,但较氨茶碱的作用慢而弱。

笔者临证,对于表现出明显支气管痉挛的过敏相关咳嗽,如哮喘或咳嗽变异性哮喘,多选此药。

白附子

【药性与功效】辛,温,有毒,归胃、肝经。燥湿化痰,祛风止痉,止痛,解毒散结。

【现代药理】具有祛痰、镇咳、镇静催眠、抗惊厥、抗炎等作用。

【临证经验】白附子辛温而燥,《本草从新》言其"祛风痰"。其性上行,走于头面部,凡抽动属肝风夹痰滞于头面者,或眨目、清嗓、摇头、咧嘴者,皆可用之。

白芥子

【药性与功效】辛,温,归肺、胃经。温肺豁痰,利气散结,通络止痛。

【现代药理】具有祛痰、镇咳、平喘、抗炎等作用。

【临证经验】《神农本草经疏》言白芥子"味极辛,气温。能搜剔内外痰结,及胸膈寒痰,冷涩壅者殊效",擅于温肺化痰,祛寒散结。《药品化义》又云其"通利甚锐,专开结痰,痰属热者能解、属寒者能散。痰在皮里膜外,非此不达;在四肢两胁,非此不通"。可见白芥子化痰之力甚强,善除皮里膜外之痰,如颈部痰核瘰疬或淋巴结肿大等,悉宜用之。

半夏

【药性与功效】辛,温,有毒,归脾、胃、肺经。燥湿化痰,降逆止呕,消痞散结;外用消肿止痛。

【现代药理】具有止咳、祛痰、镇吐、促进胆汁分泌、抗炎、抑菌、增强免疫功能、利尿、镇静催眠等作用。

【临证经验】半夏的基本功效是燥湿化痰。消痞、散结是燥湿化痰的效果,止呕也与化痰有关。《本草发明》称其为"化痰之要药";《本草新编》云其"统治痰涎甚验"。《医学启源》曰:"半夏……治寒痰及形寒饮冷伤肺而咳,大和胃气,除胃寒,进饮食。治太阴痰厥头痛,非此不能除。"现代医学研究表明,痰为下气道内表黏膜受刺激后,渗出增多而成,故半夏可作用于下气道黏膜内表,有祛痰、止咳的功效。半夏辛温,能温化痰结,善治湿痰、寒痰。笔者临证时,对于热痰证偏湿,咳嗽痰量多,容易咳出者,喜用姜半夏配伍清热药(如长于清肺热的黄芩)来治疗,并不拘泥于半夏只治疗寒性痰。

痰浊阻滞,气机不畅而生痞、生结;半夏通过燥湿化痰,而消痞、散结。相较于咳嗽之狭义痰,此处所说之痰为广义之痰。

四、理 气 药

陈皮

【药性与功效】辛、苦,温,归脾、肺经。理气健脾,燥湿化痰。

【现代药理】具有调节胃肠运动、促进胃液分泌、抗溃疡、平喘、镇咳、祛痰、抗氧化、抗过敏、抑菌、保肝利胆等作用。

【临证经验】陈皮能理气健脾,兼可燥湿化痰,临证常用。《本草纲目》言"其治百病,总是取其理气燥湿之功。同补药则补,同泻药则泻,同升药则升,同降药则降",能够调节一身气机的升降出入,凡患儿有疾,需调气机者皆可用之。从微观玄府来看,气机决定了局部炎症病变的修复进程,气机顺畅,则抗损伤过程可积极有序进行,炎症反应的总体进程缩短,炎症恢复加快。

笔者临证中,最常将陈皮用于咳嗽患儿。五脏六腑的气机逆乱,均可出现咳嗽症状,正如《素问·咳论》所言"五脏六腑皆令人咳,非独肺也"。又有"皮毛者,肺之合也,皮毛先受邪气,邪气以从其合也"。可知,咳嗽多为肺先受邪;五脏六腑复受邪气,与气血经脉相合后,上至于肺,呈内外合邪之势,而令人咳。简而言之,咳嗽与内外合邪密切相关。而内外合邪,与气机升降出入、脏腑联系密切相关。若气机失常、脏腑失调,则病至,故陈皮在临床应用颇广,对于咳嗽、呕吐、腹痛、纳差、抽动症等尽皆可用。

枳壳、枳实

【药性与功效】辛、苦、酸,微寒,归脾、胃经。破气除痞,化痰消积。

【现代药理】具有调节胃肠运动、抗溃疡、利胆、抗氧化、抗菌、镇痛、护肝、利尿、抗过敏等作用。

【临证经验】枳实和枳壳同属于破气之品,入脾、胃经。《本草纲目》言:"枳实、枳壳……大抵其功皆能利气,气下则痰喘止,气行则痞胀消,气通则痛刺止,气利则后重除。"通过恢复气机的升降出入,达到定喘、止咳、化痰、止痛、除后重的治疗效果。临床使用非常广泛。笔者临证所用枳壳远多于枳实,因两者破气之力不同:若胃脘积滞,首选枳实;若仅胸脘气滞,无积滞,则首选枳壳。

《名医别录》说枳实"主除胸胁痰癖,逐停水,破结实,消胀满、心下急、痞痛、逆气、胁风痛,安胃气,止溏泄,明目"。作用部位包括胸胁、心下、胃,同时还能除胀满、破结实、止溏泄,由此可判断,枳实/枳壳行气的范围包括上、中、下三焦(以中焦为主);凡有气滞,皆可用之。

佛手

【药性与功效】辛、苦、酸,温,归肝、脾、胃、肺经。疏肝解郁,理气和中,燥湿化痰。

【现代药理】具有抗惊厥、抗过敏、平喘、祛痰、抗应激、调节免疫功能、抗肿瘤等作用。

【临证经验】与枳实、枳壳相比,佛手兼可疏肝解郁。《本草再新》说其"治气舒肝,和胃化痰,破积,治噎膈反胃,消癥瘕瘰疬"。佛手治疗的气机不畅部位偏向于肝和脾。《本草便读》言:"佛手……理气快膈,惟肝脾气滞者宜之,阴血不足者,亦嫌其燥耳。"肝脾气滞可用,血虚者慎用,防其燥烈伤阴。笔者临证中,对于痰浊加肝脾气滞者,首选佛手。现代药理研究表明,佛手可祛痰、平喘,还可抗惊厥、抗过敏、调节胃肠运动,对于改善局部微环境具有积极的作用,故广用于咳嗽、抽动症、湿疹、荨麻疹、鼻衄、哮喘等疾病。

香橼

【药性与功效】辛、苦、酸,温,归肝、脾、肺经。疏肝解郁,理气和中,燥湿化痰。

【现代药理】具有促进胃肠蠕动、健胃、祛痰、抗炎、抗病毒等作用。

【临证经验】香橼与佛手的功效相似,笔者临证用佛手远多于香橼。因《本草通玄》说:"香橼性中和,单用多用亦损正气,与参、术同行则无弊也。"若用香橼,恐损患儿正气,尚需配参、术,使处方复杂化。

香橼和佛手相比,更偏向于行气、燥湿、化痰,《本草便读》称之可"下气消痰,宽中快膈"。

木香

【药性与功效】辛、苦,温,归脾、胃、大肠、胆、三焦经。行气止痛,健脾消食。

【现代药理】具有抑制胃溃疡、促进胃肠运动、抑菌、抗炎等作用。煨制具有显著的抗腹泻作用。

【临证经验】木香辛散温行,气味芳香。《本草蒙筌》言其"散滞气于肺上膈,破结气于中下焦"。笔者临证中,若见患儿腹痛,考虑用之,如《本草正义》言其"专治气滞诸痛,于寒冷结痛尤其所宜";若见患儿腹泻,考虑用之,因木香可缓解腹泻。

需注意,若行气止痛为主,用生木香;若止泻为主,则首选煨木香。经不同的方法炮制后,治疗的侧重点有所差异。

青皮

【药性与功效】苦、辛,温,归肝、胆、胃经。疏肝破气,消积化滞。

【现代药理】具有促进消化液分泌和排出肠内积气、解痉(抑制肠管平滑肌,此作用强于陈皮)、利胆、祛痰、扩张支气管、平喘等作用。

【临证经验】与陈皮相比,青皮更善疏肝破气,是一味破气药。陈皮作用于中焦脾胃,青皮作用于下焦肝;陈皮作用缓和,青皮作用峻猛。《本草汇言》言:"青橘皮,破滞气,削坚积之药也。"适用于食积气滞、脘腹胀痛等气滞重症。取其破气散结之功,可用于气滞血瘀之癥瘕积聚,久疟痞块。

笔者临证用之较少,若见患儿性早熟出现乳房过早发育时,会对证用此药,主因其破气散结,能消癥瘕积聚。本品性烈,易耗气,故平素气虚患儿慎用。

沉香

【药性与功效】辛、苦,微温,归脾、胃、肾经。行气止痛,温中止呕,纳气平喘。

【现代药理】具有抑制回肠自主收缩、对抗组胺和乙酰胆碱引起的肠道痉挛性收缩、肠平滑肌解痉、镇静、安定、麻醉、镇痛、平喘、抗菌等作用。

【临证经验】沉香既能行气,又能温中。《本草汇言》言其"治诸冷气、逆气、气郁、气结,殊为专功";《本草通玄》赞其"温而不燥,行而不泄,扶脾而运行不倦,达肾而导火归元,有降气之功,无破气之害,洵为良品"。现代药理研究表明,沉香能对抗过敏介质组胺和乙酰胆碱引起的肠道痉挛性收缩、镇痛、镇静,故可治疗过敏性腹痛。可研末冲服,儿科用0.5g即可。

乌药

【药性与功效】辛,温,归肺、脾、肾、膀胱经。行气止痛,温肾散寒。

【现代药理】具有双向调节胃肠道平滑肌、促进消化液分泌、抗病毒、抑菌、抗炎、镇痛、保肝等作用。

【临证经验】乌药性温善走而有祛寒止痛之功。《本草求真》言:"凡一切病之属于气逆而见胸腹不快者,皆宜用此。功与木香、香附同为一类。但木香苦温,入脾爽滞,每于食积则宜;香附辛苦,入肝胆二经,开郁散结,每于忧郁则妙。此则逆邪横胸,无处不达,故用以为胸腹逆邪要药耳。"可散气滞,与木香和香附相类,但乌药更为平和,无处不达,无论是否夹滞、兼郁,皆可用之。此处气滞,多为寒凝气滞,如《本草思辨录》言其"凡病之属气而涉寒者皆可治"。同时此药能温下元,散寒滞,故对下焦虚冷之尿频亦有良效。笔者常于导赤散中加乌药,在泻心火的同时,不令肾水过凉。

五、化 湿 药

厚朴

【药性与功效】苦、辛,温,归脾、胃、肺、大肠经。燥湿,行气消积,消痰平喘。

【现代药理】具有抑菌、松弛中枢性肌肉、防治胃溃疡等作用。

【临证经验】厚朴的作用主要有三:其一,燥湿。其味苦温而能燥湿,多用于寒湿腹泻。其二,行气消积。《长沙药解》言其"善破壅滞而消胀满"。积滞、感冒夹积等患儿,肠腑不通者,可用之。其三,消痰平喘。《伤寒论》言:"喘家,作桂枝汤,加厚朴、杏子佳。"《名医别录》又云其"益气,消痰,下气"。《长沙药解》载其"降冲逆而止嗽,破壅阻而定喘"。

笔者临证中,喜用厚朴,尤其对于咳嗽患儿。除因其可消痰平喘外,还因其可行气、消积。肺与大肠相表里,患儿咳喘时,易出现肠胃功能问题,如纳呆、积滞等;肠道气机阻滞,则反过来影响咳嗽的恢复。厚朴可通腑,此时用之尤宜。

厚朴有通玄府之功,所含厚朴碱、异厚朴酚有明显的中枢性肌肉松弛作用,可缓解微循环中的平滑肌痉挛。故咳嗽、抽动、感冒、乳蛾等,伴痰湿内阻、玄府不畅者,均可用之。

藿香

【药性与功效】辛,微温,归脾、胃、肺经。芳香化湿,和中止呕,发表解暑。

【现代药理】具有调节胃肠道功能、止咳、祛痰、平喘、抗炎、镇痛、抗菌、抗病毒、收敛止泻、扩张微血管而略发汗等作用。

【临证经验】藿香可化中焦湿邪,药性微温,作用温和,寒湿中阻或湿热中阻者都可运用;藿香止呕,适用于中焦有湿浊导致胃气上逆的呕吐;藿香解暑,加之性微温,实则治疗外感风寒、内有湿浊的感冒。

本品芳香化湿,如《本草正义》所言"芳香而不嫌其猛烈,温煦而不偏于燥热",也就是不温燥,不容易耗伤津液。凡出现脾为湿困,见纳差、苔腻、不思食、不欲食等,皆可用之,诚如《本草正义》所说"藿香……助脾胃正气,为湿困脾阳,倦怠无力、饮食不甘、舌苔浊垢者最捷之药"。

笔者临证,每遇患儿湿阻中焦,无论寒热,兼或不兼表证,多用之,取其温和化湿之意。

豆蔻

【药性与功效】辛,温,归肺、脾、胃经。化湿行气,温中止呕,开胃消食。

【现代药理】具有促进胃液分泌、促进胃肠蠕动、除胃肠积气、止呕等作用。

【临证经验】豆蔻即白豆蔻。《玉楸药解》概括豆蔻的功效为"最驱膈上郁浊,极疗恶心呕哕",主因其辛香的性味。《本草通玄》言:"白豆蔻……其功全在芳香之气,一经火炒,便减功力;即入汤液,但当研细……乘沸点服尤妙。"药粉足够细,在他药煎好 1~2 分钟时放入,能最大限度激发豆蔻的药效。可见,用豆蔻若得良效,煎煮是关键,此为笔者少用豆蔻的一个客观因素;若患儿家长做不到,药效则受影响,故常以他药代之。此外,白豆蔻温燥之性较草豆蔻轻,归经有肺经,所以湿温病初起,湿热之邪中阻,胸脘满闷者可用之。

笔者多用三仁汤。三仁汤可宣上、畅中、渗下(其中的白豆蔻"畅中"),以奏宣畅三焦气机、清利湿热之功。正如《温病条辨》所言"以湿为阴邪故也,当于中焦求之"。

佩兰

【药性与功效】辛,平,归脾、胃、肺经。芳香化湿,醒脾开胃,发表解暑。

【现代药理】具有抑制流感病毒、祛痰等作用。

【临证经验】佩兰之功效与藿香相类,然其性平而不燥,以化湿浊、去陈腐为主。但藿香之力稍强,故笔者临证喜首选藿香,少加佩兰。

砂仁

【药性与功效】辛,温,归脾、胃、肾经。化湿开胃,温中止泻,理气安胎。

【现代药理】具有增强胃功能、促进消化液分泌、促进肠道运动、排出消化管内积气、助消化、除肠胀气等作用。

【临证经验】砂仁辛温而入脾胃经,且醒脾为其特点。《本草求真》言其"为醒脾调胃要药"。患儿平素厌食或外感热病,证属中焦脾胃为湿所困,如出现纳差、厌食、乏力、体瘦、喜甜食等症,可祛湿时,加醒脾化湿之砂仁,可开胃纳、进饮食,提高处方的整体疗效。

六、消 食 药

莱菔子

【药性与功效】辛、甘,平,归肺、脾、胃经。消食除胀,降气化痰。

【现代药理】具有镇咳、祛痰、平喘、抗菌、调节胃肠道功能等作用。

【临证经验】莱菔子性平,不拘寒热,但见痰浊中阻,或气滞中脘者,皆可用之。现代药理研究表明,莱菔子能够促进胃肠的排空。《本草正》言:"胃有气食停滞致成鼓胀者,非此不除。"

莱菔子可降气化痰,故笔者最常将其用于咳嗽兼见舌苔中厚者(提示中焦有食滞,首选此药)。莱菔子属于消食药中行气作用较强者,既能化食滞又能消痰浊,清除胃肠积滞,同时承肺气之下降,达降气化痰之功。

山楂

【药性与功效】酸、甘,微温,归脾、胃、肝经。消食健胃,行气散瘀,化浊降脂;焦山楂止泻。

【现代药理】具有调节胃肠功能(促进脂肪消化、胃消化酶分泌)、强心、降血压、抗血小板聚集、抗氧化、增强免疫功能、收缩子宫、抑菌等作用。

【临证经验】山楂味酸,擅化积滞。《日用本草》言其"化食积,行结气,健胃宽膈,消血痞气块"。《本草纲目》又云其"化饮食,消肉积癥瘕,痰饮痞满吞酸,滞血痛胀"。山楂能化气分食积,还可化血分之"滞血痛胀"。张锡纯称其为"化瘀血之要药"。从微观视角来看,山楂有促进脂肪消化、胃消化酶分泌的作用,反过来能够帮助患儿消化肉食。

生山楂、炒山楂多用于消食、散瘀;焦山楂、山楂炭多用于止泻。笔者临证体会,焦山楂消食之力亦不弱,加之炮制后酸味减弱,焦果香味浓郁,更易为小儿所接受。大便中有未消化食物时,提示患儿消化功能减弱,临证常以焦山楂消积化滞为用。

神曲

【药性与功效】甘、辛,温,归脾、胃经。消食和胃。

【现代药理】具有增进食欲、维持正常消化功能等作用。

【临证经验】神曲可助消化,如《滇南本草》言其"扶脾胃以进饮食,消隔宿停留胃内之食"。患儿食积,宿食隔夜不消化,伤食恶食,出现纳差、乏力、痞满、神欠者,可用之。神曲中含有较多的酵母菌和复合维生素B,能在消食积的同时,增进患儿食欲,维持正常消化功能,并且对患儿胃肠道已经发生的病变有调理和保护的作用。

需注意,《药性论》言神曲可"化水谷宿食,癥结积滞,健脾暖胃",此处癥结积滞可自体内生成,也可由饮食而入。如患儿服用的中药含磁石、牡蛎、石膏等,入胃后不易消化,易成癥结积滞,可加神曲以健脾暖胃。此外,神曲炒焦后,消食之功更强,但笔者临证喜用神曲,因其属酵母制剂,含有酵母菌和淀粉酶,而炒焦后恐影响上述成分的活性。

鸡内金

【药性与功效】甘,平,归脾、胃、小肠、膀胱经。消食健胃,涩精止遗,通淋化石。

【现代药理】具有增强胃运动功能、增强胃蛋白酶/胰脂肪酶活性、加强膀胱括约肌收缩等作用。

【临证经验】鸡内金能化积,《医学衷中参西录》言其"善化有形郁积",《滇南本草》称其能"宽中健脾,消食磨胃"。可见鸡内金能化胃脘有形之积滞。鸡内金能够促进胃液分泌,增加胃液酸度,可以提高胃的消化力,并增强胃脘的运动功能。

笔者临证多将鸡内金用于胃脘食滞证,取其能消磨食积之功。此外,鸡内金还能止遗。小儿遗尿在临床上较常见。鸡内金可以强化膀胱括约肌的收缩力,减少尿量和提高觉醒,对于小儿遗尿也适用。

麦芽

【药性与功效】甘,平,归脾、胃经。行气消食,健脾开胃,回乳消胀。

【现代药理】具有促进胃酸及胃蛋白酶分泌、助消化、抑制催乳素分泌、降血糖、抗真菌等作用。

【临证经验】《本草纲目》言麦芽"消化一切米、面、诸果食积"。现代药理研究表明,麦芽除了可促进胃酸、胃蛋白酶分泌,还能调节肠道菌群失调。近年来有研究表明,肠道菌群与多种疾病有相关性,如银屑病、过敏性疾病等。

此外,消食药中,仅麦芽有疏肝解郁之功,若食滞伴肝气不舒,症见脾气大、易怒等,首选麦芽。

谷芽

【药性与功效】甘,温,归脾、胃经。消食和中,健脾开胃。

【临证经验】具有助消化、抗过敏等作用。

谷芽和麦芽作用相似,对水果和米面积滞均有良效。《本草纲目》言其能"消导米、面、诸果食积"。炒谷芽因含有的淀粉酶较麦芽少,消化淀粉的功能不如麦芽,故针对积滞不甚者,可选谷芽。

谷芽抗过敏的作用较强,可通过抑制肥大细胞释放组胺,从而减轻过敏症状。

七、平肝息风药

（一）息风止痉药

僵蚕

【药性与功效】咸、辛，平，归肝、肺、胃经。息风止痉，祛风止痛，化痰散结。

【现代药理】具有镇静、催眠、抗惊厥、轻度抑菌等作用。

【临证经验】僵蚕既能祛风，又能化痰。《本草汇言》载其"善治一切风痰相火之疾"，无论风痰在脏腑抑或经络，皆可用之。风痰在肺、胃，出现咳嗽等，可用之祛风化痰；风痰在络，出现抽动（眨目、摇头、耸肩等），可用之祛风化痰、息风止痉；风热在皮肤之瘙痒，可用之祛风热而止痒。《神农本草经》言其"主小儿惊痫夜啼"，可见其镇静和抗惊厥之功颇著。僵蚕多用于小儿急惊风兼痰热者，取其祛风止痉、清热化痰之功。

笔者临证，对于上气道咳嗽综合征属风痰袭肺者，常用之；对于风热引起的皮肤过敏性疾病，亦常用之。

地龙

【药性与功效】咸，寒，归肝、脾、膀胱经。清热定惊，通络，平喘，利尿。

【现代药理】具有解热、镇静、抗惊厥、平喘、抗炎、镇痛、增强免疫功能、利尿、抗菌等作用。

【临证经验】历代本草多赞地龙清热之功，如《本草拾遗》言其疗"温病大热狂言……主天行诸热，小儿热病癫痫"。笔者临证主要取其平喘止咳之功。

清代叶桂提出了"久病入络"。患儿咳嗽日久，反复难愈者，可从久病入络考虑。诸多止咳平喘药中，既能止咳平喘又能通络者，仅地龙和穿山龙。因穿山龙粉末易引起过敏反应，故笔者临证多选用地龙。

天麻

【药性与功效】甘，平，归肝经。息风止痉，平抑肝阳，祛风通络。

【现代药理】具有镇静催眠、抗惊厥、改善学习记忆力、保护神经元、抗炎、镇痛、增强机体非特异性免疫和细胞免疫功能等作用。

【临证经验】天麻为祛风要药,药性平和,所以无论寒热之肝风内动皆适用。《本草汇言》载其可治"一切中风风痰"。抽动症见耸肩、眨眼、皱鼻、清嗓、摇头、四肢抽动等,皆可从肝风论治。《本草正义》言天麻"息风平肝,宁神镇静"。天麻具有镇静催眠、抗惊厥作用,专为小儿抽动症或多动症而生。《本草便读》又言其"内风可定,外风亦可定,各随佐使而立功耳"。由外风引动内风,内外合邪,亦可引起抽动症。而天麻可清外风、平内风,故抽动症用之最切。

天麻还可改善学习记忆力,然此类中药占比较少,其他如石菖蒲、人参、党参、太子参、刺五加等,与其具有的抗缺氧、抗疲劳功效密不可分。

蜈蚣

【药性与功效】辛,温,有毒,归肝经。息风镇痉,攻毒散结,通络止痛。

【现代药理】具有抗惊厥、抗炎、镇痛、抑菌、改善微循环等作用。

【临证经验】蜈蚣擅走窜通达,能祛风、止痉。《本草纲目》言其善治"小儿惊痫风搐"。现代药理研究表明,蜈蚣能改善微循环,可抗惊厥。患儿肝风内扰,致面部或肢体不自主抽动时,可用此品。

需注意,蜈蚣含有多种氨基酸和蛋白质,易引起超敏反应,故平素过敏体质患儿慎用。

羚羊角

【药性与功效】咸,寒,归肝、心经。平肝息风,清肝明目,清热解毒。

【现代药理】具有镇静、抗惊厥、解热、镇痛等作用。

【临证经验】羚羊角咸寒质重,入厥阴肝经。《本草便读》言其"治厥阴之风痉"。《本草纲目》又云其可治"小儿惊痫……筋脉挛急"。现代药理研究证明,羚羊角粉有抗惊厥、镇静和解热之功效。笔者临证中,每遇高热惊厥,热极生风所致惊痫抽搐,低年龄段患儿发热,多用之。温病壮热导致患儿神昏谵语者,用之亦有显著疗效。

(二)平抑肝阳药

牡蛎

【药性与功效】咸,微寒,归肝、胆、肾经。潜阳补阴,重镇安神,软坚散结,收敛固涩,制酸止痛。

【现代药理】具有镇静、抗惊厥、抗癫痫、镇痛、增强免疫功能等作用。

【临证经验】牡蛎有软坚散结之功,还可收敛固涩——上能敛肺止咳,下能固精缩尿。《长沙药解》言:"一切痰血癥瘕、瘿瘤瘰疬之类,得之则化,软坚消痞,功力独绝。"临证见咳嗽,有顽痰难出,痰核内结者,可用此除之。此外,症见鼻塞、打鼾、腺样体肥大、扁桃体肿大等,属痰核内结者,皆可用之。

《海药本草》言其"止盗汗,去烦热,治伤阴热疾,能补养安神,治孩子惊痫"。牡蛎有抗惊厥、抗癫痫作用,对小儿惊痫、抽动、多动均有良效。这类患儿易亢奋。牡蛎有"益阴潜阳"之功,能重镇安神,故笔者临证中,每遇抽动喜用之。此外,牡蛎还能缓解运动疲劳,故临床见患儿运动后劳累者,可酌用之。

蒺藜

【药性与功效】辛、苦,微温,有小毒,归肝经。平肝解郁,活血祛风,明目,止痒。

【现代药理】具有抑菌、抗过敏等作用。

【临证经验】《本草求真》言蒺藜可"宣散肝经风邪,凡因风盛而见目赤肿翳,并遍身白癜瘙痒难当者,服此治无不效"。笔者临证中,对于眼部各种症状多用蒺藜,因其能祛风、活血、平肝、止痒。故抽动症患儿见眨目、目痒者,多用之。

赭石

【药性与功效】苦,寒,归肝、心、肺、胃经。平肝潜阳,重镇降逆,凉血止血。

【现代药理】具有镇静、抗惊厥、抗炎、止血等作用。

【临证经验】赭石亦为平肝之药,能使上逆之气下降,《医学衷中参西录》言其"能生血兼能凉血,而其质重坠,又善镇逆气,降痰涎,止呕吐,通燥结"。赭石有重坠、沉降之力,能下逆气、坠痰涎,笔者临证每遇咳嗽气逆于上,用之;赭石入肝经,又有重镇之功,故亦多用于抽动症患儿,取其镇静、抗惊厥之功。

八、祛风湿药

(一)祛风寒湿药

徐长卿

【药性与功效】辛,温,归肝、胃经。祛风除湿,止痛,止痒。

【现代药理】具有镇静、镇痛、抗菌、抗炎、肠道平滑肌解痉等作用。

【临证经验】徐长卿主祛风除湿,可祛在表之皮疹,亦能祛关节中风湿。《生草药性备要》言其"能除风湿最效"。徐长卿可治疗小儿皮肤过敏,尤擅治风疹、皮疹(徐长卿兼能止痒、止痛,用之可缓解)。

威灵仙

【药性与功效】辛、咸,温,归膀胱经。祛风湿,通经络,止痛,消骨鲠。

【现代药理】具有镇痛抗炎、抗利尿、抗疟、利胆、抑菌、增强食管蠕动节律、加快食管蠕动频率、软化鱼骨刺(醋浸液)等作用。

【临证经验】有临床报道提示,威灵仙中的原白头翁素容易在体内聚合成白头翁素,出现偶发过敏反应,或过量服用后出现中毒症状。故笔者临证用此药较慎。

其功效与徐长卿相类似,然更长于疏通经络中风湿。《本草便读》言其"疏风邪,走络通经";《药品化义》又云其"性猛急,善走而不守,宣通十二经脉"。可见其通络、祛风湿之力颇强。然临床使用需要注意观察患儿有无过敏症状,尽量避免长时间使用,以免白头翁素在体内蓄积。威灵仙疏风走络之功,笔者多用于抽动症患儿。

威灵仙可消骨鲠,因其能增强食管的蠕动节律和幅度,又能够松弛平滑肌。

木瓜

【药性与功效】酸,温,归肝、脾经。舒筋活络,和胃化湿。

【现代药理】具有抗炎、镇痛、保肝、抑菌等作用。

【临证经验】木瓜酸温,气香入脾能芳香化湿,味酸入肝能舒筋缓急。《神农本草经疏》言其"温能通肌肉之滞,酸能敛濡满之湿……脾胃病也,夏月湿暑饮食之邪,伤于脾胃则挥霍撩乱,上吐下泻,甚则肝木乘脾而筋为之转也。温酸能和脾胃,固虚脱,兼之入肝而养筋,所以能疗肝脾所生之病也"。临证见腹泻,用木瓜芳香化湿和胃之功,以祛湿化痰;慢性咳嗽,病久及络者,可用此来敛肺、固肺、化络中之痰。

同时,木瓜还能温通肌肉之滞。患儿抽动,病程日久且迁延反复,风痰入络,滞于肌肉玄府,可予木瓜温通其滞。

伸筋草

【药性与功效】微苦、辛,温,归肝、脾、肾经。祛风除湿,舒筋活络。

【现代药理】具有镇痛、解热等作用。

【临证经验】伸筋草能舒筋活络。《滇南本草》言："其性走而不守,其用沉而不浮,得槟榔良。"风寒湿邪阻滞经络,在成人则为风湿,在小儿则有抽动。小儿抽动常见四肢不自主地抽动,为内风与湿浊相合而致。伸筋草辛温走窜,能祛络中风湿,故四肢抽动患儿可酌用之。

(二)祛风湿热药

丝瓜络

【药性与功效】甘,平,归肺、胃、肝经。祛风,通络,活血,下乳。

【现代药理】具有镇痛、镇静和抗炎等作用。

【临证经验】丝瓜络有祛风通络,化痰解毒之功。《本草纲目》言其"能通人之脉络脏腑而去风解毒,消肿化痰,祛痛杀虫,及治诸血病也",《本草再新》又云其"通经络,和血脉,化痰顺气"。故笔者临证遇肺炎后期患儿常用此药,用以吸收大病灶,达到解毒、通络、化痰、顺气之功效。

防己

【药性与功效】苦,寒,归膀胱、肺经。祛风湿,止痛,利水消肿。

【现代药理】具有增加排尿量、镇痛、抗炎、抗菌、抑制免疫、抗过敏等作用。

【临证经验】防己苦寒,祛风除湿热。《本草易读》言其能解"手足挛急之疾,关节肿痛之疴"。笔者临证多用其治疗抽动症患儿(手足挛急,反复发作,证属湿热阻滞经脉者,可用之)。

需注意,木防己擅于祛风湿止痛,对于抽动部位偏于上肢或颈肩者宜用。

(三)祛风湿强筋骨药

千年健

【药性与功效】苦、辛,温,归肝、肾经。祛风湿,强筋骨。

【现代药理】具有抗炎、镇痛、抗组胺、抗凝血等作用。

【临证经验】千年健辛温走窜,入肝肾经。《本草正义》言:"千年健……今恒用之于宣通经络,祛风逐痹,颇有应验。盖气味皆厚,亦辛温走窜之作用也。"从儿科临床来看,风痰阻滞经络,出现患儿不自主的抽动症状,发于四肢者,宜用此药。

九、补 虚 药

（一）补阴药

北沙参

【药性与功效】甘、微苦，微寒，归肺、胃经。养阴清肺，益胃生津。

【现代药理】具有抑制体液／细胞免疫、抗菌、抗真菌、镇静、镇痛、抑制 EB 病毒活性等作用。

【临证经验】每遇肺阴虚咳嗽，笔者喜用北沙参。《本草汇言》载沙参"治一切阴虚火炎，似虚似实，逆气不降，清气不升，为烦，为渴，为咳，为嗽，为胀，为满，不食"。《药笼小品》言其为"肺经轻清淡补之品"，补的便是肺经阴液之不足。肺阴虚证常出现在患儿咳嗽的病程当中。当患儿出现干咳少痰、咯血或咽干、喑哑等症状时，提示肺阴虚，这时需配伍北沙参以养阴清肺。现代药理研究表明，北沙参可镇咳、祛痰、平喘、调节免疫功能。故笔者喜用北沙参治疗肺阴虚咳嗽。

此外，北沙参对 EB 病毒有较强的抑制作用。EB 病毒感染后常见的传染性单核细胞增多症，可出现发热、淋巴结肿大、肝脾大、咽峡炎、眼睑水肿、皮疹等症状，且可涉及多系统损害，需要及时治疗。除此之外，EB 病毒还容易引起急性上呼吸道感染、急性胰腺炎、急性肾小球肾炎等问题，需要积极干预。而北沙参是所有中药当中，对此病毒抑制效果最好的一味。故笔者临证中，也将北沙参用于 EB 病毒感染引起的发热。

麦冬

【药性与功效】甘、微苦，微寒，归胃、肺、心经。养阴润肺，益胃生津，清心除烦。

【现代药理】具有增强免疫功能、抗炎、镇静等作用。

【临证经验】麦冬与北沙参相类，皆可养阴润肺。麦冬归心经，兼可疗心阴不足之证。《本草汇言》载其为"清心润肺之药也。主心气不足，惊悸怔忡，健忘恍惚，精神失守；或肺热肺燥，咳声连发，肺痿叶焦，短气虚喘，火伏肺中，咯血咳血；或虚劳客热，津液干少"。麦冬主治肺之津液不足，肺热肺燥、燥咳、咯血等津伤之证。因其养阴润燥，麦冬还可用于肠燥便秘。故麦冬可润上、中、下三焦，其中入中、上焦润肺，肺胃阴虚证见干咳或咳痰不爽、清嗓子、眨眼等宜用之；入下焦润肠，肠燥便秘宜用之。

需注意，麦冬与百合均入心经，但百合安神的作用更强，而麦冬润燥之力更甚。

百合

【药性与功效】甘,寒,归肺、心经。养阴润肺,清心安神。

【现代药理】具有镇咳、祛痰、镇静、抗缺氧、抗疲劳、提高免疫功能、抑菌等作用。

【临证经验】百合能养阴润肺,并能清心安神;与麦冬的功效非常类似,但又有不同。《本草纲目拾遗》言百合"清痰火,补虚损"。百合能养阴润肺,用治燥咳尤宜,且镇咳、祛痰之力稍强于麦冬。百合和麦冬均能增加局部津液的渗出,这个渗出既有炎性渗出(炎性渗出本身具有积极意义)又有生理性渗出,即我们所说的养阴作用。在这个基础上,百合清理局部炎症反应的作用更强一些,可祛痰外出。两味药偶有同用之时,以增强润肺或清心之功。

百合、麦冬、北沙参均有清补之力,在清热的同时,能滋阴增液。《本草便读》言百合"功专补虚清热",补中有清,清补兼施。与其他补阴药不同,百合还具有抗疲劳、抗缺氧等作用,尤其适用于平素体虚患儿。

龟甲

【药性与功效】咸、甘,微寒,归肾、肝、心经。滋阴潜阳,益肾健骨,养血补心,固经止崩。

【现代药理】具有调节生长发育、提高细胞免疫和体液免疫功能、提高耐缺氧能力、解热、补血、镇静等作用。

【临证经验】龟甲能滋阴潜阳,益肾健骨,如《神农本草经》言其"主……小儿囟不合"。同时,针对性早熟患儿出现的乳房发育问题,龟甲可降低甲状腺及肾上腺皮质功能,调节生长发育的状态。《本草纲目》言其"补心、补肾、补血,皆以养阴也……观龟甲所主诸病,皆属阴虚血弱"。而阴虚血弱正是小儿生长发育阶段常见的状态。正因为如此,小儿抽动或多动,或发育迟缓,或性早熟,都与此密切相关。故龟甲有促进生长发育、调节激素水平、提高免疫功能等多种作用。

(二)补气药

大枣

【药性与功效】甘,温,归脾、胃、心经。补中益气,养血安神。

【现代药理】具有增强肌力、增加体重、增强耐力、抗疲劳、促进骨髓造血、增强免疫功能、镇静、催眠、延缓衰老、抗氧化、抗过敏、抗炎等作用。

【临证经验】大枣补气,兼能养血。《名医别录》言其"补中益气,强力,除烦闷";《长沙药解》载其"味浓而质厚,则长于补血"。从现代药理学角度来看,大枣能促进骨髓造血而达补血之功,抗疲劳、抗氧化而有补气之用,同时还具有抗变态反应、抗炎等作用,故气血双补为大枣之特色。

同时,大枣还有一个重要的作用,即《医学衷中参西录》所言"能缓猛药健悍之性,使不伤脾胃";若方中有苦寒败胃之品,常佐大枣以护脾胃。所以笔者临证常用大枣。

太子参

【药性与功效】甘、微苦,平,归脾、肺经。补气健脾,生津润肺。

【现代药理】具有增强免疫功能、抗应激、抗疲劳、改善记忆力、延长寿命、提高小肠吸收功能、止咳、祛痰、抗菌、抗病毒、抗炎等作用。

【临证经验】太子参为气阴双补之品,作用平和,主要作用于肺,其次是心、脾,而对肾的作用不明显,因此,它主要适用于小儿。小儿乃稚阴稚阳之体,一般情况下不需滋补作用很强的药物。太子参不作用于肾,因此不会因为过用,造成小儿性早熟这类不良反应。

患儿之体虚,与家长护理和用药关系密切。如反复发热后,或发热后经过反复西医治疗,均能在短时间内损伤患儿脾胃元气。《饮片新参》言太子参能"补脾肺元气,止汗生津"。临证中,若出现纳差、食欲不振,或病后体虚、口渴、乏力、精神欠佳等脾虚之证,则首选太子参。

山药

【药性与功效】甘,平,归脾、肺、肾经。益气养阴,补脾肺肾,涩精止带。

【现代药理】对脾虚动物模型有预防和治疗作用(抑制胃排空运动及肠管推进运动,拮抗离体回肠的强直性收缩,增强小肠吸收功能,助消化,保护胃黏膜损伤),还具有提高免疫功能(非特异性免疫、特异性免疫和体液免疫)、抗氧化、抗衰老、抗刺激、麻醉镇痛和消炎抑菌等作用。

【临证经验】对于山药,《本草便读》言"凡脾虚泄泻、肺虚咳嗽、肾虚遗滑等证,皆可用之"。其性平,上能补肺,中能补脾,下能补肾。《本草正》言其"气轻性缓,非堪专任,故补脾肺必主参、术,补肾水必君茱、地,涩带浊须破故同研,固遗泄仗菟丝相济",故山药虽能平补三焦,但药力和缓,需配伍其他中药以分别发挥补脾、肺、肾之功效。现代药理研究表明,山药能增强免疫功能、助消化。笔者临床见脾胃疾病,如纳差、厌食、消化不良等,则用山药。

需注意,山药性黏腻,有助湿之嫌,故需关注患儿舌苔。麸炒后,补脾、止泻作用增强。

人参

【药性与功效】甘、微苦,微温,归肺、脾、心、肾经。大补元气,复脉固脱,补脾益肺,生津养血,安神益智。

【现代药理】具有抗休克、增强消化吸收功能、增强学习记忆力、促进造血功能、抗疲劳、抗衰老、增加血红蛋白含量、提升白细胞计数、增强免疫功能、抗应激、抗利尿等作用。

【临证经验】人参甘温,能大补元气,《本草正》言凡"脏腑之有气虚者皆能补之",兼能生血。《本草汇言》载其为"补气生血,助津养神之药也"。人参之功效颇多,儿科主要用于补气、健脾。根据患儿气虚的程度,人参所补之气虚最甚。患儿平素纳差、乏力、懒动、便溏、腹泻等,伤及脏腑元气者,首选人参。

人参微温,小儿服之,配伍得当,非但不会上火,还可提高患儿免疫功能、改善学习记忆力等。人参可益气健脾,亦能"开心益智",实为儿科良药。

需注意,3岁以下患儿,多用 3g。

党参

【药性与功效】甘,平,归脾、肺经。补脾肺气,补血,生津。

【现代药理】具有调节胃肠运动、抗溃疡、调节肠道菌群、升高外周血血红蛋白水平、增强免疫功能、改善学习记忆力、抗痴呆、延缓衰老、抗缺氧等作用。

【临证经验】党参属调补之品,太子参属清补之品。《本草从新》言党参"补中益气,和脾胃,除烦渴。中气微虚,用以调补,甚为平妥"。党参调补气血,较太子参力强,但仍属平和之品;在补气的作用上,和人参相去不远。《本草正义》称其"补脾养胃,润肺生津,健运中气,本与人参不甚相远"。故临证患儿需补脾益气养血者,若嫌太子参力弱,可用党参。现代药理研究表明,党参可增强免疫力、促进睡眠、改善学习记忆功能,且其所含的党参多糖能调节肠道菌群,促进双歧杆菌的生长,亦适用于小儿。

黄芪

【药性与功效】甘,微温,归脾、肺经。补气升阳,益卫固表,利水消肿,生津养血,行滞通痹,托毒排脓,敛疮生肌。

【现代药理】具有延长寿命、抗疲劳、耐低温、抗流感病毒、保护/促进造血功能、保护肾脏、消除尿蛋白、利尿、抗炎、增强免疫功能等作用。

【临证经验】黄芪甘温,以补气见长,主入脾经,为补中益气之要药,又能升举阳气。《本草正义》言其治"中气不振,脾土虚弱,清气下陷者最宜",《医学衷中参西录》又云其"能补气,兼能升气,善治胸中大气(即宗气……)下陷",皆言黄芪补气之功。然黄芪在补气的同时,还能解毒排脓,如《神农本草经》所说"黄芪……主痈疽,久败疮,排脓止痛……补虚"。现代药理研究表明,黄芪能增强机体免疫力、抗氧化、改善微循环、促进造血功能等,属扶正;还能抗炎、抗病毒等,属祛邪。黄芪祛邪与扶正兼俱,小剂量走里,大剂量走表。

白术

【药性与功效】甘、苦,温,归脾、胃经。健脾益气,燥湿利尿,止汗,安胎。

【现代药理】具有双向调节肠管活动、促进细胞免疫功能、提升白细胞计数、保肝、利胆、利尿、抗血凝、抗菌、镇静等作用。

【临证经验】白术有补脾胃气虚之功。《本草通玄》称:"白术……故补脾胃之药,更无出其右者。土旺则能健运,故不能食者、食停滞者、有痞积者,皆用之也。土旺则能胜湿,故患痰饮者、肿满者、湿痹者,皆赖之也。"土能胜湿。《本草求真》言:"凡水湿诸邪,靡不因其脾健而自除。"故凡用白术,患儿自有脾虚之状,或素体脾虚,或药邪所伤,或护理不当等。

有他邪兼湿者,亦可用之。从现代药理来看,白术可双向调节肠管活动、促进胃肠运动、抗消化道溃疡等。换成微观辨证的视角,白术可以健脾祛湿,保护消化道内表黏膜,在此基础上还有抗损伤的作用。

健脾止泻用炒白术,其余功能宜生用。

(三)补血药

熟地黄

【药性与功效】甘,微温,归肝、肾经。补血养阴,填精益髓。

【现代药理】具有促进血红细胞恢复、调节免疫功能、抗衰老、抗焦虑、改善学习记忆力等作用。

【临证经验】熟地黄具有补精和补血之力,《中药学》将其归入补血药。《本草正义》称其为"补中补血良剂";《本草分经》言其"治一切肝肾阴亏,虚损百病"。《本草备要》又云其"滋肾水、补真阴,填骨髓、生精血"。现代药理研究表明,熟地黄有促进造血的作用,由此可知,熟地黄补血、补阴之力着实不凡。

熟地黄虽无止咳之用,但笔者临证治咳多用此药。治咳需从正邪角度看待:从祛邪的角度,用杏仁、浙贝母、桑白皮等药物来清肺、化痰、降气;从扶正的角度,历代医家阐述得不多,像《丹溪心法》的大补阴丸、《慎斋遗书》的百合固金汤、《景岳全书》的金水六君煎,均从正虚角度,选用熟地黄以扶正,滋肺肾之阴,以润肺止咳,与常规用药方法不同。

此外,笔者喜用熟地黄治疗小儿生长发育缓慢,其机理亦为取其滋补肾阴、养血填精益髓之功效。

白芍

【药性与功效】苦、酸,微寒,归肝、脾经。养血调经,敛阴止汗,柔肝止痛,平抑肝阳。

【现代药理】具有抗肾损伤、抗肝损伤、抗脑缺血、镇静、抗抑郁、调节胃肠功能、调节免疫功能、抗炎、镇痛、解痉等作用。

【临证经验】白芍主入肝经,《本草新编》言其能"大滋其肝中之血"。养血敛阴,可使肝体得养,则能缓柔挛急之抽动;使肝阴得敛,则能平抑亢奋之肝阳。笔者常用此药治疗小儿抽动症,以敛阴、柔肝、平肝。因其亦入脾经,对于头面部或四肢肌肉痉挛、抽动等肝脾不和之证,尤宜。现代药理研究表明其可解痉。

此外,白芍能养血,用于治疗鼻衄等;能止汗,用于治疗自汗、盗汗等;能止痛,用于治疗腹痛等。对于咳嗽患儿,笔者也会用到白芍。白芍能止咳? 学生不解。

白芍可治肝咳。《黄帝内经》说:"肝咳之状,咳则两胁下痛,甚则不可以转,转则两胠下满。"儿科临床中,咳嗽伴胁下痛者少,但见咳嗽伴痰中血丝,或胸闷、精神欠佳等,亦可归入肝咳范畴。治法详备,如《幼幼集成》中的滋阴降火汤,用白芍以养血、疏肝而止咳血;人参败毒散,治风寒咳嗽,入白芍以息风柔肝;《赤水玄珠》中的葛根黄芩汤,治发热咳嗽,兼自汗等。

当归

【药性与功效】甘、辛,温,归肝、心、脾经。补血活血,调经止痛,润肠通便。

【现代药理】具有促进血红蛋白及红细胞生成、抗血栓、增强机体免疫功能、抑制炎症后期肉芽组织增生、抗脂质过氧化、抗菌等作用。

【临证经验】当归有补血之用,现代药理研究表明其能抗贫血、抗心肌缺血缺氧、抑制血小板聚集、降血栓等。其功用在血,但又不独主血。《日华子本草》言其"治一切风、一切血,补一切劳,破恶血,养新血及主癥癖"。从临证使用来看,肝风内动导致的抽动、多动,用之最切。

咳嗽用当归,古来有之。《太平惠民和剂局方》中的苏子降气汤,用当归止咳逆上气,兼能补虚;《保婴撮要》中的射干汤,用当归疗喑哑;《幼幼集成》中的滋阴降火汤,用当归治疗小儿咳嗽见血。笔者临证,若咳嗽患儿,晚上咳嗽较甚,见咽部充血红肿热痛,提示邪入血分,甚则痰中带血者,常用当归。此外,月经不调者,无论寒热虚实,可酌用此药。

阿胶

【药性与功效】甘,平,归肺、肝、肾经。补血,止血,滋阴润燥。

【现代药理】具有促进造血、降低血液黏度、抗肺损伤、增强免疫功能、抗炎等作用。

【临证经验】阿胶性平味甘质润,《本草求真》言其"专入肝经养血",《本草思辨录》称其"为补血圣药,不论何经,悉其所任"。临床以补血、生血为主。从现代药理学角度来看,阿胶可促进造血、降低血液黏度,对于失血性贫血和白细胞减少均有显著效果。

此外,阿胶还可用于治疗咳嗽,如《脏腑药式补正》言其"能降逆定喘,而止燥咳,疗咯血",宋代钱乙的补肺散用阿胶养血、润燥、止咳。笔者临证,见患儿久病血虚,或燥咳日久,体质属血虚者,常于膏方中入阿胶以补血润燥。

(四)补阳药

益智仁

【药性与功效】辛,温,归肾、脾经。暖肾固精缩尿,温脾开胃摄唾。

【现代药理】具有拮抗膀胱逼尿肌收缩反应、抗疲劳、中枢抑制、镇痛、免疫抑制、抗过敏、抗应激、延缓衰老、抗氧化等作用。

【临证经验】益智仁辛温,但却有摄纳之功。《神农本草经疏》说:"小便余沥,此皆肾气不固之证也。肾主纳气,虚则不能纳矣。"肾气虚,膀胱玄府开闭失权,治宜辛散与收摄并用,故笔者临证常用此药治疗小儿遗尿和小儿滞颐。

笔者临证中,中药的选择主要分两大类:一类是由药物本身的功效决定;一类是方剂中用到了这味药,或者对药、角药中用到了这味药,会作为君臣佐使配伍使用。以益智仁为例,偶用于腹泻,因《片玉心书》养脾丸中用到了此药。

淫羊藿

【药性与功效】辛、甘,温,归肾、肝经。补肾壮阳,强筋骨,祛风湿。

【现代药理】具有增强性功能、调节免疫功能、延缓性腺衰老、影响心血管系统 / 骨髓和造血系统功能、改善学习记忆力等作用。

【临证经验】淫羊藿温补肾阳，能强筋骨，祛风湿。《分类草药性》言其能"治咳嗽，去风，补肾而壮元阳"。笔者临证见小儿咳嗽，属肾阳虚者，多加此药。从体质上来讲，此类咳嗽的患儿多属阳虚，平素畏寒肢冷；从用药上来讲，可用附子剂，然附子有毒，容易引起变态反应，故常用淫羊藿代替。

鹿角胶、鹿角霜

【药性与功效】鹿角胶：甘、咸，温，归肾、肝经；温补肝肾，益精养血。鹿角霜：咸、涩，温，归肝、肾经；温肾助阳，收敛止血。

【现代药理】具有促进炎症修复、促进血小板生成等作用。

【临证经验】鹿角胶和鹿角霜之功效与鹿茸相似，都有如《本草纲目》所言"生精补髓，养血益阳，强筋健骨。治一切虚损，耳聋目暗，眩运虚痢"之功效。鹿角为血肉有情之品，能温振机体阳气。对于慢性炎症，特别是慢性鼻窦炎之类的病症，加入温阳药，有助于促进炎症修复。

同时，鹿角胶还能促进血小板生成。笔者临证常用阿胶配伍鹿角胶来升高血小板计数，启悟于《普济方》卷三百五十二《产后诸疾门》所载大效内补丸。

十、收　涩　药

（一）敛肺涩肠药

乌梅

【药性与功效】酸、涩，平，归肝、脾、肺、大肠经。敛肺止咳，涩肠止泻，安蛔止痛，生津止渴。

【现代药理】具有镇咳、止泻、促进胆汁分泌、抑制蛔虫活动、止血、抑菌、抗休克、增强免疫功能等作用。

【临证经验】乌梅味酸涩，《本草求真》言其"入肺则收，入肠则涩"，长于治肺虚不敛之久咳、肠滑不尽之久泻久痢，但其收敛之性不强，对于有邪气的情况，在祛邪的同时可配伍使用。现代药理研究表明，其能收缩平滑肌，有较好的镇咳作用。从微观来看，乌梅有较好的镇咳、止泻、止血、收缩平滑肌等药理作用。笔者临床常用乌梅敛肺止咳之功。小儿咳嗽，既需宣散，又需收敛，敛散相合，则咳疾可愈。

五味子

【药性与功效】酸、甘，温，归肺、心、肾经。收敛固涩，益气生津，补肾宁心。

【现代药理】具有兴奋神经系统各级中枢、镇咳、祛痰、增强机体对非特异性刺激的防御能力、提高免疫功能、抗氧化、利胆保肝、抑菌等作用。

【临证经验】五味子酸、甘、温，除了有广泛的收涩作用，还有补益诸脏作用。补肺之气，兼敛肺气，止咳平喘。《神农本草经》言其"主益气，咳逆上气"，具有敛肺、滋阴之功。《本草蒙筌》称其"入肺肾二经，收敛耗散之金，滋助不足之水"。收敛之力较乌梅强，若患儿表邪未解，或内有湿热等邪气盛时，皆不宜用，防其敛邪闭寇。此为笔者临证用五味子少于乌梅的一个重要原因。此外，还可补心气、补脾气、补肾气，而收敛相应之气。

五味子和乌梅均味酸，但五味子之酸更甚，成人尚且难耐，何况小儿？《本草求原》虽赞其为"咳嗽要药"，然笔者常以乌梅代之。《卫生宝鉴》中的九仙散和《太平惠民和剂局方》中的细辛五味子汤同时用到了乌梅和五味子，借其酸收之力敛肺止咳，但笔者极少将两药合用。

诃子

【药性与功效】苦、酸、涩，平，归肺、大肠经。涩肠止泻，敛肺止咳，降火利咽。

【现代药理】具有收敛止泻、抑制气管平滑肌收缩、抗氧化、抗病原微生物等作用。

【临证经验】诃子之味在酸的基础上又多了苦涩，"生用清金止嗽，煨熟固脾止泻"（《本经逢原》），有较强的抑制平滑肌收缩的作用，所以镇咳效果较好。同时，诃子具有收摄之力，"能收摄肺气之涣散"，用其敛肺降气，则清肺止咳效佳。

笔者临证，善用其治疗咽部症状，包括咽源性咳嗽，多配伍木蝴蝶，共取其收敛、清热解毒之用。

（二）固表止汗药

浮小麦

【药性与功效】甘，凉，归心经。固表止汗，益气，除热。

【现代药理】具有抑制汗腺分泌等作用。

【临证经验】浮小麦入心经，汗为心之液，故主要用于止汗。《本草纲目》言其能"益气除热，止自汗盗汗，骨蒸虚热，妇人劳热"。现代药理研究表明其可抑制汗腺分泌，故临证主要用于小儿汗证。诚如《本草便读》所言"汗乃心之津液，养心退热，津血不为火扰,则可无自汗盗汗之虑矣"。然浮小麦在止汗的同时,还能益气、清热除烦,这是其临床应用的亮点。

(三)固精缩尿止带药

桑螵蛸

【药性与功效】甘、咸,平,归肝、肾经。固精缩尿,补肾助阳。

【现代药理】具有抗利尿、抗缺氧、抗疲劳、抗氧化、促进消化液分泌等作用。

【临证经验】桑螵蛸甘平而走肾经,《本草便读》言其"固摄疗遗,益精壮肾",《神农本草经》言其"通五淋,利小便水道",《名医别录》言其能止"遗溺"。从现代药理的角度来看,桑螵蛸可抗利尿、助消化,故患儿脾虚纳差、肾虚遗尿者常用之。

十一、活血化瘀药

(一)活血止痛药

延胡索

【药性与功效】辛、苦,温,归肝、脾经。活血,行气,止痛。

【现代药理】具有镇痛、催眠、镇静/安定、提高耐缺氧能力、抗溃疡、抗菌、抗炎、提高抗应激能力等作用。

【临证经验】延胡索通过活血、行气之功,可达止痛之效,常用于治疗小儿腹痛。《本草纲目》言:"玄胡索……能行血中气滞,气中血滞,故专治一身上下诸痛,用之中的,妙不可言。……盖玄胡索能活血化气,第一品药也。"虽可治一身上下诸痛,但笔者临床多用于小儿腹痛。现代药理研究表明,延胡索有抗炎、镇痛之功。

笔者临证止咳用延胡索。诚然,本草著作不载其止咳之效,现代药理研究也未见相关报道。然而,《小儿药证直诀》之蝉花散,用蝉花、僵蚕、延胡索、炙甘草,治小儿惊风、夜啼、咳嗽等病;至南宋,《幼幼新书》引《惠眼观证》内金丸,用鸡内金、雌黄、生半夏和延胡索,治疗小儿痀龄、咳嗽。咳嗽咽痛,或患儿反复剧烈咳嗽,损伤咽喉,则局部出现炎症反应,而延胡索可抗炎。笔者常于此处着眼,针对患儿痉挛性咳嗽,取延胡索入于止咳方或药对中,有点睛之妙。

郁金

【药性与功效】辛、苦,寒,归肝、心、肺经。活血定痛,行气解郁,清心凉血,利胆退黄。

【现代药理】具有促进胆汁分泌和排泄、保肝、刺激胃酸及十二指肠液分泌、抑菌（抑制多种皮肤真菌、细菌）、抗炎止痛等作用。

【临证经验】郁金能解郁，能化风痰，能止疼痛，可用于腹痛、癫痫、抽动症等疾病。然笔者临床最常将其用于咳嗽，其次是喉痹、清嗓诸证。

郁金治咳嗽，本草著作不言其妙，然方书有载之。《幼幼新书》引《朱氏家传》鸡清散，用郁金、滑石等药治疗咳嗽出血；《医方大成》引《汤氏方》金星丸，用郁金、巴豆等药治疗风热结聚、喉中痰鸣、喘粗咳嗽；《幼幼新书》引郑愈的脑子散，用大黄、郁金治疗小儿伤风、咳嗽不止。近代中医儿科专家刘韵远用麻黄、杏仁、郁金等药，治疗小儿肺炎，名肺炎Ⅱ号散（刘老的清肺合剂中也用到了郁金）。笔者曾侍诊于刘老，故临证亦有此用药之法度。

治咳嗽，笔者常用入血分之品，主要有郁金和当归，主要针对患儿夜咳而设。针对儿科常见的慢性咳嗽，一般会用郁金搭配石菖蒲，以改善患儿气道高反应状态。

川芎

【药性与功效】辛，温，归肝、胆、心包经。活血行气，祛风止痛。

【现代药理】具有改善微循环、预防血栓、扩张支气管平滑肌、镇静、镇痛等作用。

【临证经验】川芎能活血行气。《本草新编》言："川芎……血闭者能通，外感者能散，疗头风甚神，止金疮疼痛。"《本草汇言》又云其"上行头目，下调经水，中开郁结，血中气药也。尝为当归所使，非第治血有功，而治气亦神验也……虽入血分，又能去一切风，调一切气"。川芎为活血化瘀药，兼能调一切气，故《本草纲目》称其为"血中气药"，多用于眼部疾病。需注意剂量，不可多用。根据这味药在处方中的地位，来酌定剂量。

《神农本草经》言其能疗"筋挛"。抽动症也属于筋挛的范畴。笔者临证，常用此药治疗抽动症，见眨眼、咧嘴、摇头、耸肩等。川芎兼能行气散结，善开玄府气血之郁。药理研究也证明，其可改善微循环。笔者在治疗过敏性鼻炎时，用其活血行气之功，以消除局部气血瘀滞。

（二）活血调经药

益母草

【药性与功效】苦、辛，微寒，归肝、心包、膀胱经。活血调经，利水消肿，清热解毒。

【现代药理】具有兴奋子宫、抗血小板聚集、降低血液黏度、扩张血管、利尿等作用。

【临证经验】益母草为活血调经药,《本草纲目》言其能"活血破血,调经解毒"等。青春期月经已至者,主要用之以调经。若月经期间外感,需佐少许益母草、当归、柴胡之品,以守护胞宫,使其不为邪气所袭。

此外,《本草拾遗》言益母草"兼恶毒肿",结合其解毒功能,提示益母草能解在表之疮痈肿毒,因此常用于皮疹等病。

牛膝

【药性与功效】苦、甘、酸,平,归肝、肾经。逐瘀通经,补肝肾,强筋骨,利尿通淋,引血下行。

【现代药理】具有兴奋子宫平滑肌、增强免疫功能、升高白细胞计数、保肝、提高记忆力\耐力、抗凝等作用。

【临证经验】牛膝为活血化瘀药中兼有补益之功者。《本草纲目》言其"得酒则能补肝肾"。《医学衷中参西录》云:"原为补益之品,而善引气血下注,是以用药欲其下行者,恒以之为引经。故善治肾虚腰疼腿疼,或膝疼不能屈伸,或腿痿不能任地。兼治女子月闭血枯,催生下胎。又善治淋疼,通利小便,此皆其力善下行之效也。"故牛膝能引血下行,能补益,能活血化瘀调经,能利尿通淋。笔者最常取其引热下行之功,少用之补肾,故常用川牛膝,少用怀牛膝。

引血下行的临床意义颇为重要,无论是鼻渊、鼻衄、鼻窒、咳嗽,还是乳蛾、喉痹,抑或是抽动、癫痫,凡有气血郁阻,需引血下行者,悉可用之。

桃仁

【药性与功效】苦、甘,平,归心、肝、大肠经。活血祛瘀,润肠通便,止咳平喘。

【现代药理】桃仁提取液能明显增加脑血流量、抑制血小板聚集、镇痛、抗炎、抗菌、抗过敏、镇咳平喘等。

【临证经验】桃仁能活血祛瘀,《本经逢原》言其"为血瘀、血闭之专药",《长沙药解》言其"通经而行瘀涩,破血而化癥瘕"。因其祛瘀之功,可散上焦之瘀结,故亦能治咳嗽。刘韵远先生在清肺合剂中就用到了桃仁,此外《千金》苇茎汤中亦有桃仁。笔者临证见患儿舌象或咽部瘀滞明显者,加此药以破瘀。现代药理研究亦表明,桃仁具有镇咳、平喘、抗炎、抗氧化等作用。

此外,桃仁还可润滑肠道,《珍珠囊》言其"治血结、血秘、血燥,通润大便,破蓄血",《药品化义》又云其"体润能滋肠燥",故咳嗽兼见便秘患儿,首选此药。临床还用于肺与大肠之疾,如咳嗽、喉痹、喑哑、便秘等。

丹参

【药性与功效】苦,微寒,归心、肝经。活血祛瘀,通经止痛,清心除烦,凉血消痈。

【现代药理】具有改善微循环、抗血栓、抗凝血、保肝、改善肾功能、镇静、镇痛、抗炎、抗过敏、抗疲劳等作用。

【临证经验】丹参为活血调经药,《重庆堂随笔》称其"为调经产后要药"。但笔者临证多取其凉血消痈之功。《日华子本草》言其可"排脓止痛,生肌长肉",疗"恶疮疥癣,瘿赘肿毒"。临证见患儿扁桃体肿大者,入丹参以活血祛瘀,凉血消痈;同时,丹参还有很好的改善微循环、抗血栓、抗凝血等作用,对于疮痈消散后的修复有益。

此外,部分胆道闭锁患儿,虽行手术治疗,然术后肝大、脾大、脾门静脉增宽等,提示内有瘀血阻滞,亦可酌用丹参。

十二、利水渗湿药

(一)利水消肿药

茯苓

【药性与功效】甘、淡,平,归心、肺、脾、肾经。利水渗湿,健脾,宁心安神。

【现代药理】具有利尿、镇静、增强心肌收缩力、增强免疫功能、护肝、延缓衰老、抗胃溃疡等作用。

【临证经验】茯苓甘淡而平,《本草求真》言其为"利水除湿要药"。水湿为患,可为饮、为湿、为痰。《世补斋医书》云:"茯苓一味,为治痰主药。痰之本,水也。茯苓可以行水。痰之动,湿也。茯苓又可行湿。"茯苓兼能健脾,故《要药分剂》赞其为"补利兼优之品"。其药性平和,无寒热之偏,既能导水从小便出,又能健脾、利湿、化痰。痰湿水饮皆为体内不归正化之津液,阻于肺则患儿咳嗽痰喘,阻于经络则患儿可出现眨目、摇头等抽动症状,阻于清窍则患儿出现鼻塞、鼻涕、头晕等症。笔者于临床用茯苓颇广,凡见患儿体内有痰饮水湿,出现咳痰喘嗽、脾虚食少、风痰抽动、便溏泄泻等表现者,皆用之。

需注意,脾虚中气升提不足者,临证需慎用,因茯苓渗利之性颇强,有利尿、利湿下行之功。凡气陷、升提乏力者,不可再以茯苓复利之。

薏苡仁

【药性与功效】甘、淡,凉,归脾、胃、肺经。利水渗湿,健脾止泻,除痹,排脓,解毒散结。

【现代药理】具有抑制小肠、解热、镇静、镇痛、调节免疫功能等作用。

【临证经验】薏苡仁甘淡而凉,除利水渗湿外,还能清热、解毒、散结、排脓。《神农本草经》言其"主筋急拘挛,不可屈伸,风湿痹,下气"。从病性上来讲,这里主要是湿热阻滞经络或郁于玄府清窍。《药性论》指出薏苡仁"煎服,破毒肿"。因此,无论乳蛾、咳嗽、皮疹、湿疮、抽动症、感冒、癫痫、口疮等疾病,凡属湿热内蕴、热毒壅结者,常取四妙散或新三妙散,而且用薏苡仁。(新三妙散为笔者自拟方,由苍术、黄柏、土茯苓组成)

冬瓜子

【药性与功效】甘,凉,归肺、脾、小肠经。清肺化痰,利湿排脓。

【现代药理】具有调节胃肠运动、抗菌、抗过敏、利尿等作用。

【临证经验】冬瓜子能消痰,又能排脓,故多用于肺热咳嗽,甚者咳吐脓痰,见黄涕、黄痰等证属上焦湿热蕴结者。现代药理研究表明,冬瓜子能调节胃肠运动、抗菌,故腹痛伴有痈肿者尤宜。

(二)利尿通淋药

滑石

【药性与功效】甘、淡,寒,归膀胱、肺、胃经。利尿通淋,清热解暑,收湿敛疮。

【现代药理】具有利水、吸附/收敛、促进创面结痂、抑菌等作用。

【临证经验】滑石甘淡而寒,走膀胱经。《本草纲目》对其功效概括较为全面:"滑石利窍,不独小便也。上能利毛腠之窍,下能利精溺之窍。盖甘淡之味,先入于胃,渗走经络,游溢津气,上输于肺,下通膀胱。肺主皮毛,为水之上源。膀胱司津液,气化则能出。故滑石上能发表,下利水道,为荡热燥湿之剂。"滑石可利周身上下之窍,开通玄府,渗走经络,游溢津气,发表利水,荡热燥湿。对于这一作用机制,笔者将其概括为"暖水瓶效应"(在淡竹叶处已详述)。

滑石有吸附、收敛作用,故内服有保护胃肠黏膜的作用。滑石可在胃肠壁表面形成被膜,保护创面,吸收分泌物,并能促进结痂,对胃肠道溃疡所表现出的纳差、消化不良等效佳。此外,滑石能清热利湿,对湿热内蕴之湿疮、湿疹、咳嗽、喉痹、乳蛾等皆有效验。

通草

【药性与功效】甘、淡,微寒,归肺、胃经。利尿通淋,通气下乳。

【现代药理】具有利尿、促进乳汁分泌、调节免疫功能、抗氧化等作用。

【临证经验】通草主利尿通淋,《医学启源》言其"利小便,除水肿、癃闭、五淋"。治疗湿热淋证,笔者常用八正散,以通草代木通。通草除通淋外,还能治疗喉炎,症见犬吠样咳嗽、咽痛等,多与心胃之火有关。

车前子

【药性与功效】甘,寒,归肝、肾、肺、小肠经。清热利尿通淋,渗湿止泻,明目,祛痰。

【现代药理】具有利尿、祛痰、抑菌等作用。

【临证经验】车前子利湿之力强,《神农本草经》言其"利水道小便,除湿痹",《本草便读》又云其"甘寒滑利,性专降泄,故有去湿热、利小便之功"。从症状来看,痰饮水湿内蕴,症见咳嗽痰多兼便溏者,首选车前子。

笔者临证会用车前子、蝉蜕、僵蚕这一角药组合,来修复气道黏膜。从微观角度来讲,车前子除了显著利尿,还能够促进呼吸道黏膜的分泌,具有很好的祛痰、镇咳作用。

瞿麦

【药性与功效】苦,寒,归心、小肠经。利尿通淋,活血通经。

【现代药理】具有利尿、抑菌等作用。

【临证经验】瞿麦的作用较为单一,以利尿通淋为主。《本草备要》言其能"降心火,利小肠,逐膀胱邪热,为治淋要药"。笔者临证见患儿尿频、尿急、尿痛或血尿等,常取八正散而用瞿麦。

值得关注的是,瞿麦抗衣原体,故新生儿衣原体感染,出现结膜炎和肺炎时,可用之。瞿麦降心火,利小肠,可导脏腑之热从膀胱而出。

(三)利湿退黄药

茵陈

【药性与功效】苦、辛,微寒,归脾、胃、肝、胆经。清热利湿,利胆退黄,解毒疗疮。

【现代药理】具有利胆、解热、保肝、抑菌、抑制流感病毒等作用。

【临证经验】茵陈能清热利湿,不但治疗黄疸,还能治疗发热、皮疹、鼻窒、抽动症、口疮、咳嗽、腹痛、淋证等证属湿热者。《本草便读》言其"为治湿病黄瘅之要药"。从病机来讲,茵陈主要用于治疗湿热之证。《伤寒论》言:"阳明病,发热汗出者,此为热越,不能发黄也。但头汗出,身无汗,剂颈而还,小便不利,渴饮水浆者,此为瘀热在里,身必发黄,茵陈蒿汤主之";"太阴当发身黄,若小便自利者,不能发黄"。从这两条经文中能看到,小便利与不利,与发黄有很大的关系,而茵陈可以利湿清热,还有利胆之功,从而导湿热从小便而出。

十三、止　血　药

（一）凉血止血药

白茅根

【药性与功效】甘,寒,归肺、胃、膀胱经。凉血止血,清热利尿,清肺胃热。

【现代药理】具有止血、利尿、抗炎、显著缩短出血和凝血时间等作用。

【临证经验】白茅根性寒,既能凉血,又能止血。《本草求原》称其"为热血妄行,上下诸失血要药"。《本草正义》说:"白茅根寒凉而味甚甘,能清血分之热而不伤于燥,又不黏腻,故凉血而不虑其积瘀,以主吐衄呕血。泄降火逆,其效甚捷。"可见对于白茅根来说,血热出血导致的吐血、衄血可用,血分热盛亦可用,且凉血无留瘀之弊。现代药理研究表明,白茅根能显著缩短出血时间和凝血时间,有止血之功。临证见患儿鼻衄、齿衄、尿血、便血、痰中带血或血分热盛者,皆可用之。

白茅根兼能清热利尿,《医学衷中参西录》言其"中空有节,最善透发脏腑郁热,托痘疹之毒外出;又善利小便淋涩作疼,因热小便短少,腹胀身肿",能导脏腑之热从小便而出。故凡脏腑郁热,症见口疮、抽动、癫痫、黄疸等,皆可用之,为临床常用药。

地榆

【药性与功效】苦、酸、涩,微寒,归肝、大肠经。凉血止血,解毒敛疮。

【现代药理】具有止血、抗烫伤、抗菌、抗炎、促进造血、缩短出血和凝血时间、抑菌等作用。生地榆的止血作用明显优于地榆炭。外用可收敛烫伤面。

【临证经验】地榆为凉血止血药,兼能解毒敛疮。《本草纲目》说:"地榆除下焦热,治大小便血证。止血,取上截切片炒用。其梢则能行血,不可不知。杨士瀛云:诸疮,痛者加地榆,痒者加黄芩。"首先,地榆性下沉,主要用于治疗下焦大小便血。从现代药理学来看,地榆可以明显缩短出血和凝血时间,有止血、抗菌、抗炎等药理作用。笔者临证常将地榆用于治疗大便有血者。经常便秘者,大便易带血。因硬结的大便损伤了直肠和肛门,出现近血。地榆除止血外,还有解毒敛疮的作用,所以适用于痔疮造成的便血。

(二)收敛止血药

仙鹤草

【药性与功效】苦、涩,平,归心、肝经。收敛止血,止痢,截疟,解毒,补虚。

【现代药理】具有止血、抗炎、镇痛等作用。

【临证经验】仙鹤草为收敛止血药,《本草纲目拾遗》言其能"消宿食,散中满,下气,疗吐血各病、翻胃噎膈、疟疾、喉痹、闪挫、肠风下血、崩痢、食积、黄白疸、疔肿痈疽、肺痈、乳痈、痔肿"等。可知,仙鹤草的治疗范围甚广。此外,其可补虚,故别名叫"脱力草"。治疗脱力劳伤时,仙鹤草需和大枣同煮,嘱患儿食枣饮汁。

现代药理研究表明,仙鹤草可止血、抗炎、镇痛,能促进出血后血小板的生成,故笔者常用其止血。患儿有各种衄血或出血倾向者,无论寒热虚实,皆可用之。此外,在升白细胞的方剂中也多用之。

(三)化瘀止血药

茜草

【药性与功效】苦,寒,归肝经。凉血,化瘀,止血,通经。

【现代药理】具有促进血液凝固、抗凝血、抗炎等作用。

【临证经验】茜草苦寒,入肝经,凉血化瘀,《本草正义》言其功效"一以清血中之热,一以通壅积之瘀",凉血与化瘀共行,止血无留瘀之弊。对于血分病证,有双向调节作用,既能止血,又能抗凝血,同时还有抗炎的作用,与三七此功相似。主要用于治疗各种出血,对于血热伴瘀滞者尤宜。笔者临床常用于治疗患儿尿血,或有镜下血尿等问题。

十四、驱 虫 药

槟榔

【药性与功效】苦、辛,温,归胃、大肠经。杀虫消积,行气,利水,截疟。

【现代药理】具有麻痹或驱杀绦虫、蛲虫、蛔虫、钩虫、肝吸虫、血吸虫,抑菌,促进唾液、汗液分泌,增加肠蠕动等作用。

【临证经验】槟榔虽列于驱虫药,但笔者于儿科临床以消积为用,因其有缓泻的作用。《名医别录》言其"主消谷",《要药分剂》言其"能下肠胃有形之物"。现代药理研究表明,其能促进唾液分泌,调节胃肠运动功能,促进消化腺体分泌,是一味很好的消导药。感冒、咳嗽过程中,常伴肠胃积滞,若见舌苔中厚等中焦积滞者,常用此药。

槟榔作为缓泻、行气、利水药时,用量在 10g 以内就可见效;作为杀虫剂,最少用量在 60g 以上,但可能会出现反阿托品症状。

十五、开 窍 药

石菖蒲

【药性与功效】辛、苦,温,归心、胃经。开窍豁痰,醒神益智,化湿和胃。

【现代药理】具有镇静、抗惊厥、抗抑郁、改善学习记忆力、抗脑损伤、调节胃肠功能、平喘、祛痰和镇咳等作用。

【临证经验】石菖蒲能开窍化痰,益智。《神农本草经》言其"主风寒湿痹,咳逆上气,开心孔,补五脏,通九窍";《药性切用》又云其"力能通心利窍,开郁豁痰"。石菖蒲治疗的病机核心为心窍为痰浊所蒙。《本草新编》说:"凡心窍之闭,非石菖蒲不能开。"笔者临床每遇痰蒙心窍之抽动症患儿,出现不自主的面部和肢体动作,还有清嗓等异常发声(心不能自主,为痰浊所蒙),常用石菖蒲。此外,对于鼻渊、鼻窒属湿痰为患者,笔者亦常用之。现代药理研究表明,石菖蒲有抗惊厥、镇静、抗抑郁、改善学习记忆力、抗心脑缺血损伤、镇咳、平喘、祛痰等作用,最适合开窍、祛痰、醒神、益智。

十六、安 神 药

远志

【药性与功效】苦、辛,温,归心、肾、肺经。安神益智,交通心肾,祛痰开窍,消散痈肿。

【现代药理】具有镇静、催眠、抗惊厥、祛痰、镇咳、止痛、抗氧化、抗衰老、脑保护、增强免疫功能、抗菌、抗病毒、利胆、利尿、消肿等作用。

【临证经验】远志有祛痰开窍之功,《神农本草经》言其"利九窍,益智慧,耳目聪明"。《药品化义》又云:"远志味辛重大雄,入心开窍宣散之药。凡痰涎沃心,壅塞心窍,致心气实热,为昏愦神呆、语言蹇涩,为睡卧不宁,为恍惚惊怖,为健忘,为梦魇,为小儿客忤,暂以此豁痰利窍,使心气开通,则神魄自宁也。"其开窍豁痰之力不逊于石菖蒲,同时还能交通心肾,安神益智,对于抽动或受惊吓或健忘或呆钝或睡眠欠佳者尤宜。

首乌藤

【药性与功效】甘,平,归心、肝经。养血安神,祛风通络。

【现代药理】首乌藤黄酮粗提物及其不同极性的黄酮组分、首乌藤多糖具有抗氧化作用。首乌藤有抗慢性炎症及抗菌作用,还有镇静催眠作用,能促进免疫功能。

【临证经验】首乌藤味甘而性平,入心肝两经。《饮片新参》言其能"安神催眠",治小儿睡眠欠佳。《本草再新》又云其能"补中气,行经络,通血脉",故可用于风痰阻络,惊痫抽动者。笔者临证发现,首乌藤尤适合抽动每于晚上加重者,如夜间出现鼓腹、耸肩、摇头等抽动症状明显,或伴有皮肤瘙痒,甚则影响睡眠者。

十七、泻 下 药

（一）攻下药

大黄

【药性与功效】苦,寒,归脾、胃、大肠、肝、心包经。泻下攻积,清热泻火,清热解毒,凉血止血,逐瘀通经,利湿退黄。

【现代药理】具有促进排便(增加肠蠕动,抑制肠内水分吸收)、抗感染、抑菌、抑制流感病毒、利胆健胃、止血、保肝等作用。

【临证经验】泻下攻积。《神农本草经》言其能"破癥瘕积聚、留饮宿食,荡涤肠胃,推陈致新,通利水谷,调中化食,安和五脏"。笔者临证,常用大黄治实证大便干结者,以除肠胃积滞。

清热泻火。清气分热,如笔者临证时,对于温热病有高热、烦躁伴有腹实证者,常用之;泻脏腑火,尤善清胃、肝之热,症见目赤、牙龈肿痛等。

清热解毒,治疗疮痈。经典的内服汤药、治疗肠痈的大黄牡丹汤,笔者治疗阑尾炎热毒明显痈结于肠时,常用之。

凉血止血。清代名医唐容川在《血证论》中说:"一止血……大黄……今人多不敢用,惜哉!"现代药理研究表明,大黄有直接的凉血止血功用,尤其适用于上消化道出血。

清泄湿热。大黄能用于湿热淋证和湿热黄疸。笔者临证,对于小儿先天性胆道闭锁术后,肝胆气机不畅,湿热与瘀血并存者,用大黄。

《药品化义》云:"大黄……气味重浊,直降下行,走而不守,有斩关夺门之力,故号为将军。专攻心腹胀满,肠胃蓄热,积聚痰实,便结瘀血。"综上,大黄可以"推陈致新",既破气分积滞,又破血分瘀滞。现代药理研究表明,其能够抗炎、止血、抗溃疡、利胆、增加肠蠕动、促排便等。

大黄的用法。生大黄主要用于泻下,且其泻下作用会随煎煮时间延长而逐步减弱,所以作为泻下之品用时,需生用、后下。酒制大黄,主要用于活血化瘀。大黄炭则止血时用。

(二)润下药

火麻仁

【药性与功效】甘,平,归脾、胃、大肠经。润肠通便。

【现代药理】具有通便、抗炎、降脂等作用。

【临证经验】火麻仁为润下药,具有润肠通便之功。《药品化义》称其"能润肠,体润能去燥,专利大肠气结便闭",《本草求真》说"胃府燥结,非此不解",故临证多用于肠燥便秘。现代药理研究表明,火麻仁在润滑肠道的同时,与肠道中的碱性肠液发生反应,产生脂肪酸,进而刺激肠壁,使肠道蠕动加快,从而达到润肠通便的目的。《神农本草经》说火麻仁"补中益气,久服肥健",故针对肠燥便秘患儿,笔者常用此药(虽泻,但为缓泻,尤宜小儿)。临证凡见患儿大便欠畅,又不需竣下者,均可用之。

此外,火麻仁还具有抗炎、降脂的功效,这一点值得关注。火麻仁本身含脂肪油超过30%,但是却能降脂、抗动脉粥样硬化。

郁李仁

【药性与功效】辛、苦、甘,平,归脾、大肠、小肠经。润肠通便,下气利水(消肿)。

【现代药理】具有促进排便、抗炎、镇痛等作用。

【临证经验】郁李仁以走气分为主,在润肠通便的同时,还能利水消肿。李杲言其"专治大肠气滞,燥涩不通"。本品能促进排便及抗炎等,有通大便之功,同时又能利尿,进而还有降压之功效。笔者临证多用于便秘、便干患儿。便秘兼水肿者,尤宜。

十八、温 里 药

花椒

【药性与功效】辛,温,归脾、胃、肾经。温中止痛,杀虫止痒。

【现代药理】具有抗胃溃疡形成、双向调节小肠、镇痛抗炎、抑杀真菌、杀疥螨等作用。

【临证经验】花椒辛温,可温中止痛。《本草蒙筌》言其能"却心腹冷疼",《本草纲目》言其"入肺散寒,治咳嗽;入脾除湿,治风寒湿痹"。花椒为纯阳之物,味辛麻,性温热,能调节胃肠运动、抗溃疡、抗炎、镇痛等。笔者临证中,寒性咳嗽用之,虚寒的腹痛和呕吐亦常用之。山西小儿王张刚先生认为,花椒温中止痛而不上火,但干姜更容易上火。故笔者多用花椒来代替干姜,如将小青龙汤中温散寒饮的干姜改为花椒。

小茴香

【药性与功效】辛,温,归肝、肾、脾、胃经。散寒止痛,理气和胃。

【现代药理】具有促进肠蠕动、抑制溃疡胃液分泌、促进胆汁分泌、松弛气管平滑肌等作用。

【临证经验】小茴香辛香温通,入肝、肾、脾、胃经,能散寒止痛。《本草汇言》称其为"温中快气之药","善主一切诸气,如心腹冷气、暴疼心气、呕逆胃气"等。本品具有良好的止痛功效,走肝经而能治寒疝腹痛,走脾胃经而能疗虚寒腹痛;同时还有辛香行气之功,又走肾经,故对小便不利之症亦有通淋之功。

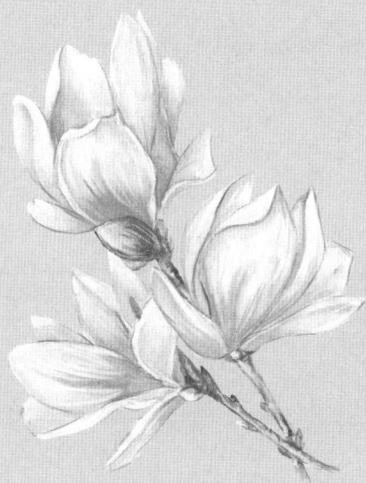

保婴药对

体例说明：药对多来源于历代处方中药物的经典组合，亦有笔者临床自拟者，其配伍功效卓著，可重复性强。

【主病】为笔者临证的适用疾病，按照药对使用频率由高到低排列。

【病机】为笔者临证对此药对的临床病机总结。

【主治】为笔者根据主病，基于宏观和微观病机的认知，对药对所主疾病的归类概括和评价。

【应季】为笔者根据自然四季，对药对进行季节用药归类。

一、最常用药对

陈皮、枳壳

【来源】取自《幼科发挥》家传养脾消积丸。原方主消宿食、去陈积。

【配伍经验】陈皮理气，枳壳破气，痰浊水湿、脘腹痞满皆可以此疏利，为流通气机第一药对。笔者认为，陈皮与枳壳均具有辛苦之性，有行气宽中、燥湿化痰之功。唯陈皮性温，枳壳微寒，两药相伍，一定程度上克服了温燥伤阴之弊，并加强了行气化痰之力。两药合用，顺气消痰，可改善咳嗽胸闷痰多；也可调理脾胃气机，改善气滞、湿邪、食积导致的腹胀、胃胀、胃气上逆表现。但是，两药偏于辛燥，阴虚火旺、热邪明显者不宜应用。

【主病】头痛、鼻衄、鼻鼽、鼻渊、鼻窒、感冒、咳嗽、喉痹、乳蛾、哮喘等上焦心肺病症；黄疸、积滞、口疮、呕吐、腹痛、便秘、泄泻等中焦脾胃病症；尿频、淋证、湿疹、紫癜、夜啼等下焦病兼有气滞者。

【病机】①中焦食积、气滞；②上焦气滞；③玄府气滞。

【主治】①食积、气滞，手心热甚于手背热者；②咳嗽、咳喘、鼻窒、鼻鼽等；③玄微府气滞者，症见抽动障碍、紫癜、喑哑等。

【应季】秋季多用。

连翘、浙贝母

【来源】取自《幼科发挥》家传消结神应丸。原方主治小儿颈下或耳前后有结核者；此热也，切不可作瘰疬治之。

【配伍经验】连翘苦寒，主入心经，既能清心火、解疮毒，又能消散痈肿结聚，故有"疮家圣药"之称。浙贝母苦泄清热解毒，化痰散结消痈，治痰火瘰疬结核。张刚先生常言："清热散结之功，川、浙二贝共有，但浙贝为胜。"笔者在临床每遇小儿扁桃体肿大、腺样体肥大、淋巴结肿大、咽后壁滤泡增生等证属痰热郁结者,必用此药对。本药对亦可治疗无形之火毒与有行之气滞搏结所致的湿疹、痤疮等。

【主病】鼻鼽、鼻窒、抽动障碍、便秘、腹痛、感冒、喉痹、积滞、咳嗽、肺炎、口疮、淋证、呕吐、乳蛾、湿疹、头痛、荨麻疹、厌食等病见局部组织或黏膜红肿热痛者。

【病机】①热毒与痰浊壅滞内表;②内表炎症伴充血、渗出、水肿;③炎性增生。

【主治】①内表黏膜红肿热痛;②淋巴结肿大、口疮等;③咽后壁淋巴滤泡增生。

【应季】秋季多用。

射干、浙贝母

【来源】取自《医效秘传》甘露消毒丹。原方主治湿温时疫。

【配伍经验】射干走咽喉,清热解毒,消痰利咽;浙贝母入心、肺经,清热解毒,化痰散结。痰热互结,局部肿胀者,宜用此药对。笔者在临床中应用此药对配伍疏风解表之药治疗外感风热之感冒、咳嗽,配伍化痰利咽散结之药治疗痰热蕴结之音哑、喉痹。笔者认为,脾胃二经循行均经过咽喉部,咽喉部与胃通过食管互相连接,二者在生理与病理上密切相关,且病变相互影响,常需联合治疗。临床上常以泻黄散加射干、连翘、浙贝母、木蝴蝶等治疗恶心、呕吐、胃痛等;以七味白术散加浙贝母、僵蚕、薏苡仁、射干等治疗呕吐、脐周腹痛、便秘等。

【主病】鼻衄、鼻鼽、鼻窒、感冒、喉痹、咳嗽、口疮、乳蛾、哮喘、暗哑等病兼咽喉肿痛者。

【病机】①痰热互结于内表清窍;②内表炎症,组织增生或肿大。

【主治】①咳嗽、咳痰、鼻窒、黄涕、咽部红肿热痛;②淋巴结肿大、淋巴滤泡增生;③胃痛、呕吐、腹痛。

【应季】秋季多用。

杏仁、浙贝母

【来源】取自《太平圣惠方》杏仁煎。原方主治小儿咳嗽,声不出。

【配伍经验】杏仁以降肺气为主,兼能润肠通便;浙贝母入肺经化痰、散结,兼入心经清热消痈。对于痰热阻肺,有流通痰气之功。笔者临床常用此药对配伍桑叶、芦根、薄荷、栀子等疏散风热之药治疗风热感冒,配伍紫苏叶、白前、前胡、荆芥等疏散风寒之药治疗风寒感冒,配伍辛夷、射干、白芷、桑白皮、石膏等治疗风痰热郁结之鼻鼽、鼻窒,配伍藿香、栀子、防风、石膏、白茅根、淡竹叶等治疗湿热内结之唇风、呕吐、厌食、腹痛等。

【主病】鼻鼽、鼻窒、感冒、喉痹、咳嗽、积滞、口疮、乳蛾、厌食等病。

【病机】①肺家痰热互结,升降失司;②皮肤痰热内蕴;③局部组织炎症。

【主治】①痰咳,黄痰,肺部啰音,鼻窒、气喘伴苔黄腻;②痤疮、皮疹,外表炎症;③肺炎、咽痛。

【应季】四时皆宜。

射干、连翘

【来源】取自《医效秘传》甘露消毒丹。原方主治湿温时疫。

【配伍】射干清热解毒,消痰利咽;连翘清热解毒,消肿散结,兼能疏散风热。二药合用,清热解毒之力强。笔者认为,连翘功善散扬,彻上彻下,表里内外,无不可至。临床宗经方小柴胡汤之意加入连翘、石膏、葛根、薄荷,用于风热外感或风寒化热,邪留太阳少阳两经之高热、恶寒、呕吐、恶心等;临床以银翘散加入射干、苦参、板蓝根、薏苡仁治疗热毒互结之急乳蛾,以辛夷清肺饮加藿香、白芷、天花粉、皂角刺治疗痰热互结之小儿鼻衄、鼻窒,以藿香和中汤加连翘、射干、郁金、木香治疗小儿咽胃合病之胃痛、腹痛。

【主病】鼻衄、鼻窒、感冒、喉痹、咳嗽、乳蛾、哮喘、厌食、喑哑等。

【病机】①上焦热毒炽盛;②局部炎症明显,咽喉为甚;③组织增生、肥大。

【主治】①发热,苔黄腻;②咽喉内表炎症,症见红肿热痛、牙龈肿痛;③扁桃体肿大、腺样体肥大、淋巴结肿大。

【应季】春夏尤宜,冬季少用。

连翘、浙贝母、射干

【来源】取自《医效秘传》甘露消毒丹。原方主治湿热并重证,见发热口渴、胸闷腹胀、咽喉肿痛、肢酸倦怠等症。

【配伍】药对连翘、浙贝母,连翘、射干和浙贝母、射干的组合。连翘、浙贝母主热毒与痰浊壅滞;连翘、射干主上焦热毒炽盛;浙贝母、射干主痰热互结咽喉。三药合用,共奏清解清窍痰热壅滞之功。笔者在临床广泛应用这一角药。现作以下论述:①用于外感风热或温病初起,见发热、头痛、口渴等症,常以银翘散为底方加减,加入射干、浙贝母、辛夷、桑白皮等治疗风痰热互结之鼻渊、慢喉痹;②用于瘾疹、急性和亚急性湿疹、药疹等多为血分热毒导致者,常以麻黄连翘赤小豆汤发散郁热,所用连翘、射干、浙贝母、白鲜皮等既可升浮宣散,流通气机,又可托毒于外,解毒于内,清留滞于血分之毒热于无形之中;③治疗小儿阳黄,症见身黄、目黄,色泽鲜明,小便黄赤,伴有发热、呕吐等,证属肝胆湿热内蕴、少阳枢机不利者,常以大柴胡汤加连翘、射干、茵陈、浙贝母、郁金等,清利肝胆湿热,和解少阳。

【主病】咳嗽、感冒、鼻窒、鼻鼽、鼻衄、喉痹。

【病机】①痰热蕴于气道；②咽喉内表炎症；③内表炎性增生。

【主治】①刺激性咳嗽、鼻衄、鼻窒；②咽干、咽痛、咽痒，咽喉充血、水肿、红肿热痛；③鼻甲增生、肥大，淋巴滤泡增生。

【应季】秋季多用。

桑白皮、浙贝母

【来源】取自《育婴家秘》清肺饮。原方治肺气上逆咳嗽。

【配伍】桑白皮清热、泻肺、利水而有止咳之功,浙贝母清热、化痰、解毒而有止咳之效。二药合用,以止咳为主,同时兼泻肺之实邪。鼻咽为肺之门户,通过泻肺经之实热,可以清鼻咽之郁热。临床用银翘散加桑白皮、浙贝母、辛夷、白芷、川芎等治鼻渊、鼻鼽、鼻窒等;以泻白散(原方含桑白皮)、麻杏甘石汤、宣白承气汤等加浙贝母、桔梗、射干、蜜百部等治疗痰热郁肺之咳嗽、肺炎喘嗽;以甘露消毒丹(原方含川贝母)加桑白皮、浙贝母(代川贝母)、白鲜皮、苦参、徐长卿等治疗肺胃湿热蕴结之湿疹、痤疮。

【主病】鼻鼽、鼻窒、感冒、咳嗽、乳蛾、哮喘、积滞、湿疹、痤疮等。

【病机】①痰饮实邪郁肺,肺家实热;②肺部支气管、毛细支气管、肺泡内表炎症、渗出;③浊滞清窍;④热郁皮肤。

【主治】①咳嗽、哮喘属痰热者;②肺炎之痰热闭肺证、内表炎症、肺部啰音;③鼻窒、清涕或浊涕;④热郁皮肤之湿疹、痤疮。

【应季】四时皆宜。

黄芩、浙贝母

【来源】取自《活幼心书》凉肺散。原方主治小儿大人一切实嗽。

【配伍】黄芩具有清热燥湿、泻火解毒之功;浙贝母清热化痰止咳,能散玄府郁痰。二药合用,清热利湿,祛痰止咳。笔者认为黄芩气寒味苦,善入少阳胆经,以清少阳胆经之相火,且厥阴为风木之脏,从热化者多,以木中有火故也,故黄芩亦入厥阴之经,可清厥阴之相火。黄芩可升可降,可借三焦之通道以清泻表里上下之热邪。临证时在小柴胡汤的基础上配伍升麻、葛根、桔梗、薄荷、连翘等升清辛散之品,以引邪外出,升降并举,外透内清,治疗太阳少阳之郁热证;而配伍浙贝母、法半夏、白前、前胡、桔梗等,对于痰热郁肺之咳嗽、肺炎喘嗽等有很好的清热化痰之力。

【主病】咳嗽、肺炎喘嗽、感冒、鼻窒、口疮、乳蛾、积滞等。

【病机】①痰热和湿毒蕴肺;②浊滞清窍;③湿热阻滞、局部炎症。

【主治】①咳嗽、气管炎、肺炎,下气道内表炎症;②鼻窒、黄涕,鼻玄府郁滞;③口疮、乳蛾、抽动障碍、积滞等。

【应季】春秋常用。

陈皮、枳壳、杏仁

【来源】取自《山西小儿王张刚临床经验实践录》肺炎Ⅱ号方。原方主治病毒性肺炎,发热不退,上午轻、下午重,咳嗽轻,痰鸣重;对肠胃不清、内蕴痰热者疗效较好。

【配伍】药对陈皮、枳壳能化中焦食积、气滞,恢复气机升降出入,另有入玄府行气之功;配伍杏仁,降气止咳平喘。三药合用,有消食积、行气滞、降肺气、止喘咳、理咽喉、开郁结之功。笔者在临床中应用此药对伍以前胡、厚朴、桔梗、紫苏叶、蜜百部、紫菀等(遵杏苏散之意)治疗痰湿咳嗽;伍以桑叶、薄荷、桔梗、甘草、芦根、栀子、浙贝母等(仿桑杏汤之法)治疗风热咳嗽;合以藿香、苍术、焦栀子、连翘、焦山楂等(守越鞠丸之旨)治疗小儿厌食、腹痛等;合以导赤散、五苓散、六一散等治疗湿热蕴结、气机失司之小儿淋证等,均有较好的疗效。

【主病】鼻衄、鼻窒、发热、乳蛾、感冒、咳嗽、肺炎喘嗽、积滞、口疮、厌食、腹痛。

【病机】①上焦肺气宣降不利;②中焦气滞。

【主治】①鼻塞、鼻涕、咽喉不利、咳嗽、气喘、发热、口疮等;②积滞、便秘、厌食等。

【应季】四季皆可。

石膏、浙贝母

【来源】取自《太平圣惠方》百部散。原方主治小儿咳嗽烦热。

【配伍】石膏清热泻火为主,解热之力雄。近代名医张锡纯善用石膏,认为石膏乃"清阳明胃腑实热之圣药,无论内伤、外感用之皆效"。石膏具有透表解肌,清热泻火,除烦止渴之功效。笔者认为石膏为治疗急性热病的有效药物,但须生用,更须大剂量方起效。在学习前贤用石膏经验的基础上,我常以银翘散、桑菊饮、小柴胡汤加葛根、石膏等清解郁热之品,治疗外寒里热之新感。浙贝母化痰和散结兼顾,亦能清热。两药合用以清痰热,除烦热。

【主病】鼻窒、鼻衄、感冒、肺炎喘嗽、口疮、乳蛾、痤疮、皮疹、湿疹。

【病机】①肺家痰热、热盛;②热邪扰神;③痰热滞窍;④局部组织炎症反应,发热为主。

【主治】①咳嗽、咳喘、黄痰、发热,伴肺部啰音;②烦热、抽动障碍;③鼻塞、黄涕、积滞;④口疮、乳蛾、皮疹、痤疮。

【应季】四季皆宜。

沙参、浙贝母

【来源】取自《金厚如儿科临床经验集》清肺止咳散。原方主治肺热阴伤咳喘。

【配伍】沙参清肺养阴;浙贝母解毒化痰散结。二药合用,既能清热养阴,又能化痰散结消肿,适用于热病或咳喘中后期和胃阴不足兼有痰浊者。笔者临床所用沙参为北沙参,广泛应用于肺阴虚所致肺热燥咳,干咳少痰,或痨嗽久咳,咽干暗哑等病证;伍以浙贝母,而有养肺阴以清燥热、化痰热以益肺气之功。张刚先生的调脾清热汤以北沙参、乌梅、山药为主药,治疗小儿肺脾气阴不足、内有郁热之低热、反复呼吸道感染等,均有较好疗效。

【主病】咳嗽、哮喘、感冒、鼻衄、鼻窒、喉痹、乳蛾、生长发育迟缓。

【病机】①热病或咳喘后期,余热与痰浊为患;②EB病毒感染致淋巴结肿大;③咽喉内表炎症;④胃阴不足,内有痰浊。

【主治】①咳嗽、咳喘、黄痰或燥痰;②发热、淋巴结肿大、肝脾大;③喉痹、乳蛾;④胃阴虚,痰浊内滞,生长发育迟缓。

【应季】秋季多用。

黄芩、连翘

【来源】取自《太平惠民和剂局方》凉膈散。原方主治中上二焦火热证。

【配伍】黄芩清热燥湿,通治一切湿热;连翘清热解毒,又有散结之妙。二药合用,可清湿热,散郁结。

【主病】鼻窒、感冒、咳嗽、肺炎喘嗽、积滞、口疮、乳蛾。

【病机】①热毒弥漫上焦;②肺为湿热所郁;③局部组织炎症;④湿热滞碍清窍。

【主治】①发热;②肺热咳喘、黄痰、玄府郁热;③口疮、乳蛾,内表炎症;④鼻窒、积滞。

【应季】四季皆宜。

葛根、石膏

【来源】取自《太平惠民和剂局方》柴胡散。原方主治小儿伤寒壮热,头痛体疼,口干烦渴。

【配伍】葛根解肌退热,兼能生津;石膏清热泻火,又能止咳。二药合用,共清阳明之热,并有生津止渴之效,用于上焦热盛而津不足者。此二药在治疗小儿热病时应用很多,其中葛根、石膏、柴胡三药合用最多。葛根与柴胡均轻清升散而解表退热,石膏清解里热,三药伍用具有解肌退热之功效,用于治疗外感风寒、内有郁热之发热重、恶寒轻、头痛鼻干等。

【主病】咳嗽、感冒、鼻衄、鼻窒、口疮、乳蛾、抽动障碍。

【病机】①外感致上焦热盛;②肺热;③阳明热盛、津伤;④上焦内表炎症。

【主治】①发热;②咳嗽、咳喘;③口干、口渴;④口疮、咽痛,扁桃体肿大。

【应季】春秋多用。

沙参、浙贝母、枳壳

【来源】取自《金厚如儿科临床经验集》清解方。原方主治痰热内蕴之咳嗽、鼻窒诸症。

【配伍】药对沙参、浙贝母疗热病后期,余热与痰浊胶着;枳壳破气滞、化痰结。三药合用,有清上焦痰热、散咽喉气滞之功。

【主病】鼻衄、感冒、咳嗽、喉痹、胸痹、哮喘、喑哑、积滞。

【病机】①痰热内滞于支气管内表黏膜,伴阴虚肺燥;②上气道内表炎症,伴充血、水肿、渗出。

【主治】①咳嗽、燥咳、便秘;②扁桃体肿大、增生,咽喉红肿热痛、咽喉不利,鼻衄、鼻窒等。

【应季】春秋多用。

蜜桑白皮、杏仁

【来源】取自《育婴家秘》清肺饮。原方主治肺气上逆咳嗽。

【配伍】桑白皮泻肺止咳平喘,杏仁降气止咳平喘。泻肺与降气相参,则止咳平喘之力著。

【主病】咳嗽、感冒、鼻窒、鼻衄、喉痹。

【病机】①肺气不降;②支气管内表炎症渗出明显;③上焦气滞,宣降失常。

【主治】①咳嗽、咳喘;②痰饮,清涕,肺部湿啰音;③鼻窒、喉痹。

【应季】四时皆宜。

葛根、黄芩

【来源】取自《赤水玄珠》葛根黄芩汤。原方主治喘而有汗,发热咳嗽。

【配伍】葛根解肌退热,黄芩清热燥湿。二药合用,既可除表里之实热,又能清肌腠玄府之湿热,兼有通络之功。笔者在临床中应用此药对治疗多种病症。其中,以柴葛解肌汤加淡竹叶、薄荷等治疗外感风寒郁而化热证;对于葛根芩连汤,在异病同治思想指导下,结合小儿生理病理特点,将其临床应用进行拓展,治疗小儿泄泻、口疮、鹅口疮、乳蛾、淋证、抽动障碍等。

【主病】咳嗽、感冒、乳蛾。

【病机】①湿热蕴于外表肌腠;②肺家湿热;③络脉湿热;④湿热蕴于咽喉内表。

【主治】①发热、肢体困重;②肺热咳喘;③抽动障碍;④乳蛾。

【应季】春秋多用。

葛根、板蓝根

【来源】临证自拟药对。

【配伍】葛根解表,能退热、生津、止泻、通络;板蓝根解毒,主治表证入里,热毒壅滞咽喉。二药合用,有解表、清热、解毒、利咽、凉血之功。

【主病】咳嗽、感冒。

【病机】①风热表邪郁于肌表;②气道为热毒所郁。

【主治】①风热表证;②咳嗽、咳喘、喉痹等气道内表炎症。

【应季】春秋多用。

陈皮、枳壳、厚朴

【来源】取自《育婴家秘》加减保和丸(枳壳代枳实)。原方主消痰利气,扶脾胃,进饮食。

【配伍】陈皮、枳壳为理气最常用之药对,通过理中焦气机,进而调畅全身及玄府气机;厚朴行气、消积、消痰、平喘。三药合用,破气散结,开通玄府;三焦气滞者,皆可用之。临床伍以辛夷、浙贝母、射干、白芷、川芎等(遵辛夷清肺饮之意)治疗上焦郁热之鼻鼽、鼻窒;伍以射干、郁金、蜜枇杷叶、通草、浙贝母(守宣痹汤之法)治疗痰热郁结之慢喉痹、暗哑;伍以桔梗、薤白、瓜蒌、半夏治疗痰饮郁结之胸痹、咳嗽;伍以连翘、香附、苍术、焦神曲、木香、佛手、石菖蒲之类(效越鞠丸之法)治疗厌食、便秘、腹痛等;伍以淡竹叶、车前子、牛膝、白茅根等清热利湿通淋之品治疗湿热下注、气机失司的淋证。

【主病】鼻鼽、鼻窒、感冒、咳嗽、喉痹、乳蛾、积滞、消化不良、厌食、便秘。

【病机】①上焦气滞,伴气道内表炎症;②中焦气滞,伴消化道内表炎症;③下焦气滞。

【主治】①咳嗽、咳痰、鼻窒、浊涕、喉痹、咽痛、扁桃体肿大、反复呼吸道感染等;②纳差、厌食、消化不良;③积滞、淋证、便秘等。

【应季】四季皆可。

桑白皮、浙贝母、杏仁

【来源】取自《育婴家秘》清肺饮。原方主治肺气上逆咳嗽。

【配伍】桑白皮、浙贝母、杏仁可化为3对：浙贝母、杏仁，开肺家之痰热互结；桑白皮、浙贝母，泻肺家之痰热；桑白皮、杏仁，宣肺降气，止咳化痰。3个药对组合，能清肺家之痰热，散肺家之气郁。临床配伍桑叶、芦根、栀子、黄芩等治疗外感风热之感冒、咳嗽；配伍石膏、炙麻黄、白前、苏子、焦槟榔、黄芩等为张刚先生肺炎二号汤，治疗痰热郁肺之咳嗽、肺炎喘嗽；伍以北沙参、麦门冬、地骨皮、蜜枇杷叶、天花粉等（仿养阴清肺汤之意）治疗阴虚燥咳。

【主病】鼻衄、鼻窒、感冒、咳嗽、肺炎喘嗽、乳蛾、哮喘、厌食、暗哑。

【病机】①痰热蕴于上气道内表；②痰热蕴肺、下气道内表炎症。

【主治】①鼻窒、咽干咽痒、咽喉欠利、扁桃体肿大、增生；②咳嗽、咳喘、黄痰、浊涕、肺炎、支气管炎等。

【应季】四季皆可。

连翘、板蓝根

【来源】取自《山西小儿王张刚临床经验实践录》疖腮汤。原方主治腮腺炎、瘰疬、淋巴结肿大、扁桃体炎等。

【配伍】连翘解毒散结，板蓝根解毒、凉血、利咽。二药合用，通治上焦诸热；或与湿合，或为痰郁，皆可用之。临床上，笔者常将金银花、连翘、板蓝根相伍，其中金银花性味甘寒，轻扬芳香，既能清气分之邪热，又可解血分之热毒，为散热解毒之佳品；连翘苦微寒，善泻心火、破血结、散风热；板蓝根苦寒，凉血解毒而治头面部与局部热毒所致大头瘟、痄腮、咽喉肿痛等。三药均入上焦，合用则相互促进，使清热解毒、利咽消肿的力量增强，常用治外感风热或上焦蕴热的发热、咽痛、口疮等。

【主病】乳蛾、口疮、鼻窒、咳嗽、感冒。

【病机】①上焦热毒炽盛；②咽喉内表炎症，伴增生。

【主治】①发热、肺热咳喘、咽喉肿痛；②淋巴结肿大、扁桃体肿大、腺样体肥大。

【应季】四季皆宜。

黄芩、射干

【来源】取自《太平圣惠方》黄连散。原方主治小儿心脾积热，渴不止，咽喉干痛。

【配伍】黄芩清热燥湿,泻火解毒;射干清热解毒,消痰利咽(病变见于咽喉局部,湿热、热毒互结)。笔者应用黄芩、射干主要针对咽喉部位的病变,伍以浙贝母、僵蚕、桔梗、辛夷、桑白皮、木蝴蝶等(自拟方)治疗上焦郁热的上气道咳嗽综合征;依据"咽胃合病"的思路,伍以半夏厚朴汤或越鞠丸治疗痰热蕴结之慢喉痹、喑哑、胃痛、厌食等病症。

【主病】咳嗽、喉痹、感冒、胃痛。

【病机】①热毒壅滞咽喉;②肺家蕴热;③局部炎症明显。

【主治】①发热、咽痛;②咳嗽、咳喘,支气管内表炎症,伴肺部啰音;③淋巴结肿大。

【应季】春秋多用。

防风、浙贝母

【来源】取自《校注妇人良方》仙方活命饮。原方主治痈疡肿毒初起。

【配伍】防风以祛风为主,有解表、散寒、除湿之功;浙贝母清热化痰,解毒散结。二药合用,有祛风痰之效用。笔者临床以银翘散为主方,加辛夷、防风、浙贝母、射干、蒲公英、白芷,治疗外感风邪、内有郁热的感冒、鼻窒;配伍葛根、木贼、菊花、桔梗、薄荷、升麻、白芷,治疗外感风热之邪引起的面部、眼睛抽动。

【主病】感冒、咳嗽、抽动障碍、鼻窒、鼻衄、积滞兼有风痰者。

【病机】①风痰阻肺;②风痰袭络;③风痰滞窍;④风痰侵袭胃肠内表。

【主治】①咳嗽,痰咳,伴肺部啰音;②抽动障碍;③鼻窒、鼻衄;④积滞。

【应季】秋季为主。

石膏、杏仁

【来源】取自《伤寒论》麻黄杏仁甘草石膏汤。原方主治外感风邪,邪热壅肺证。

【配伍】石膏清热为主,兼能生津止渴除烦;杏仁降气为功,兼可止咳平喘通便。二药合用,可清肺热,降逆气。

【主病】咳嗽、感冒、鼻窒。

【病机】①肺热;②气逆;③浊滞。

【主治】①发热,肺玄府郁闭,肺部啰音;②咳喘;③鼻窒。

【应季】春秋多用。

浙贝母、瓜蒌

【来源】取自《医学心悟》贝母瓜蒌散。原方主治燥痰咳嗽。

【配伍】浙贝母化痰散结,能清郁痰;瓜蒌清热化痰,兼有宽胸、散结、通便之功。二药合用,以化痰散结为主。笔者认为,瓜蒌甘寒而润,善清肺热,润肺燥而化热痰、燥痰,又能宽胸理气,导痰浊下行;浙贝母最降痰气,善开郁结;二药相伍,相须为用,药效倍增,重在清降,荡热涤痰。本药对常用于咳喘见咳吐黄痰浓痰、胸痞胸痛者。治疗小儿咳嗽时,瓜蒌皮亦应用颇多。

【主病】咳嗽、感冒、鼻窒、鼻鼽、抽动障碍。

【病机】①痰热壅滞肺窍;②浊滞清窍;③浊滞络脉。

【主治】①咳嗽、痰咳,伴肺部啰音;②鼻窒、鼻鼽;③抽动障碍。

【应季】四时皆宜。

黄芩、射干、浙贝母

【来源】自拟药对。

【配伍】黄芩、射干清解肺热,主治热毒壅滞咽喉;射干、浙贝母散痰热之互结;黄芩、浙贝母解上焦之郁痰。药对合用,可有清肺化痰、解毒散结、宣畅肺气之功。

【主病】咳嗽、鼻窒、肺炎喘嗽、乳蛾。

【病机】①痰热蕴肺,肺失宣降;②热毒内蕴于咽喉内表,伴生炎症。

【主治】①咳嗽、黄痰、鼻窒、黄涕、咳喘、发热;②咽喉充血、水肿,伴红肿热痛,扁桃体肿大等。

【应季】四季皆可。

白芍、甘草

【来源】取自《幼幼集成》芍药甘草汤;原方后有云无论寒热虚实,一切腹痛,服之神方。取自《幼科证治准绳》芍药甘草汤;原方酸甘化阴,主治小肠腑咳,咳而失气,以及出疹肚疼腹满,小便不通。

【配伍】白芍味酸,有缓急止痛之功;甘草味甘,补脾益气,兼有解痉之效。二药合用,可酸甘化阴,缓急止痛。芍药甘草汤乃仲景为伤寒误汗伤阴,经脉失濡而致脚挛急所设。笔者结合现代药理研究,守病机选择加减,将本药对应用于儿科病症如小儿咳喘、小儿腹痛、肌张力增高等,卓有成效。

【主病】腹痛、抽动障碍、咳嗽。

【病机】①肌肉痉挛;②呼吸道平滑肌痉挛;③酸甘化阴。

【主病】①腹痛、抽动障碍;②咳嗽、咳喘;③便秘。

【应季】春季多用。

桑白皮、浙贝母、葛根

【来源】取自《活幼心书》凉肺散。原方主治小儿大人一切实嗽。

【配伍】药对桑白皮、浙贝母能泻肺家实热,化痰饮,清郁热,通清窍;葛根解表退热,升阳通络。三药合用,有升清降浊、宣降肺气、化痰蠲饮之功。

【主病】鼻衄、鼻鼽、鼻窒、感冒、乳蛾、咳嗽。

【病机】①外有风热,内有痰热,内外合邪;②痰热化毒,阻滞咽喉内表。

【主治】①咳嗽、黄痰、鼻窒、黄涕、鼻鼽、咽干咽痛;②扁桃体肿大,咽部红肿热痛。

【应季】春秋多用。

桑白皮、连翘、射干

【来源】自拟药对。

【配伍】桑白皮甘寒,有泻肺平喘、利水消肿之功,主要用于小儿肺热咳喘;然小儿体质阳多阴少,邪气易从热化,故外邪易化内热。因此,桑白皮配伍射干、连翘药对,能解上焦热毒炽盛。三药合用,共奏清肺热、解热毒、消痰滞之功。

【主病】感冒、鼻窒、咳嗽。

【病机】①肺热炽盛,热毒上攻;②内表炎症伴增生。

【主治】①发热、咳嗽、黄痰、鼻窒、黄涕;②咽部红肿热痛、淋巴结肿大等。

【应季】夏秋多用。

天花粉、浙贝母

【来源】取自《幼科证治准绳》清白散。原方主治肺热痰火上壅,耳出白脓,兼治咳嗽。

【配伍】天花粉清热泻火,能消肿排脓;浙贝母清热化痰,可解毒散结。二药合用,清热解毒、散结消痈之功著。笔者应用此药对伍以薄荷、白芷、石菖蒲、射干、黄芩等治疗风热上扰之咳嗽;伍以桔梗、连翘、金银花、薄荷、板蓝根、僵蚕治疗上焦郁热之急乳蛾。

【主病】感冒、咳嗽、鼻窒。

【病机】①痰湿阻滞于下气道内表;②痰浊阻滞于上气道内表;③咽喉内表炎性增生。

【主治】①咳嗽、咳痰,伴肺部啰音;②鼻窒,鼻甲肥大,打鼾;③扁桃体、淋巴结肿大,腺样体肥大。

【应季】秋季多用。

陈皮、藿香

【来源】取自《幼幼集成》保童丸。原方主治因伤风冷,食积肚疼,泄泻呕恶。

【配伍】陈皮理气健脾,化痰湿而畅中焦;藿香芳香化湿,逐秽浊而和脾胃。二药合用,有化湿理气、畅达中焦之功。笔者临床伍以葛根芩连汤加味治疗湿热内结之泄泻;伍以藿香调中汤加味治疗脾胃不和之腹痛、厌食。

【主病】感冒、积滞、腹痛、消化不良、泄泻、厌食。

【病机】①痰湿阻滞中焦;②寒邪困厄胃肠。

【主治】①寒湿感冒;②积滞腹痛、纳差、泄泻、厌食。

【应季】夏季多用。

柴胡、葛根

【来源】取自《伤寒六书》柴葛解肌汤。原方主治外感风寒,郁而化热证。

【配伍】柴胡清解少阳郁热,解表退热;葛根清解阳明燥热,解肌退热。二药合用,少阳、阳明通治,有清热生津之功。笔者以柴葛解肌汤、银翘散两方合用治疗外感风寒、内有郁热之感冒;以银翘散合大承气汤治疗外感风热、里有积滞之外感发热;伍以升降散、木贼、菊花、薄荷等治疗风热上扰之抽动障碍。

【主病】感冒、咳嗽、喉痹、乳蛾、抽动障碍。

【病机】①外感热病;②阳明热盛,内表郁热;③肝胆热盛。

【主治】①发热、咳喘;②喉痹、乳蛾;③抽动障碍。

【应季】春秋多用。

石膏、黄芩

【来源】取自《祁振华临床经验集》清肺化痰丸。原方主泻肺胃蓄热,化痰宽中,降气止咳。

【配伍】石膏透表解肌,对于外感有实热者,可放胆用之;黄芩清热祛湿,泻火解毒。外邪或从肌表或从口鼻而入,内热燔灼者,宜用此药对。

【主病】咳嗽、肺炎喘嗽、感冒。

【病机】①外感风热、实热;②肺热壅盛,伴炎症。

【主治】①发热、湿热、苔黄或黄腻;②肺炎、喘嗽,伴肺部啰音。

【应季】夏秋常用。

陈皮、枳壳、莱菔子

【来源】取自《幼科发挥》保和丸。原方主小儿食积。

【配伍】陈皮、枳壳宣畅气机,疏导患儿周身气滞之象;莱菔子上能降气化痰,下能消食除胀。三药合用,可行气滞,消食积,除胀满,化痰浊。

【主病】感冒、鼻窒、乳蛾、咳嗽、肺炎喘嗽、便秘、积滞、厌食。

【病机】①中焦食积、气滞;②上焦气滞;③下焦气滞。

【主治】①食积中脘,见积滞、纳差;②咳嗽、痰咳、鼻窒、浊涕、扁桃体肿大、肺炎喘嗽、反复感冒;③便秘。

【应季】秋季多用。

柴胡、陈皮、枳壳

【来源】取自《幼幼集成》桂枝防风汤。原方主治小儿伤寒初起,恶寒发热等症。陈复正称其为幼科解表第一方。

【配伍】柴胡入少阳,有疏肝解郁、和解少阳、解表退热之功;陈皮、枳壳调畅气机,开通玄府。三药合用,有和解表里、宣通上下之妙用。

【主病】感冒、鼻窒、咳嗽、瘰疬、口疮、泄泻、厌食、淋证、癫痫。

【病机】①表里气机失和、郁而化热;②少阳枢机不利,滞而成毒;③阳明气机瘀滞。

【主治】①咳嗽、鼻窒、反复感冒、颈部痰核、肺炎喘嗽、扁桃体肿大、口疮等;②抽动障碍、癫痫;③淋证、积滞、泄泻等。

【应季】春秋多用。

杏仁、百部

【来源】取自《小儿药证直诀》百部丸。原方主治肺寒壅嗽,微有痰。

【配伍】杏仁降气兼能通便,主咳逆上气;百部下气兼能润肺杀虫,主咳嗽上气。二药合用,止咳之力强,降逆之功专。

【主病】咳嗽、感冒。

【病机】①肺气上逆;②玄府气逆。

【主治】①咳嗽、咳喘;②鼻塞、声重,玄府气逆。

【应季】夏秋多用。

芦根、葛根

【来源】取自《太平圣惠方》麦门冬散。原方主治小儿身上有赤烦热。

【配伍】芦根清热泻火,导热下行;葛根清热透疹,引津上承。二药合用则清热兼顾养阴,热从下泄,津以上承,乃清热生津之良配。

【主病】感冒、咳嗽、腹痛、积滞、厌食。

【病机】①热伤肺阴;②热邪郁滞。

【主治】①发热、燥咳、舌红、苔黄,呼吸道内表炎症;②积滞、纳差、苔腻,胃肠道玄府郁热。

【应季】春秋常用。

柴胡、黄芩

【来源】取自《伤寒论》小柴胡汤。原方主治伤寒少阳证。

【配伍】柴胡解表退热,和往来之寒热;黄芩清热燥湿,清胶着之湿热。病涉少阳、肝胆,二药合用,有清热利湿、透邪解表之功。

【主病】感冒、咳嗽、乳蛾。

【病机】①少阳郁热;②三焦郁滞,炎性增生。

【主治】①发热、咳嗽、口苦、咽干;②咽部红肿热痛,淋巴结肿大。

【应季】春秋多用。

佛手、枳壳

【来源】自拟药对。其功与陈皮、枳壳相类,但以佛手代陈皮。

【配伍】佛手入肝、脾经,可行肝脾之气滞;枳壳破气除痞,兼能化痰。二药合用,有调和肝脾气滞之良效。

【主病】鼻窒、感冒、咳嗽、积滞、厌食、消化不良、腹痛、便秘、抽动障碍。

【病机】①肝脾气滞;②脾胃气滞;③清窍气滞。

【主治】①抽动障碍、感冒、咳嗽;②腹痛、积滞、便秘、厌食;③鼻窒。

【应季】春秋多用。

苦参、连翘

【来源】取自《片玉痘疹》代天宣化丸。原方主治时行疫疠。

【配伍】苦参清热燥湿,连翘清热散结,合用有清热燥湿、解毒散结之功。

【主病】咳嗽、鼻窒、感冒。

【病机】①外感湿热邪气;②浊滞清窍。

【主治】①湿热感冒;发热、咳嗽;②鼻窒、黄涕。

【应季】夏秋多用。

柴胡、石膏

【来源】取自《保婴撮要》柴胡石膏汤。原方主治瘟疫,壮热恶风,头痛体疼等症。

【配伍】柴胡入少阳,解表清热,疏肝解郁;石膏入阳明,清热泻火,除烦止渴。二药合用,清热之力倍增。

【主病】感冒、乳蛾、肺炎喘嗽、咳嗽。

【病机】①外感热病;②咽喉内表炎症。

【主治】①发热、咳喘;②咽喉肿痛,淋巴结肿大,扁桃体肿大。

【应季】春季多用。

陈皮、枳实

【来源】取自《幼幼集成》洁古枳实丸。原方主治小儿伤食,脾不运化诸症。

【配伍】陈皮祛中焦之湿,枳实破中焦之气,合用则理气之功著,有行气导滞之功,中焦有形之积和无形之热皆可去之。

【主病】感冒、鼻窒、咳嗽、乳蛾、积滞、腹痛。

【病机】①食积化热;②气滞湿阻。

【主治】①积滞、腹痛、乳蛾;②咳嗽、感冒、鼻窒。

【应季】夏季多用。

滑石、甘草

【来源】取自《幼科发挥》六一散。原方除热止渴,化痰涎,利小便。

【配伍】滑石性寒而善走,有导热下行之功;甘草能清热解毒,又有调中健脾之能。二药合用,有清热利水、导热从小便出之妙用。

【主病】咳嗽、感冒、乳蛾、鼻衄、鼻窒、积滞、厌食、便秘、尿血、湿疹、抽动障碍。

【病机】①脏腑积热;②三焦湿热。

【主治】①咳嗽、鼻衄、咽喉肿痛属脏腑积热者;②苔黄腻、湿疹、鼻窒、便秘、抽动障碍属三焦湿热者。

【应季】夏季多用。

板蓝根、芦根

【来源】取自《山西小儿王张刚临床经验实践录》猩红热方。原方主治热毒炽盛证。

【配伍】板蓝根清热解毒,凉血利咽之功彰;芦根清热泻火,导热下行,生津止渴之效著。二药合用,有清热养阴、泻火解毒之佳效。

【主病】感冒、乳蛾、咳嗽、皮疹。

【病机】①上焦热盛,灼伤津液;②阴虚血燥,气营两燔。

【主治】①发热、咳嗽、口渴,舌红、苔黄;②咽部内表炎症,充血、肿胀;③外表黏膜变态反应,症见皮疹。

【应季】春秋多用。

防风、白芍

【来源】自拟药对。

【配伍】防风既能解阳表之湿毒,又能解阴表之湿毒(所谓阴表,肠道黏膜表面是也);白芍既能敛阳表之阴,又能敛内表之阴。两药合用,可调和营卫。

【主病】感冒、鼻窒、鼻衄、鼻鼽、喉痹、咳嗽、积滞、便秘、腹痛、泄泻、厌食、夜啼、抽动障碍。

【病机】①气道内表为湿毒所困,出现炎症和变态反应;②肠毒致炎、致敏。

【主治】①咳嗽、感冒、鼻窒、鼻衄、喉痹;②抽动障碍、夜啼、积滞、腹痛、便秘等。

【应季】春秋常用。

瓜蒌、厚朴

【来源】取自《金匮要略》枳实薤白桂枝汤。原方主治胸阳不振,痰湿阻滞。

【配伍】瓜蒌清热化痰,开闭散结;厚朴燥湿行气,化痰消积。二药合用,有燥湿化痰、宣通玄府之妙用。

【主病】感冒、鼻鼽、喉痹、咳嗽、腹痛、抽动障碍。

【病机】①痰湿阻肺;②痰湿滞窍;③玄府痰湿;④消化道内表积滞蕴湿成毒。

【主治】①咳嗽、咳痰,肺部啰音;②鼻窒、鼻鼽、喉痹,湿滞上气道内表;③抽动障碍;④腹痛、便秘。

【应季】夏季多用。

板蓝根、连翘、生石膏

【来源】自拟药对。

【配伍】药对板蓝根、连翘解上焦热毒炽盛,有消肿散火之功;配伍石膏,清热泻火之力增。三药合用,清热泻火,生津止渴,使泻火而不伤阴。对小儿热毒炽盛有良功。

【主病】感冒、乳蛾、鼻窒、咳嗽、口疮。

【病机】①风热内犯于表,下气道内表黏膜受邪;②热毒内炽,上气道内表受邪,伴发炎症。

【主治】①发热、咳嗽、黄痰;②鼻窒、黄涕,扁桃体红肿热痛、咽部红肿热痛、口腔黏膜和齿龈溃烂痛肿、便秘等。

【应季】春秋多用。

葛根、柴胡、黄芩

【来源】取自《片玉心书》柴葛解肌汤。原方主治外感风热,兼有里热诸症。

【配伍】柴胡、黄芩和解少阳之表证,葛根发散风热并清解阳明之表证,合用则解表之力强。小儿外感,化热入里较成人更速,故临证接诊时见太阳表证者,恐归家时已有少阳之证,半日后邪入阳明。因此,预防性用药在儿科临床非常有必要。三药合用,通治感冒初起,外有表证,内有里热诸症。

【主病】感冒、咳嗽、乳蛾、积滞、口疮。

【病机】①太阳表证初起;②三阳合病之外感;③邪郁内表化热,伴生炎症。

【主治】①表证初起,鼻塞、咳嗽不甚者;②外有恶寒、发热,内有口苦、咽干、咳嗽、黄痰、积滞、便秘;③扁桃体肿大,口腔黏膜、齿龈溃烂者。

【应季】春秋多用。

柴胡、葛根、石膏

【来源】取自《幼科杂病心法要诀》柴葛解肌汤。原方主治小儿伤寒,经汗下不解而传经入里者。

【配伍】柴胡入少阳,解表退热、疏肝解郁;葛根、石膏入阳明,清中上焦之火毒热盛。三药合用,可两解少阳、阳明,以清解阳明热盛为主,又能和解少阳之郁热。

【主病】感冒、咳嗽、乳蛾、积滞、抽动障碍。

【病机】①少阳、阳明合病;②阳明热盛证。

【主治】①恶寒、发热,口渴、肺炎喘嗽、扁桃体红肿热痛;②积滞、便秘、抽动障碍。

【应季】春秋多用。

葛根、藿香

【来源】取自《太平惠民和剂局方》人参散。原方主和中治气,止呕逆,除烦渴。

【配伍】葛根发散风热,解经气之壅遏;藿香化湿和中,除暑湿之困阻。二药合用,有清湿热内伏之邪,使其从表而解之功。

【主病】感冒、鼻窒、乳蛾、咳嗽、积滞、泄泻、厌食、呕吐、抽动障碍。

【病机】①湿热内阻;②玄府湿困。

【主病】①痰湿咳嗽,苔腻,鼻窒,浊涕,积滞、呕吐;②厌食、抽动障碍。

【应季】夏季多用。

板蓝根、芦根、浙贝母

【来源】自拟药对。

【配伍】板蓝根、芦根清上焦热盛,兼能养阴;浙贝母清热化痰止咳,解毒散结消痈。三药合用,有清热解毒、化痰止咳、散结消痈之功。

【主病】咳嗽、感冒、鼻窒、乳蛾、鼻衄。

【病机】①肺热咳喘;②痰热闭阻清窍,内表炎症伴增生;③肺热迫血妄行。

【主治】①咳嗽、黄痰、气喘;②鼻窒、鼻甲肥大、扁桃体增生肥大、红肿热痛;③鼻衄。

【应季】春秋多用。

辛夷、浙贝母

【来源】自拟药对。

【配伍】辛夷利九窍,开郁闭,发散风寒;浙贝母散玄府郁痰。二药合用,有开利玄微之府、升降微观气机之功。

【主病】鼻鼽、咳嗽、鼻窒、乳蛾、遗尿。

【病机】①痰滞内表清窍,诱发炎症和变态反应;②浊滞玄府,伴炎症。

【主治】①痰浊滞于气道内表,鼻鼽、上气道咳嗽综合征、咳痰、鼻窒;②乳蛾、咽喉肿痛、遗尿。

【应季】秋季多用。

苦参、百部

【来源】取自《儿科名医刘韵远临证荟萃》蛲虫方。原方主治面黄肌瘦、纳食不振等症。

【配伍】苦参杀虫燥湿止痒,百部杀虫润肺止咳。过敏性咳嗽小儿在临床常见,合用二药非杀虫灭虱,实为去玄府虫毒而设。

【主病】咳嗽、湿疹。

【病机】①玄府为虫毒所侵,小儿久嗽;②皮肤湿疹。

【主病】①咳嗽,咽痒而咳(喉源性咳嗽);②湿疹。

【应季】夏秋常用。

葛根、薄荷

【来源】取自《幼科证治准绳》清上散。原方主治上焦风热诸症。

【配伍】葛根解表除热,透疹通络;薄荷解表疏肝,透疹行气。二药合用,解表之力雄,有宣通经络风热邪气之功。

【主病】感冒、咳嗽、鼻窒、鼻衄、口疮、乳蛾。

【病机】①风热邪气郁于肺脏;②风热邪气闭阻内表清窍。

【主治】①发热、咳嗽、口疮;②鼻窒、鼻衄、乳蛾,内表炎症。

【应季】春秋多用。

竹叶、石膏

【来源】取自《保婴撮要》竹叶石膏汤。原方主治胃经气虚内热,患疮作渴。

【配伍】竹叶清热泻火,导热下行;石膏清热泻火,除烦止渴。二药合用,主治火热炽盛,津伤气耗,内热烦渴者。

【主病】感冒、咳嗽、鼻窒、乳蛾、积滞、抽动障碍。

【病机】①内热炽盛;②热郁于表,伴发炎症。

【主治】①发热、鼻窒、黄涕、尿黄、积滞;②咽喉肿痛、皮疹。

【应季】春秋多用。

枳实、厚朴

【来源】取自《伤寒论》小承气汤。原方主治阳明腑实证。

【配伍】枳实破气、化痰、散痞,厚朴燥湿、行气、消积,合用有导肠腑有形之滞与无形之热下行之功。

【主病】口疮、腹痛、积滞、呕吐、便秘、乳蛾、咳嗽。

【病机】①中焦气滞食积,积热上攻;②玄府郁闭,内表炎症。

【主治】①饮食积滞、腹痛、便秘、呕吐;②咽喉肿痛,口疮。

【应季】夏季多用。

杏仁、前胡

【来源】取自《小儿药证直诀》人参生犀散。原方主治小儿外感,咳嗽,痰喘诸症。

【配伍】杏仁降气化痰,止咳平喘,善降肺之逆气;前胡降气化痰,疏散风热,善解在表之热。二药合用,有解表清热、宣肺化痰之功。

【主病】咳嗽、感冒。

【病机】①肺失宣降,痰浊阻肺;②风热袭肺。

【主治】①咳嗽,痰咳,肺部啰音;②口渴咽痛,浊涕鼻塞。

【应季】夏季多用。

陈皮、枳实、厚朴

【来源】取自《育婴家秘》养脾丸。原方有健脾消食之功。

【病机】陈皮、枳实善消中焦食积,降气逆,化痰止咳;枳实、厚朴承气下行,消食积、化滞气、疗腹痛、止呕吐。三药合用,可导中焦之积滞下行,清上浮之积热。

【主病】积滞、厌食、口疮、鼻窒、咳嗽。

【病机】①中焦食积、气滞;②积滞化热,上攻头面。

【主治】①积滞、厌食、纳差、便秘;②咳嗽、黄痰、苔腻、鼻窒、口疮反复。

【应季】夏季多用。

柴胡、石膏、杏仁

【来源】取自《太平圣惠方》蓝青散。原方主治小儿一切丹毒大赤肿,身体壮热如火,已服诸药未损者。

【配伍】柴胡、石膏双解少阳、阳明之热邪,杏仁降肺气而止咳喘,合用有清肺止咳、和解少阳、清解阳明之功。

【主病】感冒、咳嗽、肺炎喘嗽、乳蛾、积滞、抽动障碍。

【病机】①肺热证;②少阳阳明合病;③扁桃体和肺部内表受邪。

【主治】①发热、咳嗽、黄痰、咳喘、咽痛;②积滞、纳差、便秘、抽动障碍;③扁桃体红肿热痛、肺部炎症等。

【应季】春秋多用。

枇杷叶、浙贝母

【来源】自拟药对。

【配伍】枇杷叶清肺降逆,止咳平喘;浙贝母化痰止咳,平喘散结。二药合用,有降气、平喘、止呕之功,小儿咳嗽兼呕吐者尤宜。

【主病】咳嗽。

【病机】①痰热阻肺,肺失宣降;②痰浊中阻,胃失和降。

【主治】①咳嗽,痰咳,苔白;②咳甚则呕,吐痰涎。

【应季】夏秋多用。

藿香、防风

【来源】取自《小儿药证直诀》泻黄散。原方主治脾胃伏火诸症。

【配伍】小儿之肠道稚嫩,易为食毒所侵,而生湿热之患,入血为毒,此为脾胃之伏火,易引起患儿敏感症状。防风能发散阴表之风湿,藿香能芳化阴表之湿浊,合用有厚肠抗敏之功。

【主病】腹痛、便秘、泄泻、咳嗽、鼻衄、湿疹、皮疹。

【病机】①寒湿中阻;②食毒化热,食源性变应原刺激肠道内表,致敏成炎。

【主治】①腹痛、泄泻;②咳嗽、鼻衄、抽动障碍、皮疹。

【应季】夏秋多用。

桑白皮、杏仁、石膏

【来源】取自《幼幼集成》引喻昌制清燥救肺汤。原方治诸气膹郁,诸痿喘呕,皆属肺之燥也。

【配伍】药对桑白皮、杏仁有清肺热、止咳喘之功,石膏清热泻火之力强,合用可治疗小儿肺热咳喘,咳嗽气逆,热势较甚者。

【主病】咳嗽、哮喘、感冒、鼻衄、鼻窒。

【病机】①肺热壅盛,下气道和肺内表黏膜受邪;②上气道内表炎症。

【主治】①发热、咳嗽、咳喘、痰稠色黄、呼吸困难,肺炎;②鼻窒、黄涕、鼻衄。

【应季】春秋多用。

柴胡、薄荷

【来源】取自《奇效良方》人参辛梗汤。原方主治小儿伤风发热,鼻塞咳嗽,时行疮疹。

【配伍】小儿稚嫩,易生肝风、内风。柴胡入少阳而和解寒热,薄荷入肝经而疏肝行气,合用有疏肝行气、清热息风之功。

【主病】抽动障碍、咳嗽、乳蛾、积滞、厌食。

【病机】①肝风内动;②风邪上扰之咽痛、咳嗽。

【主治】①抽动障碍;②咳嗽,咽喉肿痛,食积。

【应季】春秋常用。

石膏、防风

【来源】取自《活幼心书》泻黄散。原方主治胃虚脾实,生热烦渴,头痛恶心。

【配伍】食毒化热,与湿相合,致湿热内生。石膏清热泻火,防风解表除湿,合用则泻脾中伏火,除内生"食毒"。

【主病】抽动障碍、鼻衄、咳嗽、口疮、皮疹、湿疹。

【病机】①食毒化热,内郁清窍;②致敏生炎,累及皮肤、黏膜。

【主治】①鼻衄、抽动障碍、咳嗽;②皮疹、湿疹、口疮。

【应季】秋季多用。

枇杷叶、射干

【来源】取自《温病条辨》宣痹汤。原为太阴湿温、气分痹郁而设。

【配伍】枇杷叶苦寒清肺,有止咳降逆之功;射干苦寒清热,有解毒利咽之效。小儿咳嗽,咽喉肿痛者,宜用此药对。二药均为轻清流动之品,具有轻开不伤气、苦泄不损胃的特点,善调肺气而开上痹。对于肺气郁结所致诸证,均可酌情应用此药对。

【主病】咳嗽、喉痹。

【病机】①热毒滞于咽喉;②内表炎症。

【主治】①咳嗽、咽痛;②咽喉充血、水肿,淋巴结肿大。

【应季】夏秋常用。

葛根、黄连

【来源】取自《育婴家秘》绿豆粉饮。原方主治误服热药太过,以致烦躁闷乱。

【配伍】葛根有升阳之功,兼清络脉瘀滞;黄连既可清热燥湿,又能泻火解毒。小儿食毒入血,内结郁热,热与湿搏结者,宜用此药对。

【主病】抽动障碍、鼻衄、腹痛、积滞、消化不良、厌食、泄泻。

【病机】①食毒致敏,伴发炎症;②肠道湿热。

【主治】①鼻衄、抽动障碍、腹痛;②积滞、消化不良、厌食、泄泻。

【应季】秋季常用。

葛根、前胡

【来源】取自《育婴家秘》参苏饮。原方主治四时冒风寒,头痛发热,咳嗽痰壅。

【配伍】小儿易感风热,易生痰咳。葛根既能生津,又能升阳;前胡能降气化痰,疏散风热。二药合用,有解表清热、降气化痰之功。

【主病】咳嗽。

【病机】①风热袭表;②痰浊阻肺。

【主治】①风热表证,见恶风、头痛者;②咳嗽,痰咳,苔薄黄。

【应季】夏季多用。

连翘、射干、板蓝根

【来源】取自《吴鞠通医案》代赈普济散。

【配伍】药对连翘、射干可清上焦热毒壅盛;板蓝根清热解毒,凉血利咽。三药合用,清解咽喉热毒,利咽散结之功卓著。

【主病】咳嗽、感冒、乳蛾、鼻窒。

【病机】①上焦热毒炽盛;②热毒蕴于咽部内表,伴生炎症。

【主治】①咳嗽、咽痛、鼻窒、黄涕;②咽部和扁桃体红肿热痛,伴增生、肥大、充血、水肿等。

【应季】夏秋多用。

栀子、防风

【来源】取自《小儿药证直诀》泻青丸。原方主治肝热搐搦。

【配伍】小儿食毒入血,流行三焦,致三焦湿热内结。栀子清三焦之热邪,有清热散火之效用;防风祛风解表除湿,又能祛内表之湿浊。二药合用,有散郁热、利湿热之功。

【主病】咳嗽、鼻衄、抽动障碍、鼻窒。

【病机】①食毒化风,致敏成邪;②三焦湿毒,伴发炎症。

【主治】①鼻鼽、过敏性咳嗽,上气道变态反应;②特禀体质,神经过敏,易感外邪。

【应季】秋季多用。

藿香、黄连

【来源】取自《幼幼集成》藿连汤。原方主治小儿热吐不止。

【配伍】小儿之肠道,寒热错杂,湿热与寒湿胶着,蕴而生毒。藿香性温,芳香化湿;黄连苦寒,清热燥湿。二药合用,寒温相得,于错杂处解湿浊为患。

【主病】腹痛、积滞、消化不良、泄泻、鼻鼽、抽动障碍。

【病机】①肠道寒热错杂;②食毒内蕴,致敏成炎。

【主治】①腹痛、积滞、消化不良;②泄泻、鼻鼽、抽动障碍。

【应季】夏秋多用。

黄连、连翘

【来源】取自《温病条辨》清营汤。原方主治热入营分证。

【配伍】湿与热结,为患颇甚。小儿各类病证,皆与湿热相关。黄连清热燥湿,泻火解毒;连翘清热解毒,消肿散结。二药合用,既可清湿热之气,又散湿热之结。

【主病】鼻衄、鼻鼽、鼻窒、乳蛾、感冒、咳嗽、抽动障碍、腹痛、积滞、厌食、口疮、湿疹。

【病机】①湿热成毒,内蕴三焦;②湿热郁久,内表炎症伴增生。

【主治】①积滞、皮疹、便秘、腹痛等;②扁桃体肿大,淋巴结肿大,局部组织红肿热痛。

【应季】夏秋多用。

葛根、天花粉、浙贝母

【来源】取自《活幼心书》凉肺散。原方主治小儿大人一切实嗽。

【配伍】葛根疏散风热,升阳透疹、生津通络,热入阳明、津伤口渴者多用;天花粉清热生津,消肿;浙贝母清热化痰止咳,解毒散结消痈。三药合用,有清热化痰、利咽散结、解表生津之功。

【主病】咳嗽、感冒、鼻鼽、鼻窒。

【病机】①热邪壅肺,痰热互结,滞于下气道黏膜内表;②上气道内表黏膜炎症。

【主治】①咳嗽、黄痰,伴肺部啰音;②鼻窒、黄涕、鼻鼽,鼻甲肥大、淋巴结肿大等。

【应季】夏秋多用。

枳壳、郁金、连翘

【来源】取自《金厚如儿科临床经验集》三角清瘟散。原方主治小儿外感诸症。

【配伍】枳壳理气,破气除痞,化痰散结;连翘清热解毒,消肿散结。两味药走气分,清热消肿,解毒散结,可用于小儿热病导致的痰热互结证。笔者临证体会,于清热解毒药中加入血分药有助于提高疗效。此处配伍郁金,入血分活血定痛,走气分行气解郁,气血两宜。三药合用,清热解毒、散结消肿,尤宜于痰热蕴结之慢喉痹。

【主病】感冒、咳嗽、鼻窒、喉痹、抽动障碍。

【病机】①热毒内闭,气血两燔,侵及下气道内表黏膜;②上气道内表炎性增生。

【主治】①咳嗽、黄痰,伴肺部啰音;②鼻窒、咽喉欠利,咽后壁淋巴滤泡增生,咽部充血、肿胀。

【应季】秋季多用。

桑白皮、辛夷

【来源】取自《证治汇补》清肺散。原方主治鼻中作痒,清晨打嚏。

【配伍】鼻为肺之窍,肺热则鼻窍不通。辛夷辛温,走气而入肺,善通鼻窍,而解肺郁,去久恋之风邪;桑白皮甘寒,泻肺中热邪,并利水消痰。两药均入肺经,一升一降,一温一寒,合用则共奏祛风通窍、泻肺解郁之功。

【主病】鼻窒、咳嗽。

【病机】风痰寒热郁肺,内侵鼻窍内表。

【主治】鼻窒、浊涕,上气道咳嗽综合征。

【应季】秋季多用。

葛根、柴胡、薄荷

【来源】取自《奇效良方》人参辛梗汤。原方主治小儿伤风发热,鼻塞咳嗽,时行疮疹。

【配伍】薄荷入肺经,解太阴之表;柴胡入肝经,解少阳之表;葛根入脾胃经,解阳明之表。三药合用,共奏解表清热、疏风通络、散邪解郁之功。

【主病】感冒、咳嗽、乳蛾、口疮、积滞、抽动障碍。

【病机】①热邪炽于上焦,伤津耗液,伴内表炎症;②邪热内蕴中焦,走窜经络。

【主治】①发热,咳嗽,咳痰,扁桃体肿胀、疼痛,口腔黏膜溃疡;②积滞、便秘、抽动障碍。

【应季】春秋多用。

竹叶、栀子

【来源】取自《幼科杂病心法要诀》十味导赤汤。原方主治内热壅盛。

【配伍】小儿内热,燔灼气血津液,因势利导可从小便出。竹叶有暖水瓶效应,可导热下行,使其从小便出。栀子能清三焦之热,泻火除烦,集脏腑之热导而出之。

【主病】感冒、咳嗽、鼻窒、鼻衄、乳蛾、口疮、积滞、夜啼、抽动障碍等病。

【病机】①热毒内蕴,气血两燔;②热伤玄府,伴生炎症。

【主治】①咳嗽、黄痰、鼻衄、积滞;②咽喉内表受邪,症见红肿热痛、扁桃体肿大、淋巴滤泡增生、鼻黏膜红等。

【应季】春季多用。

麻黄、射干

【来源】取自《伤寒论》射干麻黄汤。原方主治痰饮郁结,气逆咳喘诸症。

【配伍】小儿咳喘,乃肺气宣降失常,痰浊闭阻,咽喉气道皆为痰气互结所累。麻黄发汗解表,宣肺平喘;射干能利咽喉,令气道通畅。二药合用,有宣肺平喘、止咳利咽之妙用。

【主病】咳嗽、哮喘。

【病机】肺失宣降,湿热毒邪蕴于气道内表。

【主治】咳嗽,哮喘,气紧、喘促,伴痰鸣、喘鸣,肺部啰音。

【应季】春季多用。

生姜、大枣

【来源】取自《太平惠民和剂局方》枣汤。原方主治脾胃不和,干呕恶心,胁肋胀满,不美饮食。

【配伍】脾胃为后天之本,小儿生长迅速,脾胃尤为重要。生姜辛温而温中散寒,大枣甘温而补中益气,合用有建中之妙。

【主病】咳嗽、感冒、积滞、腹痛、泄泻、厌食等见脾虚者。

【病机】①饮食生冷,寒伤中阳;②脾胃虚寒,中阳不足。

【主治】①胃寒导致的呕吐、腹痛、泄泻、厌食;②脾虚易积滞,易感外邪。

【应季】四季皆宜,夏季少用。

桑叶、杏仁

【来源】取自《温病条辨》桑杏汤。原方主治外感温燥诸症。

【配伍】小儿肺表为热邪所郁，则生咳喘之患。桑叶疏散风热，兼能清肺润燥；杏仁降气止咳，兼能平喘通便。二药合用，治外感风热之咳嗽甚妙。

【主病】感冒、咳嗽、鼻衄。

【病机】①风热郁肺，肺失宣降，内表炎症；②内表郁而生热。

【主治】①肺热咳嗽，咳痰，支气管内表炎症；②鼻衄、鼻窒、喉痹等。

【应季】秋季常用。

黄连、栀子

【来源】取自《外台秘要》黄连解毒汤。原方主治得时疾三日已汗解，因饮酒复剧，苦烦闷干呕，口燥呻吟，错语不得卧。

【配伍】热病之于小儿，化热最速，易成毒成痈。黄连清热解毒，泻火燥湿；栀子清热泻火，兼能入血解毒。二药合用，可清泻三焦热毒之患。

【主病】感冒、肺炎喘嗽、口疮、乳蛾等。

【病机】①湿热毒邪内炽；②热毒壅滞，炎症明显。

【主治】①发热、高热、肺炎喘嗽、肺部啰音、苔黄腻；②肺炎大病灶，咽喉红肿热痛，上气道内表炎症。

【应季】秋季多用。

辛夷、葛根

【来源】自拟药对。

【配伍】鼻窍为浊邪所闭，则鼻窒、流浊涕。小儿脏腑轻灵，浊结易害清窍。辛夷辛温而通窍，葛根辛凉而升阳。二药合用，使阳气上达头面清窍，则浊邪易去。

【主病】感冒、鼻窒、鼻衄、鼻渊。

【病机】外邪袭窍，浊邪郁结清窍。

【主治】感冒、鼻窒、浊涕。

【应季】夏秋常用。

桑叶、杏仁、浙贝母

【来源】取自《金厚如儿科临床经验集》清肺止咳散。原方主治小儿痰热咳嗽。

【配伍】药对桑叶、杏仁有解表清热、宣肺止咳之功,常用于治疗小儿外感风热之咳嗽;配伍浙贝母,有清热化痰之妙用。三药合用,可清肺解表、清热化痰。

【主病】咳嗽、感冒、乳蛾、鼻衄、鼻窒。

【病机】①风热袭表,痰热犯肺;②痰热互结,闭阻内表清窍。

【主治】①发热、咳嗽、黄痰,伴肺部啰音;②鼻窒、黄涕、鼻衄,扁桃体充血、肿胀、疼痛。

【应季】秋季多用。

浙贝母、胆南星

【来源】取自《幼幼新书》引《玉诀》贝母丸。原方主治小儿咳喘。

【配伍】痰浊郁久化热,而成痰热之弊。浙贝母清热化痰,兼能解毒散结;胆南星清热化痰,又能息风定惊。二药合用,可治热痰、风痰为患。

【主病】感冒、咳嗽、喉痹、鼻窒、鼻衄、抽动障碍。

【病机】①痰热内阻于表;②风痰内阻,络脉不舒。

【主治】①痰热袭表,症见感冒、咳嗽、喉痹、黄痰、苔腻,伴肺部啰音;②抽动障碍、鼻衄。

【应季】夏季多用。

连翘、射干、僵蚕

【来源】自拟药对。

【配伍】药对连翘、射干为清热解毒常用之品,多用于上焦热毒炽盛之证;配伍僵蚕,化痰散结、息风止痉、祛风止痛之功卓著。三药合用,有清热解毒、化痰散结、祛风止痉之妙用。

【主病】咳嗽、感冒、喉痹、抽动障碍。

【病机】①风火相扇,痰热内炽,下气道内表受邪;②咽喉内表炎症;③风痰夹热,入络动风。

【主治】①发热、咳嗽、舌红、苔黄;②咽部红肿热痛,充血肿胀;③抽动障碍。

【应季】四季皆可。

柴胡、防风、甘草

【来源】取自《幼幼集成》人参败毒散。原方主治小儿四时感冒,以及伤风咳嗽。

【配伍】柴胡入少阳,发散风热、疏肝解郁;防风入太阳,发散风寒、除湿止痉。上述二药均入肝经,相伍则寒温并用,疏散肝经之风邪寒热。配伍甘草,补中气,解食毒。三药合用,可和少阳、祛风邪、清肝络之风。

【主病】抽动障碍、咳嗽、感冒、鼻衄、鼻窒。

【病机】①肝风内动,络脉瘀阻,寒热错杂;②内风上扰清窍,内蕴内表黏膜。

【主治】①抽动障碍,见舌边红、烦躁易怒、兴奋、暴躁、手指小动作多;②咳嗽、鼻窒、清涕、黄涕等。

【应季】春秋多用。

知母、浙贝母

【来源】取自《幼科证治准绳》知母散。原方主治小儿久嗽不止,痰吐喘闷气噎。

【配伍】小儿咳嗽,病因繁多。知母清肺金而泻火,兼能润肺;浙贝母化痰浊而止咳,亦能散结。二药合用,可疗肺热痰滞。

【主病】咳嗽、感冒、鼻窒。

【病机】①肺热痰咳,痰热内郁;②痰热滞于清窍。

【主治】①咳嗽,黄痰,口干,伴肺部啰音;②鼻窒、黄涕。

【应季】春秋多用。

麻黄、蝉蜕

【来源】取自《小儿药证直诀》钩藤饮子。原方主治吐利,脾胃虚风,慢惊。

【配伍】外感热病最袭伤小儿之表,若肺表被郁,则为咳为喘。麻黄宣肺平喘,发汗解表;蝉蜕疏散风热,透疹利咽。二药合用,则散内表之寒热邪气。现代药理研究表明,二药合用具有抗炎、镇咳、抗惊厥、解热之功。

【主病】感冒、咳嗽、肺炎喘嗽、喘证。

【病机】①寒热邪气郁于肺表;②呼吸道黏膜受邪,伴炎症或过敏。

【主治】①发热、咳嗽、咳痰;②痰鸣、气紧、呼吸困难。

【应季】春季多用。

苦参、防风

【来源】取自《外科正宗》消风散。原方主治风疹、湿疹等。

【配伍】湿为阴邪,易伤小儿稚阳。湿邪困脾郁肺,则咳喘、纳差;流注肌表,则生皮疹、湿疹。苦参苦寒,清热燥湿;防风辛温,祛风除湿。二药合用,有清热祛湿、消风止痒之妙用。

【主病】感冒、咳嗽、鼻衄、鼻窒、抽动障碍、皮疹、湿疹。

【病机】①湿郁成毒,弥漫三焦;②湿毒致敏,变态反应。

【主治】①感冒、咳嗽、鼻窒、皮疹;②鼻衄、抽动障碍、湿疹。

【应季】秋季多用。

苦参、徐长卿

【来源】自拟药对。

【配伍】湿浊黏腻,为患者多,然与热合而成湿热,与寒合亦为寒湿,常寒湿与湿热错杂,胶着难解。仿半夏泻心汤之意,苦参清热燥湿,杀虫止痒;徐长卿祛风除湿,止痛止痒。二药合用,入肠道则祛阴表之湿毒,寒温相协以解湿浊之胶着。

【主病】咳嗽、鼻衄、鼻窒、抽动障碍、皮疹、湿疹。

【病机】①寒湿与湿热错杂,蕴于上焦;②湿毒致敏,窜行三焦。

【主治】①咳嗽、鼻衄、鼻窒,内表变态反应;②抽动障碍、皮疹、湿疹,外表和神经过敏。

【应季】夏季多用。

石膏、滑石

【来源】取自《外台秘要》紫雪。原方主治热盛动风证。

【配伍】石膏辛甘大寒,于清热中有走窜之力;滑石甘淡而寒,清热的同时又能导热下行,使热从小便而出。二药相合,用于小儿体内热炽之证。

【主病】感冒、咳嗽、鼻窒、口疮、乳蛾、痤疮、皮疹。

【病机】①体内热毒炽盛;②咽喉内表炎症。

【主治】①发热、鼻窒、黄涕、苔黄腻、咳嗽;②咽喉红肿热痛,黏膜充血肿胀,淋巴结肿大,扁桃体肿大。

【应季】四季皆宜。

白茅根、栀子

【来源】取自《保婴撮要》栀子仁散。原方主治小便不通,或兼见血,或脐腹胀闷,烦燥不安。

【配伍】栀子泻三焦热毒,既走气分,又走血分,清热凉血;白茅根凉血止血,入血分而又能清肺胃之热。二药合用,主清血分热毒。

【主病】感冒、咳嗽、鼻衄、鼻窒、口疮、紫癜。

【病机】①血热妄行之出血;②内表血热之炎症性充血。

【主治】①发热、出血点或紫癜、鼻衄、齿衄、痰中带血、便血、尿血等;②口疮、局部皮肤内表黏膜充血、水肿、红肿热痛。

【应季】秋季多用。

白茅根、葛根

【来源】自拟药对。

【配伍】葛根清热解肌,走气分;白茅根清热凉血,走血分。小儿表证兼见咽喉肿痛者,热邪已然动血,需解表(风热)清里(血热)并行者,宜用此药对。

【主病】感冒、咳嗽、鼻衄、鼻窒、积滞、便秘。

【病机】风热袭表,入里化热。

【主治】感冒、咳嗽、鼻塞、黄涕、咽部红肿热痛、舌苔黄腻、便秘。

【应季】秋季多用。

藿香、防风、黄连

【来源】取自《幼科证治准绳》清黄散。原方主治内有风热,外有水湿之湿热诸症。

【配伍】藿香、防风能温中焦寒湿。临床中,湿郁化热,食毒化热入血,则患儿出现湿、食、热三者互结形成的郁热证,故配伍黄连,清热燥湿,泻火解毒。三药合用,能解结于中焦之食毒、湿毒。

【主病】便秘、腹痛、积滞、消化不良、泄泻、厌食、抽动障碍。

【病机】①肠道寒热错杂,湿蕴成毒,湿毒、食毒经肠道内表入血;②内表和神经变态反应。

【主治】①积滞、纳差、厌食、痞满、便秘、腹痛等;②过敏性鼻炎、抽动障碍。

【应季】夏秋多用。

陈皮、枳壳、大黄

【来源】取自《片玉心书》利痰丸。原方主治小儿因风痰致咳嗽、惊风诸症。

【配伍】陈皮、枳壳调中焦、上焦气机之逆乱,配伍大黄泻下攻积、清热泻火、利湿退黄。小儿食积气滞较甚者(积热夹湿热上蒸头面,上焦郁热明显,清窍闭阻),宜用此药对消积导滞、化痰理气、开玄畅腑。

【主病】积滞、便秘、厌食、鼻窒、鼻衄、鼻鼽、感冒、乳蛾、黄疸、癫痫。

【病机】①中焦食积化热,气滞痰阻;②积热上蒸,上焦湿热闭阻;③湿热入络。

【主治】①积滞、纳差、厌食、便秘、黄疸;②发热、鼻窒、鼻衄、清涕、口疮、扁桃体肿大;③抽动障碍、癫痫等。

【应季】春秋多用。

僵蚕、百部

【来源】取自《保婴撮要》保肺汤。原方主治肺胃受风热,痰盛咳嗽,喘吐不止,及治久嗽不愈。

【配伍】僵蚕祛风化痰,散结止痛;百部润肺下气,止咳化痰。二药合用,有祛风痰、止咳逆之功。

【主病】咳嗽。

【病机】风痰咳嗽。

【主治】咳嗽,喷嚏、鼻塞、恶风。

【应季】四季皆宜。

辛夷、防风

【来源】自拟药对。

【配伍】辛夷辛温,解表散寒、宣通鼻窍;防风辛温,解表祛风、除湿止痛。二药合用,有解表散寒、祛风除湿之功。

【主病】鼻衄、鼻窒、感冒、咳嗽。

【病机】①风湿表证;②肺失宣降。

【主治】①风湿滞于上气道内表,症见鼻塞、清涕、喷嚏;②咳嗽。

【应季】秋季多用。

辛夷、防风、浙贝母

【来源】自拟药对。

【配伍】辛夷辛温,解表散寒,宣通鼻窍。小儿外感易生痰热,上闭清窍,故常配伍防风、浙贝母,解在肺之风痰,通在窍之浊邪。三药合用,共奏解表宣肺、祛风化痰之功。

【主病】鼻窒、鼻衄、咳嗽、感冒。

【病机】风寒侵袭外表,痰热蕴于内表。

【主治】鼻塞声重、涕黄,或鼻痒、清涕、咳嗽、黄痰、咽干欠利。

【应季】秋季多用。

辛夷、浙贝母、石膏

【来源】自拟药对。

【配伍】辛夷、浙贝母清热化痰,宣肺通窍;石膏清热泻火。三药合用,清热宣肺之功著。痰热滞于清窍或内闭玄府,局部郁热者,多宜用此配伍。

【主病】咳嗽、鼻衄、鼻窒、感冒、乳蛾、抽动障碍。

【病机】①痰热闭阻支气管内表黏膜;②痰热侵袭上气道内表黏膜,伴炎性增生;③痰热阻络。

【主治】①咳嗽、黄痰,伴肺部啰音;②鼻窒、黄涕,鼻衄,扁桃体、咽部红肿热痛;③抽动障碍。

【应季】秋季多用。

柴胡、葛根、白芍

【来源】取自《育婴家秘》升阳散火汤。原方主治风寒外感,或胃虚过食生冷,抑遏阳气于脾土(有"火郁发之"之意)。

【配伍】柴胡、葛根两解少阳、阳明,散表里之热邪;白芍入肝、脾经,有土中泻木之用,补脾泻肝。三药合用,有健脾疏肝通络、祛风清热养血之功。

【主病】抽动障碍、喉痹、咳嗽。

【病机】少阳郁热,血虚生风,肝木乘土。

【主治】抽动障碍,风热喉痹,风热咳嗽。

【应季】春秋多用。

白茅根、白芍

【来源】取自《山西小儿王张刚临床经验实践录》紫斑汤。原方主治过敏性紫癜及各种出血。

【配伍】小儿血分易为热伤,出现鼻衄、紫癜等症状。白茅根凉血止血,白芍养血和血,合用有清热凉血、养血敛阴之妙用。

【主病】鼻衄、鼻衄、腹痛、皮疹、紫癜。

【病机】血分热盛之出血。

【主治】鼻衄、腹痛、皮疹、皮肤出血点或紫癜。

【应季】春秋多用。

木贼、防风

【来源】取自《活幼心书》草龙胆散。原方主治暴赤火眼,昼夜涩痛等。

【配伍】木贼解表疏风,明目退翳,善发散肝肺风邪;防风为治风通用之品。小儿目疾,病因以风邪为先锋,以寒热为中军。二药合用,有达颠顶而祛风、散寒、清热之功。

【主病】沙眼、抽动障碍、鼻衄等目系病症。

【病机】风热互结,侵袭目玄府。

【主治】眼干、眼痒、眼痛、结膜充血、目窠水肿。

【应季】秋季多用。

连翘、胆南星

【来源】取自《山西小儿王张刚临床经验实践录》中耳炎方。原方主治中耳炎。

【配伍】痰热易伤小儿官窍。胆南星清热化痰,又能搜窍中之风;连翘清热解毒,消肿散结。二药合用,可清窍中之痰热,散窍中之痰结。

【主病】感冒、咳嗽、乳蛾、鼻衄、鼻窒。

【病机】①痰热闭阻气道内表;②清窍痰结。

【主治】①感冒、咳嗽、鼻衄;②乳蛾、鼻窒。

【应季】四季皆宜。

白茅根、芦根

【来源】自拟药对。

【配伍】血热则易衄。白茅根清热凉血,止血利尿;芦根清热泻火,生津止渴,兼能利尿。芦根解气分之热,白茅根清血分之热,合用能清热凉血,导热从小便而出。

【主病】鼻衄、感冒、咳嗽、积滞、便秘。

【病机】①气血郁热;②血热妄行,玄府出血。

【主治】①感冒、咳嗽、积滞、便秘;②鼻衄、便血等。

【应季】春秋多用。

麻黄、杏仁

【来源】取自《太平惠民和剂局方》三拗汤。原方主治感冒风邪,鼻塞声重,语音不出。

【配伍】寒为阴邪,易袭阳位。小儿稚阳之体,肺表易为寒邪所郁。麻黄发汗解表,宣肺平喘；杏仁降气止咳，平喘通便。二药合用，解表散寒，降肺与大肠之气，而有止咳平喘之功。

【主病】感冒、咳嗽、哮喘。

【病机】①外感风寒；②肺气失宣。

【主治】①风寒感冒，鼻塞，恶风；②咳嗽、咳喘、气紧。

【应季】春秋多用。

荆芥、防风

【来源】取自《幼幼集成》人参败毒散。原方被称为咳门第一神方，举世少有知者。

【配伍】风寒袭表，致诸多变症，可为热、为咳、为窒，当以宣散为要。荆芥发散风寒，兼有透疹之功，可透邪外出；防风祛风解表，除湿止痛。二药合用，可发散在表之风寒、风湿邪气。

【主病】感冒、咳嗽、鼻衄、鼻窒、抽动障碍、湿疹、皮疹、紫癜。

【病机】①寒湿郁肺；②湿浊郁表。

【主治】①恶寒、发热、咳嗽、痰咳、鼻塞；②湿滞外表，症见皮疹、湿疹、紫癜。

【应季】春秋多用。

白茅根、滑石

【来源】取自《山西小儿王张刚临床经验实践录》急性肾炎汤。原方主治急性肾炎，尿路感染。

【配伍】血分之湿热，可导而下之，给邪以出路。白茅根清血分之热，兼能利尿；滑石清热解暑，兼能利尿，具有暖水瓶效应，可导热下行。二药合用，可除血中之湿热，导热从小便而出。

【主病】鼻衄、腹痛、积滞、淋证、血尿、紫癜。

【病机】血分湿热。

【主治】鼻衄、便秘、舌红、血尿、尿黄、紫斑等。

【应季】夏季多用。

白茅根、北沙参

【来源】取自《山西小儿王张刚临床经验实践录》调脾清热汤。原方主治低热不退，面色萎黄，神疲倦怠。

【配伍】热伏血分、阴分，则患儿易反复发热。白茅根清血分之热，而有凉血之功；

北沙参养阴分之津,而能清肺生津。二药合用,可滋阴凉血,清热散邪。

【主病】鼻衄、鼻窒、感冒、咳嗽、乳蛾、积滞、厌食。

【病机】①热病伤阴,津液不足;②阴伤血燥,内表黏膜组织充血或出血。

【主治】①鼻窒、感冒、咳嗽、积滞、厌食;②鼻衄、痰中带血、咽喉充血、大便带血等。

【应季】夏季多用。

葛根、藿香、黄连

【来源】自拟药对。

【配伍】藿香、黄连寒温相协,解肠道之食毒致敏诸症;葛根、黄连清热解毒利湿,升脾胃之清气,燥中焦之湿热;葛根、藿香清热利湿,开通玄府。三药合用,解湿热食毒致敏,通三焦玄府气滞。

【主病】积滞、消化不良、泄泻、厌食、抽动障碍、腹痛、呕吐。

【病机】①三焦玄府气滞湿阻;②湿热食毒伤中致敏。

【主治】①积滞、纳差、痞满、腹胀、纳少、反复易感;②抽动障碍、功能性腹痛等。

【应季】夏秋多用。

沙参、麦冬

【来源】取自《温病条辨》沙参麦冬汤。原方主治燥伤肺胃阴分诸症。

【配伍】阴虚则火旺,此为虚火。沙参养肺胃之阴,治阴虚火旺之证;麦冬养肺胃之阴,兼能清心除烦。二药合用,以滋阴降火为主。

【主病】鼻窒、感冒、咳嗽、便秘。

【病机】①肺阴不足;②胃阴不足;③阴虚火旺。

【主治】①燥咳,少痰、鼻干、鼻窒;②便秘、纳差;③感冒,虚火上炎。

【应季】春秋多用。

连翘、蝉蜕、荆芥

【来源】取自《幼科证治准绳》大连翘饮。原方主治肺热咳嗽、生疮等症。

【配伍】连翘清热解毒、消肿散结,蝉蜕利咽透疹,合用可清解咽喉不利诸症。荆芥辛温解表,祛风透疹消疮,破结之力强。三药合用,可缓解风痰热互结所致咽喉部相关疾患。

【主病】咳嗽、感冒、喉痹。

【病机】①风热上犯支气管内表黏膜;②咽部内表炎症。

【主治】①风热咳嗽、黄痰；②咽干、咽痛,咽后壁淋巴滤泡增生、充血肿胀。

【应季】春秋多用。

柴胡、郁金

【来源】自拟药对。

【配伍】柴胡归肝经,能疏肝解郁；郁金走血分,能活血解郁。凡肝经气血郁滞,或为咳喘,或为抽动障碍,或生黄疸,皆可用此。

【主病】抽动、喉痹、咳嗽、黄疸。

【病机】肝经气血瘀滞。

【主治】黄疸、咳嗽、抽动障碍、胁肋不舒、咽干、咽痛。

【应季】秋季多用。

僵蚕、郁金

【来源】取自《保婴撮要》碧云散。原方主治小儿壮热,夜啼。

【配伍】常规止咳剂疗效欠者,需要在止咳药中加血分药。僵蚕化风痰,郁金走阴分而行气活血。二药合用,对于夜间出现的咳嗽诸症,效佳。

【主病】咳嗽、喉痹。

【病机】①风痰和瘀血闭阻咽喉；②夜间咳嗽。

【主治】①喉痹,咽干、咽痒；②邪气入血,夜间咳甚。

【应季】四季皆可。

葛根、生石膏、辛夷

【来源】自拟药对。

【配伍】葛根、生石膏解表清热,散上焦之热毒；小儿热病之热毒壅于头面清窍者,多配伍辛夷,以利九窍、通鼻窍,给邪以出路。三药合用,清头面之热毒,散上焦之壅滞。

【主病】咳嗽、鼻衄、鼻窒、感冒。

【病机】①热毒侵袭支气管内表黏膜；②上气道黏膜受邪。

【主治】①咳嗽、黄痰；②鼻痒、清涕、咽干、咽痛,鼻甲、鼻黏膜炎症伴增生、渗出、水肿,舌红、苔黄。

【应季】春秋多用。

厚朴、瓜蒌、炒莱菔子

【来源】自拟药对。

【配伍】药对厚朴、瓜蒌有清肺、利湿、化痰之功,用于小儿痰湿阻肺,清窍不利诸症;再加炒莱菔子,降气化痰,消积导滞,行气除胀满。三药合用,共清肺家之痰湿。因肺与大肠相表里,是以莱菔子降气化痰,引肺气下行。

【主病】咳嗽。

【病机】痰湿咳嗽。

【主治】咳嗽、痰鸣、痰多或上气道咳嗽综合征,伴肺部湿啰音。

【应季】夏秋多用。

金银花、连翘

【来源】取自《温病条辨》银翘散。原方主治温病初起。

【配伍】外感风热初起,热毒从口鼻而入者,当以清热解毒为要。金银花和连翘均可清热解毒,兼散风热,而连翘又能消肿散结。

【主病】感冒、咳嗽、乳蛾。

【病机】①风热感冒初起;②咽喉内表炎症。

【主治】①发热、咳嗽、鼻塞;②咽部红肿热痛、淋巴结肿大、扁桃体肿大。

【应季】四季皆可。

天花粉、胆南星

【来源】取自《活幼心书》惺惺散。原方主伤风伤寒,咳嗽痰逆,理虚和气,宁心等。

【配伍】咳嗽郁遏肺之气机,久而化热,故小儿咳嗽易致痰热。天花粉清热泻火,消肿排脓,能散痰结郁热;胆南星清热化痰,兼有息风止痉之功。二药合用,可化痰热郁结。

【主病】咳嗽、鼻渊、鼻窒。

【病机】①痰热阻肺;②痰热滞窍。

【主治】①咳嗽,黄痰、苔黄腻;②鼻塞、黄涕。

【应季】四季皆可。

麻黄、杏仁、石膏

【来源】取自《伤寒论》麻黄杏仁甘草石膏汤。原方主治外感风邪,邪热壅肺证。

【配伍】麻黄解表治外感,能开肺散寒;石膏清肺泄热以生津。前者宣肺,后者清肺。杏仁苦温,于肺气开宣之际,降气止咳平喘。三药合用,外解在表之风寒,内清在里之肺热。

【主病】感冒、咳嗽、喘证。

【病机】外感风寒,邪热壅肺。

【主治】发热、恶寒、咳嗽、黄痰、气喘、痰鸣、口渴,伴肺部喘鸣、啰音等。

【应季】春秋多用。

葛根、黄芩、滑石

【来源】取自《片玉心书》防风通圣散。原方主治风热壅盛,表里俱实证。

【配伍】葛根、黄芩相配,清热利湿,解上焦之湿热;配伍滑石,借其暖水瓶效应之功,导湿热下行,从小便而出。三药合用,可清上利下,散热除湿,将患儿体内之湿热分利之。

【主病】感冒、乳蛾、鼻窒、口疮。

【病机】湿热内蕴,郁而成毒,侵袭上气道内表黏膜。

【主治】发热、咽痛、鼻窒、黄涕,扁桃体肿大、咽部充血水肿,口腔黏膜多发溃疡等。

【应季】夏季多用。

藿香、薄荷

【来源】取自《医效秘传》甘露消毒丹。原方主治湿热并重之瘟疫。

【配伍】内伤湿浊,外感风热之患儿颇多。薄荷疏风解表,清利头目,散在表之邪;藿香芳香化湿,和中止呕,化在里之湿浊。二药合用,有解表化湿之功。

【主病】感冒、咳嗽、乳蛾。

【病机】①外感风热,内有湿浊;②湿热相合,闭阻咽喉。

【主治】①发热、咳嗽、苔腻;②咽部红肿热痛。

【应季】夏秋多用。

当归、白芍

【来源】取自《保婴撮要》牛黄清心丸。原方主治诸风瘛疭,胸中烦郁,小儿风热上壅诸症。

【配伍】血虚易生内风,在小儿多为抽动障碍。当归补血活血,白芍养血柔肝,合用有养血柔肝、息风止痉之妙用。

【主病】抽动障碍。

【病机】血虚生风。

【主治】肢体抖动,眨目。

【应季】春季多用。

木贼、黄连

【来源】取自《眼科阐微》明目退翳汤。原方主治目病已久,带红丝、浮翳、薄雾。

【配伍】木贼疏散风热,明目退翳;黄连清热燥湿,泻火解毒。二药合用,有清解玄府湿热之功。

【主病】鼻鼽、抽动障碍之目系症状。

【病机】湿热郁于玄府清窍。

【主治】眨目、眼干、咽痒。

【应季】秋季多用。

沙参、百合

【来源】取自《儿科名医刘韵远临证荟萃》滋阴片。原方主治肺阴虚,咳喘。

【配伍】沙参养阴清肺,百合养阴润肺。小儿热病,易伤肺阴。二药合用,可养肺阴,宁心安神。

【主病】咳嗽、抽动障碍、喉痹。

【病机】①肺阴不足;②阴虚燥热。

【主治】①干咳、少痰,燥咳;②抽动障碍、喉痹。

【应季】秋季多用。

辛夷、胆南星

【来源】取自《育婴家秘》鼻窒方。原方主治胃中食积,热痰流注者(能消食积)。

【配伍】辛夷通九窍,能开通微观玄府;胆南星清热化痰,息风定惊,以辛夷为导引,可清玄府风痰郁闭。

【主病】感冒、咳嗽、鼻鼽、鼻窒。

【病机】痰热闭阻清窍。

【主治】内表为痰热所郁,症见咳嗽、黄痰、鼻窒、黄涕、清涕。

【应季】春秋多用。

芦根、滑石

【来源】自拟药对。

【配伍】郁热在里,内热炽盛之际,急需导热外出。芦根清热泻火,兼能利尿;滑石清热泻火,利尿通淋。二药合用,具备较强的暖水瓶效应,可导内热从小便而出。

【主病】感冒、咳嗽、鼻衄、腹痛、积滞。

【病机】①内热炽盛;②血热妄行。

【主治】①发热,高热,苔黄腻,咳嗽,黄痰,咽痛,腹痛,便秘;②鼻衄、便血。

【应季】春夏多用。

枳实、厚朴、瓜蒌

【来源】取自《金匮要略》枳实薤白桂枝汤。原方主治胸中气滞诸症。

【配伍】药对枳实、厚朴解中焦食积、积热,配伍瓜蒌,上能宽胸散结、清热化痰,下能润肠通便。三药合用,理胸中之气滞痰阻,开通玄府,降气散结。

【主病】咳嗽、感冒、喉痹、积滞。

【病机】①痰湿闭阻上焦玄府,玄府气机失和;②痰湿中阻,气滞浊郁。

【主治】①痰湿咳嗽伴肺部啰音,鼻窒、浊涕,咽喉不利、清嗓等;②纳差、纳呆、积滞、便秘。

【应季】夏季多用。

大黄、栀子

【来源】取自《太平惠民和剂局方》凉膈散。原方主治大人、小儿腑脏积热。

【配伍】小儿胃肠积滞,食积化热,上下熏灼,则见一派热象。大黄泻下攻积,又能清热泻火,凉血解毒;栀子清热解毒,又能除烦凉血。二药均为清气凉血之品,合用有导积热下行之功。

【主病】鼻衄、鼻齄、鼻窒、感冒、黄疸、积滞、淋证、厌食。

【病机】①食积化热,上攻头面;②胃肠积热。

【主治】①鼻衄、鼻齄、鼻窒、感冒,上气道内表炎症;②便秘、黄疸、积滞、淋证、厌食。

【应季】春秋多用。

辛夷、浙贝母、胆南星

【来源】自拟药对。

【配伍】辛夷辛温入肺经,有散风寒、通鼻窍之功。小儿外感风寒,初起流清涕,后郁结化热而成黄涕、浊涕。药对浙贝母、胆南星清热化痰,善清清窍之痰热郁闭。三药合用,外解风寒通窍,内清痰热化滞。

【主病】咳嗽、鼻窒、感冒、鼻鼽。

【病机】风寒外束,痰热内滞内表黏膜,诱发炎症和变态反应,导致清窍不利。

【主治】咳嗽、咳痰、鼻窒、黄涕、苔腻,伴肺部啰音。

【应季】春秋多用。

防风、蒺藜

【来源】取自《保婴撮要》引《本事方》无名方。原方主治太阳寒水陷,翳膜遮睛。

【配伍】防风通治诸风,有清内外之风之功;蒺藜入肝经,上走目系,用以平肝祛风,活血明目。二药合用,主要针对眼目玄府为风邪所犯。

【主病】抽动障碍、鼻鼽等目系病证。

【病机】风邪上袭目系玄府。

【主治】眨目、目痒等症。

【应季】秋季多用。

乌梅、防风

【来源】取自《金厚如儿科临床经验集》喘四号。原方主治咳嗽气喘,口渴等。

【配伍】乌梅为收涩之药,上能敛肺止咳,下能涩肠止泻;防风为祛风通用之品。二药合用,有祛贼风而敛正气之功,适用于风邪郁结之证的各种表现。

【主治】鼻鼽、咳嗽、鼻窒、积滞、湿疹。

【病机】内风致敏。

【主治】风滞内表、外表,诱发变态反应,症见喷嚏、清涕、鼻塞、刺激性咳嗽、积滞、湿疹。

【应季】四季皆宜。

蒺藜、黄连

【来源】取自《山西小儿王张刚临床经验实践录》明目退翳方。原方主治目生翳膜。

【配伍】蒺藜入肝经,能平肝疏肝,有明目止痒之功;黄连苦寒,有清热燥湿之力。二药合用,可治疗湿热所致抽动障碍,患儿因痒而眨目、耸肩、咧嘴等。

【主病】鼻衄、抽动障碍。

【病机】湿热内蕴,上犯内表清窍。

【主治】鼻痒、喷嚏、清涕、眨目、清嗓等。

【应季】秋季多用。

藿香、防风、石膏

【来源】取自《育婴家秘》泻黄散。原方主治脾热弄舌。

【配伍】泻黄散泻脾胃伏火(即肠道中,食物成分里的有害物质;其通过小肠肠壁渗入血分,这一过程称之为食毒入血)。藿香、防风可芳化阴表之湿浊;配伍石膏,清热泻火之力强。三药合用,共解肠壁阴表之寒湿、湿热诸毒。

【主病】咳嗽、鼻衄、感冒、口疮、抽动障碍、皮疹、厌食。

【病机】①湿热、食毒入血,致敏成炎;②湿热蕴于外表肌腠。

【主治】①过敏性咳嗽、鼻痒、鼻衄、反复感冒、口疮、抽动障碍、纳差;②过敏性皮疹。

【应季】夏秋多用。

藿香、防风、滑石

【来源】取自《幼科证治准绳》清黄散。原方主治内有风热,外有水湿之湿热诸症。

【配伍】与藿香、防风、石膏类似,故藿香、防风的功效参考前面这组药对,不再赘述。滑石甘淡而寒,有清热、利尿、通淋之功,能起到暖水瓶效应的泄热作用。三药合用,导脾胃伏火下流,而清在上焦、在血分之湿热、食毒之邪。

【主病】抽动障碍、鼻衄、感冒、积滞、厌食、口疮、腹痛、湿疹。

【病机】①湿热、食毒入血,导致炎症、变态反应;②湿热毒邪蕴于外表肌腠。

【主治】①过敏性抽动障碍、鼻痒、清涕、反复感冒、口腔黏膜溃疡、过敏性腹痛等;②反复湿疹。

【应季】夏季多用。

防风、川芎

【来源】取自《婴童百问》化风丹。原方凉风化痰,退热定搐。

【配伍】防风祛上焦风邪,川芎活血行气,疗头面诸疾尤妙。二药合用,药性轻灵,可除头面和皮肤在表之风邪。

【主病】鼻衄、抽动障碍、皮疹、湿疹。

【病机】①风袭头面,气血受邪;②风滞外表肌腠。

【主治】①鼻痒、目痒、喷嚏、清涕,抽动障碍(眨目、咧嘴为主);②皮疹、湿疹、荨麻疹等。

【应季】春秋多用。

土茯苓、浙贝母

【来源】自拟药对。

【配伍】土茯苓解毒、除湿,善清关节经络中湿浊;浙贝母清热化痰,长于解毒散结。二药合用,可除五官清窍或经络中风痰湿热。

【主病】鼻窒、鼻渊、咳嗽、抽动障碍、皮疹。

【病机】①痰湿、湿热阻于清窍;②痰湿、湿热阻于经络和皮肤肌腠。

【主治】①鼻塞、黄涕、咳嗽;②抽动障碍、皮疹。

【应季】春季多用。

防风、川芎、白芍

【来源】取自《济生方》当归饮子。原方主治血虚有热,风邪外袭诸症。

【配伍】药对防风、川芎善治头面诸风;白芍养血敛阴,平肝柔肝。三药合用,多用于头面风邪上扰,血虚风燥,肝风内动等症。

【主病】抽动障碍、鼻衄、皮疹、湿疹。

【病机】①风袭目窍玄府;②风袭鼻窍内表;③风袭外表肌腠。

【主治】①抽动障碍之目系症状、目生翳膜或睑板腺囊肿(霰粒肿)等;②鼻痒、清涕;③湿疹、皮疹。

【应季】春秋多用。

枳实、厚朴、焦山楂

【来源】取自《金厚如儿科临床经验集》化积肥儿丸。原方主治小儿饮食积滞诸症。

【配伍】小儿无论外感、内伤,易生积滞。药对枳实、厚朴善清中焦之食积、积热;焦山楂消食健胃,行气散瘀。三药合用,消积导滞之力强,常用于治疗小儿积滞内伤。

【主病】积滞、腹痛、呕吐、厌食、咳嗽、乳蛾、鼻衄。

【病机】①中焦食积、积滞化热;②积热上攻,内表不利。

【主治】①积滞、纳差、厌食、腹痛、便秘;②积滞咳嗽、夜咳为甚,扁桃体肿大、腺样体肥大,鼻甲充血、渗出,清涕量多。

【应季】夏季多用。

牛蒡子、连翘

【来源】取自《金厚如儿科临床经验集》一般上感方（退热散）。原方主治感冒，发热恶寒，咳嗽。

【配伍】热毒入里，聚于咽喉，诸症纷出。牛蒡子发散风热，既能利咽透疹，又能解毒消肿；连翘善于解毒散结，清热。二药合用，疏散风热，治疗热毒聚于咽喉诸症。

【主病】感冒、咳嗽。

【病机】①外感风热；②热毒蕴结于咽喉。

【主治】①发热、鼻塞、黄涕、咳嗽；②咽喉红肿热痛，淋巴结肿大，扁桃体肿大。

【应季】夏秋多用。

柴胡、青蒿

【来源】取自《太平圣惠方》麦门冬丸。原方主治小儿虽食，不着肌肤，羸瘦骨热。

【配伍】柴胡为退热必用之药，主寒热邪气；青蒿能清血中湿热。二药合用，可清阴分之伏热，治发热反复、寒热往来。

【主病】感冒、咳嗽、乳蛾。

【病机】阴分伏热。

【主治】虚热，反复发热、交时而作。

【应季】夏季多用。

熟大黄、山楂

【来源】取自《幼科杂病心法要诀》清热和胃丸。

【配伍】小儿脾胃虚弱，最易食积。大黄攻积泻下，逐瘀利湿；山楂消食健胃，行气散瘀。二药合用，能下胃肠有形之积滞，同时还能消食健胃，在消导的同时顾护胃气。

【主病】积滞、厌食、鼻衄。

【病机】①饮食积滞；②伤食恶食。

【主治】①积滞、便秘、舌苔黄腻、口气重；②厌食、纳少。

【应季】四季皆宜。

藿香、青蒿

【来源】自拟药对。

【配伍】小儿脾虚，常为湿困。藿香芳香化湿，燥气分之湿；青蒿凉血退黄，清血分湿热。二药合用,祛湿清热之力强。

【主病】感冒、积滞、抽动障碍。

【病机】①气分湿热;②肝脾湿热。

【主治】①感冒、积滞;②抽动障碍。

【应季】夏季多用。

辛夷、防风、生石膏

【来源】自拟药对。

【配伍】药对辛夷、防风善化在表之风湿。风湿为阴邪,易袭阳窍,使鼻为之塞而不通,肺为之郁闭,故配伍石膏以清热泻火,泻在表之风湿、湿热。

【主病】感冒、咳嗽、鼻衄、鼻窒。

【病机】①风湿侵袭外表肌腠,下气道内表黏膜受邪;②外表肌腠寒湿,上气道内表蕴热。

【主治】①风湿感冒,痰湿咳嗽、声重;②鼻窒、浊涕或黄涕、咽喉欠利。

【应季】秋季多用。

藿香、胆南星

【来源】取自《中华人民共和国药典》藿胆丸。方中的猪胆粉,笔者临证常以胆南星代之。原方主治风寒化热,胆火上攻。

【配伍】藿香芳香化湿,有宣通肺窍之功;胆南星清热化痰,而燥烈之性尤甚,走窜之力更强。二药合用,有通窍、化痰、清热之功。

【主病】鼻窒、感冒。

【病机】①胆热滞窍;②痰热内结,伴生炎症。

【主治】①鼻塞、浊涕;②腺样体肥大。

【应季】四季皆可。

牡蛎、僵蚕

【来源】自拟药对。

【配伍】肝阳亢盛,而成肝风。牡蛎咸寒,质重而能潜阳补阴;僵蚕咸平,入肝经而能息风止痉。二药合用,可潜肝阳,息肝风。

【主病】咳嗽、乳蛾、抽动障碍。

【病机】①木火刑金;②肝火内炽;③肝阳化风。

【主治】①咳嗽;②咽喉红肿热痛,口干口苦;③眨目、咧嘴、清嗓等抽动障碍。

【应季】春秋多用。

天麻、石菖蒲

【来源】取自《婴童百问》比金丸。原方主治惊痫。

【配伍】小儿抽动障碍多与内风相关。肝风滞窍,则五官不利。天麻息风止痉、平肝潜阳,兼能祛风通络;石菖蒲为开窍化痰之品,有补五脏、通九窍之功。二药合用,可祛官窍之内风。

【主病】抽动障碍、咳嗽、喉痹、癫痫。

【病机】①肝风内滞于玄府清窍;②风邪犯肺;③风热化毒,闭阻咽喉。

【主治】①眨目、清嗓、鼻痒、癫痫等;②咳嗽;③喉痹。

【应季】四季皆可。

木贼、蒺藜

【来源】取自《幼科杂病心法要诀》清热退翳汤。原方主治目生翳膜。

【配伍】目为清窍之巅,易受风邪扰之。木贼明目退翳,兼能疏散风热;蒺藜明目止痒,又可平肝、活血、祛风。二药合用,主治目系风证。

【主病】抽动障碍、鼻鼽、鼻窒。

【病机】①风邪上扰目窍;②目窍变态反应。

【主治】①眼干、眼痛,目眵多泪;②目痒、眨目。

【应季】秋季多用。

当归、川芎

【来源】取自《济生方》当归饮子。原方主治血虚有热,风邪外袭。

【配伍】当归补血活血,兼有润肠通便之功;川芎能活血行气,为血中之气药,又能祛风止痛。二药合用,常治疗血分的目系症状和皮肤症状。

【主病】抽动障碍、皮疹、湿疹。

【病机】①目睛充血水肿;②湿滞外表肌腠。

【主治】①结膜充血、水肿,目痒、目涩等;②皮疹、湿疹。

【应季】春季多用。

山楂、麦芽

【来源】取自《幼幼集成》治痢保和丸。原方主治痢疾积滞未尽。

【配伍】小儿易食积,食积易化热,从而变生诸症。山楂善消肉食,能化食积,行结气,健胃宽膈;麦芽可消一切米面、诸果食积。二药合用,既可消食化滞,又能行气散瘀。

【主病】积滞、厌食、黄疸。

【病机】①食积胃脘;②湿热内蕴。

【主治】①积滞、厌食、纳差;②黄疸诸症。

【应季】夏秋多用。

郁金、石菖蒲

【来源】自拟药对。

【配伍】内风入血、气滞血瘀,夹风之血,流注官窍,则官窍抽动。郁金既能活血化瘀,又能行气解郁,清心凉血;石菖蒲主入官窍,能开窍豁痰,善清内表玄府之郁滞。二药合用,能改善小儿气道高反应状态,恢复小儿气道微观生态。

【主病】抽动障碍、喉痹、咳嗽。

【病机】①血分风痰,滞留官窍;②风痰化热,气道高反应。

【主治】①头面抽动,眨目、清嗓等;②喉痹、清嗓、呛咳。

【应季】四季皆可。

白茅根、天花粉

【来源】自拟药对。

【配伍】小儿咳嗽,热伤肺络,易入血分。白茅根清热凉血,止血利尿,兼能清肺胃气分之热,同时又善发脏腑之郁热外出;天花粉清热泻火、生津止渴,又有消肿排脓之功。二药合用,可清热凉血,宣发脏腑郁热。

【主病】咳嗽、感冒、鼻窒、鼻衄。

【病机】①肺热炽盛,热入血分,伴发炎症;②热闭鼻窍。

【主治】①发热、咳嗽、内表炎症,症见咽部充血、肿胀,红肿热痛;②鼻塞、喷嚏、浊涕。

【应季】秋季多用。

当归、白芍、川芎

【来源】取自《仙授理伤续断秘方》四物汤。原方主治营血虚滞证。

【配伍】药对当归、白芍主治血虚生风诸证;川芎活血行气祛风,善行,上行头目,中开郁结,下调经水,携归芍以养血祛风。三药合用,共奏养血和血、祛风止痒之功。

【主病】抽动障碍、皮疹、湿疹、鼻窒。

【病机】①血虚生风,风行经络;②虚邪贼风侵袭外表肌腠。

【主治】①抽动障碍,以目系为主;②皮疹、湿疹。

【应季】春季多用。

桑白皮、地骨皮

【来源】取自《小儿药证直诀》泻白散。原方主治肺热喘咳。

【配伍】肺热当泻。桑白皮泻肺之实,又能利水消肿,导热下行;地骨皮善泻肺中伏火。二药合用,有承肺气下行之功,为肺复其清肃之令。

【主病】咳嗽、感冒、鼻窒。

【病机】①肺家实热;②热闭肺窍。

【主治】①咳嗽、咳喘、舌红苔黄;②鼻窒、黄涕。

【应季】夏季多用。

知母、浙贝母、百部

【来源】自拟药对。

【配伍】药对知母、浙贝母多用于肺热痰咳,再加百部润肺下气止咳,使清肺而不伤阴,止咳而不燥烈。三药合用,治疗咳嗽效佳。同时,百部有杀虫灭菌之功,浙贝母有化痰散结之能,对于咳嗽引起的咽部不适,亦有良效。

【主病】咳嗽。

【病机】①痰热滞于支气管内表;②咽部内表炎症。

【主治】①咳嗽、黄痰、肺部啰音;②咽干、淋巴结肿大、咽部淋巴滤泡增生。

【应季】秋季多用。

黄连、栀子、滑石

【来源】取自《幼科杂病心法要诀》至宝丹。原方治小儿急惊风诸症。

【配伍】黄连、栀子主要治疗热毒炽盛,炎症明显者;头为诸阳之会,火毒之症好发于头面,故治疗头面部的炎症(包括充血、肿胀、化脓)常宜用此药对。配伍滑石,其暖水瓶效应有导热下行之功。同时,滑石还有收湿敛疮之功,对于热毒成脓破溃者,亦有佳效。

【主病】抽动障碍、鼻衄、积滞、口疮、厌食。

【病机】①热毒上攻头面;②热毒内侵中耳,内表破溃流脓。

【主治】①抽动障碍(面部症状为主)、喷嚏、鼻涕、口疮、积滞、纳差、厌食;②化脓性中耳炎,破溃流脓。

【应季】秋季多用。

石膏、知母

【来源】取自《伤寒论》白虎汤。原方主治气分热盛证。

【配伍】儿童散热体系尚不健全,故内热易郁于内。石膏性大寒,味辛甘而能除大热,且清热之中又有生津之功;知母性寒,清热泻火的同时又能滋阴润燥。二药合用,能清热泻火,同时又可顾护津液。

【主病】咳嗽、感冒、抽动障碍。

【病机】①气分热盛;②热极生风。

【主治】①发热、咳嗽、气喘、痰鸣;②内热之抽动障碍。

【应季】春季多用。

藿香、防风、栀子

【来源】取自《小儿药证直诀》泻黄散。原方主治小儿脾热弄舌。

【配伍】药对藿香、防风和防风、栀子均能解食毒入血,对于食源性过敏原导致的变态反应均有很好的治疗作用。其中应用藿香以醒脾开胃、行气和中;少佐防风升发脾中伏火,以取轻清升散之意;加入栀子可以清郁热、散伏火,同时还有清热利湿之功,可以通过小便把热邪导出来。

【主病】鼻衄、抽动障碍、积滞、口疮、咳嗽、厌食、感冒。

【病机】食物不耐受,食毒经肠道内表入血,诱发变态反应。

【主治】过敏性鼻炎之鼻痒、清涕,抽动障碍,食毒致口疮反复、过敏性咳嗽、厌食、纳差、反复感冒。

【应季】秋季多用。

连翘、射干、紫苏子

【来源】自拟药对。

【配伍】药对连翘、射干有清热解毒、利咽消肿之功,常用于上焦热盛诸症;紫苏子止咳化痰,降气平喘。三药合用,适用于肺有痰湿,内有湿热之证。

【主病】咳嗽。

【病机】痰饮伏肺,湿热上蒸。

【主治】咳嗽、咳痰伴肺部啰音,咽干、咽痛,咽部充血、水肿等。

【应季】夏秋多用。

白前、百部

【来源】取自《医学心悟》止嗽散。原方主治风邪犯肺之咳嗽。

【配伍】寒邪伤肺,肺气郁闭,内生寒痰冷饮。白前辛温,化痰止咳,既有破壅塞之功,又有散邪之能;百部苦温,能下气止咳,同时又有润肺之功。二药合用则散敛相合,可宣肺化痰,降气止咳。

【主病】咳嗽。

【病机】寒痰郁肺,肺失宣降。

【主治】咳嗽,白痰。

【应季】四季皆可。

当归、熟地黄

【来源】取自《景岳全书》金水六君煎。原方主治肺肾虚寒,水泛为痰,或外受风寒,咳嗽呕恶,多痰喘急等。

【配伍】当归补血活血,润肠通便;熟地黄补血养阴,填精益髓。二药合用,可调肾虚水泛之咳,取金水相生之意。

【主病】咳嗽、抽动障碍、生长发育迟缓。

【病机】①肺肾虚寒,水泛为痰;②肝肾亏虚,阴虚风动。

【主治】①咳嗽、呕恶、痰饮、喘急;②抽动障碍、生长发育迟缓。

【应季】春季多用。

黄连、砂仁

【来源】取自《类方证治准绳》健脾丸。原方主治食积证、症见食少难消、脘腹痞闷等。

【配伍】黄连清中焦湿热,小剂量使用还有健胃之功,针对小儿食积化热最为适宜。然伤食恶食,脾为湿困,则纳运不开,故配砂仁醒脾化湿,温中理气,则中焦食滞可开。

【主病】厌食、腹痛、积滞。

【病机】①食积化热,湿热中阻;②气滞中脘,纳运不开。

【主治】①腹痛、腹满、积滞、苔腻;②消化不良、厌食、纳差。

【应季】春夏多用。

半夏、茯苓

【来源】取自《三因极一病证方论》温胆汤。原方主治胆胃不和,痰热内扰证。

【配伍】半夏燥湿化痰,止咳、祛痰、镇吐作用较强;茯苓利水渗湿,同时又可健脾宁心。二药合用,有燥湿利痰之妙。

【主病】咳嗽、抽动障碍、癫痫。

【病机】①脾胃痰湿;②经络痰湿。

【主治】①咳嗽、咳痰、苔白腻;②抽动障碍、发作性癫痫、苔白腻。

【应季】春季多用。

芦根、滑石、杏仁

【来源】自拟药对。

【配伍】药对芦根、滑石有清热、解毒、利咽之功,配伍杏仁降气止咳平喘。三药合用,对上焦湿热蕴肺导致的诸多症状有良效。《医原》载有湿热治肺的理念,此药对正是依据此治肺之法而设。

【主病】感冒、咳嗽、鼻衄、腹痛、积滞。

【病机】①湿热蕴肺;②中焦湿热。

【主治】①发热、咳嗽、咳痰不爽、鼻衄、苔黄腻;②积滞、腹痛、便黏不爽。

【应季】四季皆可。

薄荷、蝉蜕

【来源】取自《幼幼集成》加味羌活散。原方主治瘾疹作痒。

【配伍】薄荷辛凉,能疏散风热,清利头目,疏肝行气,有透邪出表之功;蝉蜕甘寒,疏散风热,利咽开音,亦有透表之功。二药合用,可疏风散热,透邪出表。

【主病】咳嗽、感冒、鼻窒。

【病机】风热袭于内表、外表,清窍玄府为之不利。

【主治】呼吸道内表黏膜受邪,症见咳嗽、鼻塞、目涩、咽干痒等。

【应季】秋季多用。

荆芥、牛蒡子、甘草

【来源】取自《幼科证治准绳》牛蒡汤。原方主治小儿伤风发热烦躁,鼻塞气喘,痰嗽惊啼,及诸疮、赤紫丹毒,咽喉肿痛等。

【配伍】荆芥辛温解表,有透疹消疮之功;牛蒡子辛寒解表,有解毒消肿之能;甘草甘平,亦能清热解毒。三药合用,可通治一切疮疡肿毒。

【主病】感冒、咳嗽、疮疡。

【病机】①外邪闭肺;②疮疡肿毒内蕴。

【主治】①风寒、风热感冒,寒热咳嗽;②一切疮疡肿毒。

【应季】四季皆可。

升麻、葛根

【来源】取自《奇效良方》人参辛梗汤。原方主治小儿伤风发热,鼻塞咳嗽等。

【配伍】气机贵乎升降出入,肺气被郁则气机升降失常。升麻可升举阳气,又有解表透疹、清热解毒之功;葛根亦可升阳,兼能解肌退热、通经活络。二药合用,升阳之力强,用于咳嗽、鼻窒等,有助于恢复气机的升降。

【主病】咳嗽、鼻鼽、鼻窒。

【病机】①风热在表;②升清降浊,肺失宣降。

【主治】①鼻塞、浊涕、头闷;②咳嗽、咳痰。

【应季】秋季多用。

牡丹皮、连翘

【来源】取自《片玉心书》连翘丸。原方主治风热内蕴,疮疡肿毒。

【配伍】牡丹皮有清热凉血祛瘀之功,血虚风动或血热夹瘀者皆可用之;配伍连翘,则清热解毒、散结消肿之力增。现代药理研究表明,二药相伍具有很好的抗炎、抗过敏之功,又能促进炎症修复。

【主病】抽动障碍、鼻鼽、鼻窒。

【病机】①肝郁血热;②气滞血瘀。

【主治】①抽动障碍;②鼻甲肥大,鼻黏膜充血、水肿。

【应季】秋季多用。

徐长卿、土茯苓

【来源】自拟药对。

【配伍】徐长卿辛温,能祛风、除湿、止痒,既能解阳表之风湿,又能祛阴表之湿浊;配伍土茯苓,除湿、解毒之力增,对湿郁化热有良效,同时其性走窜,有通利关节之功。二药合用,解表、搜风、除湿。

【主病】咳嗽、湿疹。

【病机】①风湿蕴于气道内表黏膜；②湿热蕴于外表肌肤腠理。

【主治】①过敏性咳嗽；②湿疹反复。

【应季】春季多用。

牡蛎、玄参

【来源】取自《医学衷中参西录》镇肝熄风汤。原方主治类中风。

【配伍】牡蛎软坚散结，能内化患儿体内之痰结，同时又有重镇安神之功，于痰浊扰神之疾甚宜；玄参清热凉血，兼有解毒散结之功，助牡蛎散痰热蕴毒，治瘰疬内结诸症。

【主病】咳嗽、乳蛾、鼻窒、性早熟、抽动障碍。

【病机】①痰热内结，瘿瘤瘰疬；②痰结扰神。

【主治】①咳嗽、黄痰、扁桃体肿大、腺样体肥大、乳房发育、鼻甲肥大；②抽动障碍。

【应季】春季多用。

玄参、牡蛎、浙贝母

【来源】取自《医学心悟》消瘰丸。原方主治瘰疬、痰核、颈项结块等。

【配伍】药对玄参、牡蛎能散痰热内结，疗瘰疬瘿瘤；浙贝母清热化痰止咳，解毒散结消痈。三药合用，清热解毒散结之功著。

【主病】乳蛾、咳嗽、鼻窒、性早熟、抽动障碍。

【病机】①痰火热毒内结，急性炎症伴充血、肿胀；②痰瘀互阻，络脉瘀滞，伴内表炎性增生。

【主治】①扁桃体、腺样体肿胀肥大、淋巴结肿大；②性早熟之乳腺过早发育，抽动障碍，慢性鼻炎、鼻甲肥大。

【应季】四季皆可。

陈皮、半夏、茯苓

【来源】取自《太平惠民和剂局方》二陈汤。原方主治湿痰证。

【配伍】半夏辛温，燥湿化痰；陈皮温燥，理气化痰；茯苓甘淡，渗湿健脾，以杜生痰之源。三药合用，燥湿健脾，理气化痰。

【主病】咳嗽、积滞。

【病机】湿浊困脾，痰湿蕴肺。

【主治】咳嗽痰多、色白易咳，纳差积滞，肢体困重，苔腻。

【应季】四季皆可。

白鲜皮、徐长卿

【来源】自拟药对。

【配伍】白鲜皮清热燥湿,祛风解毒,能解在表之湿热毒邪;徐长卿辛温通散,兼有止痒之功。二药寒温相配,共疗湿毒。

【病机】湿热蕴于外表肌腠。

【主治】皮疹、湿疹。

【应季】夏秋多用。

升麻、黄连

【来源】取自《保婴撮要》东垣清胃散。原方主治胃经诸热。

【配伍】升麻清热解毒,升阳举气;黄连清热燥湿,泻火解毒。二药合用,主清胃家湿热。

【主病】鼻衄、鼻窒、抽动障碍、痤疮、感冒、咳嗽、乳蛾等。

【病机】脾胃湿热、实热。

【主治】胃家湿热导致的鼻病、抽动障碍、痤疮、咳嗽,内表炎性增生导致的腺样体肥大和乳蛾等。

【应季】夏季多用。

黄连、栀子、藿香

【来源】取自《幼科证治准绳》清黄散。原方主治耳部湿热证。

【配伍】药对黄连、栀子能清热解毒利湿,善清上焦湿热。然小儿之湿,多与脾虚相关,故再加藿香芳香化湿,健脾和中。三药配伍,既清湿热之标,又理湿热之本。

【主病】感冒、鼻衄、积滞、抽动障碍、夜啼。

【病机】①湿热上犯气道内表黏膜;②中焦湿热闭阻络脉。

【主治】①鼻痒、喷嚏、鼻黏膜充血、咳嗽、湿痰;②积滞、抽动障碍、夜啼。

【应季】夏秋多用。

旋覆花、白芍

【来源】取自《全生指迷方》旋覆花丸。原方主治咳嗽。

【配伍】白芍苦酸微寒,入肝、脾二经,有柔肝敛阴、平抑肝阳之功;旋覆花降气、化痰、行水。二药合用,能平肝阳,降肝气。

【主病】抽动障碍、咳嗽、喉痹。

【病机】①肝阳上亢;②阳郁气结。

【主治】①抽动障碍;②咳嗽之肝咳,咽喉不利、咽痒等。

【应季】春秋多用。

炙麻黄、葶苈子

【来源】取自《金厚如儿科临床经验集》久咳散。原方主治久咳。

【配伍】炙麻黄宣肺平喘、发汗解表,能解在表之寒郁;葶苈子泻肺平喘,兼能利水消肿。二药属宣上与渗下相伍,共奏止咳平喘之功。

【主病】咳嗽、咳喘。

【病机】寒水袭肺,肺表被郁。

【主治】咳嗽、咳喘、痰咳,伴肺部湿啰音。

【应季】春季多用。

砂仁、白茅根

【来源】自拟药对。

【配伍】砂仁能化湿开胃,温中理气,为醒脾调胃之要药;白茅根清胃热、养胃阴,兼能凉血。二药合用,能醒脾开胃,宣散胃中郁热。

【主病】厌食、消化不良、积滞、腹痛。

【病机】①脾不健运,胃不受纳;②食积化热,热毒内扰。

【主治】①厌食、纳差、纳呆;②积滞、腹痛、苔黄腻、口气。

【应季】春季多用。

白茅根、栀子、滑石

【来源】自拟药对。

【配伍】白茅根、栀子清热凉血、止血,常用于治疗血分郁热导致的出血、衄血等;再加滑石,借助其暖水瓶效应以导湿热下行,兼能收湿敛疮。三药合用,主要用于小儿血热、出血诸症。

【主病】各种出血性疾病、积滞、便秘、癫痫。

【病机】①血分郁热,迫血妄行之出血、衄血;②湿热内蕴。

【主治】①鼻衄、齿衄、便血、尿血等;②积滞、便秘、癫痫等。

【应季】四季皆可。

栀子、龙胆、柴胡

【来源】取自《幼科杂病心法要诀》清热镇惊汤。原方主治小儿急惊风,因触异致惊者。

【配伍】栀子苦寒,入三焦经,泻三焦郁结之火;龙胆入肝、胆经,清热燥湿,泻肝胆湿热;柴胡入肝经,能疏肝解郁,解表退热。三药合用,主散肝胆之湿热与实热。

【主病】抽动障碍、头痛、积滞、厌食、癫痫。

【病机】肝胆湿热。

【主治】抽动障碍、少阳头痛、积滞、纳差、苔腻、便秘、癫痫发作。

【应季】春秋多用。

栀子、黄芩

【来源】取自《外台秘要》黄连解毒汤。原方主治三焦火毒热盛证。

【配伍】栀子苦寒,入心、肺、三焦经,能泻火、清热、除湿、凉血,于三焦脏腑郁热皆可;黄芩清热燥湿之力强。二药合用,有泻肺与三焦湿热之功。

【主病】咳嗽、感冒、癫痫、抽动障碍。

【病机】①湿热蕴肺;②三焦湿热。

【主治】①咳嗽、鼻塞、黄涕、浊涕、头闷,玄府郁热;②抽动障碍、癫痫。

【应季】春秋多用。

柴胡、栀子、滑石

【来源】取自《幼科发挥》大连翘饮。原方主治小儿丹瘤发搐。

【配伍】柴胡疏肝解郁退热,栀子泻三焦火热,滑石清热利水渗湿并导热下行。三药合用,清肝胆、三焦之实热。

【主病】抽动障碍、积滞、厌食、感冒、口疮。

【病机】①肝胆实热;②三焦热盛。

【主治】①抽动障碍,口疮、口腔黏膜溃疡;②发热,积滞、积热上攻,苔黄腻。

【应季】四季皆可。

木贼、蒺藜、黄连

【来源】取自《眼科阐微》明目退翳汤。原方主治目病已久,带红丝、浮翳、薄雾。

【配伍】药对木贼、蒺藜主要治疗风邪上扰头目之目系诸病变;再加黄连,清热燥湿之力强,还可解肠道食毒入血之证。三药并用,以散目系之风,清上扰之湿热。

【主病】抽动障碍、鼻鼽见目系症状者。

【病机】风湿热邪上犯目系玄府。

【主治】眼干、眼痒,结膜充血、水肿等。

【应季】夏秋多用。

郁金、旋覆花

【来源】自拟药对。

【配伍】郁金辛寒,可行气解郁、活血定痛,入肝、心、肺经,入心能清心凉血,入肝能清利湿热;旋覆花止咳化痰,降逆行水。二药合用,可行心肺之气滞痰瘀,化肝经之痰湿郁滞。

【主病】咳嗽、喉痹、抽动障碍

【病机】①气滞痰瘀阻于心肺;②肝经湿滞。

【主治】①咳嗽、咳痰、舌喑、咽喉不利、清嗓;②抽动障碍。

【应季】春秋多用。

香橼、枳壳

【来源】取自《山西小儿王张刚临床经验实践录》肺炎Ⅰ号方。原方主治感冒发热,咳嗽气喘。

【配伍】香橼疏肝解郁,理气和中,兼有燥湿化痰之效;枳壳破气除痞,化痰散结。二药合用,疏肝理脾,行气散结而又兼破气之功。

【主病】咳嗽、抽动障碍。

【病机】①肺脾气滞;②肝脾气滞。

【主治】①咳嗽、咳痰;②抽动障碍。

【应季】四季皆可。

牛蒡子、芦根

【来源】取自《山西小儿王张刚临床经验实践录》麻疹透表汤。原方主治发热、咳嗽、清涕等。

【配伍】牛蒡子疏散风热,宣肺祛痰止咳,利咽解毒消肿;芦根在清解热毒的同时,又能生津止咳,兼有利尿之功,导热下行。二药合用,治疗风热感冒,喉痹咽痛诸症。

【主病】咳嗽、感冒。

【病机】①风热外感;②咽喉内表炎症。

【主治】①咳嗽、发热、鼻塞声重、苔黄;②咽喉局部充血、水肿,红肿热痛。

【应季】春秋多用。

板蓝根、玄参

【来源】取自《东垣试效方》普济消毒饮。原方主治恶寒发热、头面红肿焮痛等。

【配伍】板蓝根清热解毒,有凉血利咽、散毒祛火之功;火毒内盛,易伤津液,故配伍玄参,在清热凉血的同时,兼能滋阴降火。此外,玄参兼有解毒散结之妙。

【主病】乳蛾、咳嗽、感冒、鼻窒等。

【病机】①热毒内蕴咽喉;②咽喉内表炎症。

【主治】①咽干、咽痛;②咽后壁淋巴滤泡增生,咽部内表充血水肿、红肿热痛。

【应季】四季皆可。

栀子、龙胆、白芍

【来源】取自《保婴撮要》皂角子丸。原方主治肝胆经风热,项胁两侧结核。

【配伍】栀子清热利湿,泻火除烦;龙胆清热燥湿,以泻肝胆火为主。上述二药合用,清肝胆三焦实热,再加白芍养血柔肝、平肝潜阳。三药合用,可清肝热,平肝阳,养肝血,息肝风。

【主病】癫痫、抽动障碍。

【病机】肝热化风,血热风燥。

【主治】癫痫、抽动障碍。

【应季】春秋多用。

黄柏、知母

【来源】取自《保婴撮要》滋肾丸。原方主治肾热而小便不调。

【配伍】黄柏苦寒,入肾经,清热燥湿的同时又能泻火除蒸,清虚热、泻肾火;知母亦入肾经,清肾火,滋肾阴。二药合用,有滋阴降火之功。

【主病】咳嗽、感冒、抽动障碍、性早熟。

【病机】①肾阴虚火旺;②虚火内炽。

【主治】①肾虚咳嗽、反复感冒;②抽动障碍、性早熟诸症。

【应季】春季多用。

玄参、板蓝根、浙贝母

【来源】取自《山西小儿王张刚临床经验实践录》疖腮汤。原方主治小儿腮腺炎、瘰疬、淋巴结肿大、扁桃体炎等。

【配伍】玄参、板蓝根善解咽喉热毒,同时有散结消肿之功;浙贝母解毒、化痰、散结。三药合用,清热、解毒、散结之功著,善疗痰、热、毒郁结于咽喉者。

【主病】乳蛾、咳嗽、鼻窒、抽动障碍。

【病机】热毒滞于咽喉,痰热互结。

【主治】扁桃体肿大、增生,淋巴结肿大,咽后壁淋巴滤泡增生,鼻窒、鼻甲肥大。

【应季】四季皆可。

枳实、厚朴、大黄

【来源】取自《伤寒论》小承气汤。原方主治阳明腑实证。

【配伍】三药合用,泻胃肠之积滞、湿热、实热,导热从大便而出。

【主病】感冒、乳蛾、积滞、厌食、口疮。

【病机】阳明腑实。

【主治】积滞、口疮、扁桃体肿大、大便燥结。

【应季】四季皆可。

蝉蜕、藿香

【来源】取自《保婴撮要》消风散。原方主治诸风上攻,头目晕眩,项背拘急,肢体烦疼等。

【配伍】蝉蜕甘寒,入肝、肺经,能疏散风热、息风止痉、利咽透疹;藿香既芳香化湿,又可解表祛湿。二药合用,可疏散在表之风湿热邪,清利咽喉湿热,同时还有止痉之功。

【主病】咳嗽、感冒。

【病机】①外感风湿热邪;②湿热闭阻咽喉,伴生炎症。

【主治】①咳嗽、鼻塞、苔黄腻,湿热滞于内表;②咽喉充血水肿,局部红肿热痛。

【应季】夏季多用。

苦参、白鲜皮

【来源】取自《山西小儿王张刚临床经验实践录》牛皮癣方。原方主治湿热毒邪所致皮肤疾病。

【配伍】湿热之邪,蕴于阳表则有皮肤之患,滞于阴表则有热郁之疾。苦参清热燥湿,止痒利尿;白鲜皮清热燥湿,祛风解毒。二药合用,燥湿之力强,兼有止痒、解毒、祛风之功。

【主病】皮疹、湿疹、咳嗽、鼻窒。

【病机】①湿热蕴于外表肌腠;②湿热滞于气道内表黏膜。

【主治】①皮疹、湿疹、湿疮;②过敏性咳嗽、鼻腔内表黏膜水肿、渗出。

【应季】夏秋多用。

夏枯草、连翘

【来源】取自《疡科心得集》牛蒡解肌汤。原方主治风热上攻所致痈疮诸症。

【配伍】夏枯草辛苦而寒,入肝胆经,有清热泻火、散结消肿之功;配伍连翘,解毒散结消肿之力增。二药合用,有清热解毒、消肿散结之妙用。

【主病】乳蛾、鼻窒、性早熟。

【病机】①热毒内蕴;②瘀热内结,炎性增生。

【主治】①咽喉充血肿胀,红肿热痛;②扁桃体肿大、淋巴结肿大、腺样体增生、鼻甲肥大,乳房提前发育(性早熟)。

【应季】春秋多用。

茵陈、滑石

【来源】取自《山西小儿王张刚临床经验实践录》茵龙泻肝汤。原方主治急性黄疸等。

【配伍】茵陈入肝胆和脾胃经,苦辛微寒,有清热利湿、利胆退黄之功;配伍滑石,导湿热下行,从小便而出。二药合用,有清利湿热之功。

【主病】口疮、感冒、皮疹、痤疮。

【病机】①湿热蕴于内表;②湿热在表。

【主治】①口疮、咽痛、苔黄腻;②皮疹、痤疮。

【应季】夏季多用。

夏枯草、连翘、浙贝母

【来源】取自《山西小儿王张刚临床经验实践录》痄腮汤。原方主治小儿腮腺炎、瘰疬、淋巴结肿大、扁桃体炎等。

【配伍】临床常用的散结药对。夏枯草清热泻火,散结消肿;连翘清热解毒,散结消肿;浙贝母清热化痰,散结消痈。三药合用,散结消肿之力强。

【主病】乳蛾、鼻窒、颈部痰核、咳嗽、性早熟。

【病机】①痰瘀互结,痰核瘰疬;②内表黏膜炎性增生、肥大。

【主治】①颈部痰核,血瘀咳嗽,鼻-鼻窦炎;②腺样体、扁桃体肥大、增生,性早熟之乳腺发育,鼻甲肥大伴增生。

【应季】四季皆可。

僵蚕、蝉蜕、射干

【来源】自拟药对。

【配伍】僵蚕辛平,有息风止痉、祛风止痛、化痰通络之功;蝉蜕甘寒,有疏散风热、利咽开音、息风止痉、透疹之功;射干苦寒,有清热解毒、消痰利咽之功。三药合用,清热解毒、消痰散结、化痰通络、息风止痉。

【主病】咳嗽、喉痹。

【病机】①咳嗽导致的咽喉疼痛;②咽喉内表炎症。

【主治】①咳嗽咽痛;②咽部充血、肿胀、疼痛。

【应季】四季皆可。

薏苡仁、杏仁

【来源】取自《金匮要略》麻黄杏仁薏苡甘草汤。原方主治风湿在表,湿郁化热证。

【配伍】薏苡仁为利水渗湿之药,能除风湿闭阻于玄府清窍所致诸症;配伍杏仁,降气止咳平喘。二药合用,有解气滞湿阻之功。

【主病】咳嗽、乳蛾、抽动障碍、湿疹。

【病机】①支气管内表气滞湿阻;②上气道内表气滞湿阻;③湿热蕴于外表肌腠。

【主治】①咳嗽、湿痰,伴肺部湿啰音;②乳蛾、抽动障碍(鼻部症状为主);③皮疹、湿疹。

【应季】夏季多用。

白芍、升麻

【来源】取自《保婴撮要》升麻汤。原方主治小儿中风头痛,憎寒壮热,肢体疼痛,鼻干不得眠,兼治疮症。

【配伍】白芍入血分,有养血敛阴、柔肝止痛之功。血中有风湿毒邪,则为患多端。伍用升麻,能清热解毒、升阳透疹。二药合用,有透血分之风湿毒邪外出之功。

【主病】鼻衄、鼻窒、抽动障碍、紫癜。

【病机】风湿毒邪蕴于血分。

【主治】鼻痒、鼻黏膜充血水肿、抽动障碍、紫癜。

【应季】秋季多用。

藿香、胆南星、桑白皮

【来源】自拟药对。

【配伍】笔者临床喜用药对藿香、胆南星来代替藿胆丸这张处方,有清胆热、除痰热之功;再加桑白皮,清泻肺热。三药合用,可清蕴结鼻窍之痰热,有清热利窍之妙。

【主病】咳嗽、感冒、鼻窒、打鼾。

【病机】胆热、肺热滞于鼻窍内表黏膜。

【主治】①上气道咳嗽综合征;②鼻窒、黄涕,打鼾、鼻甲肥大,鼻腔内表黏膜增生、肥厚。

【应季】四季皆可。

苦参、徐长卿、白鲜皮

【来源】自拟药对。

【配伍】苦参清热燥湿,杀虫止痒利尿;徐长卿祛风除湿,止痛止痒;白鲜皮清热燥湿,祛风解毒。三味药,可有"苦参、徐长卿""苦参、白鲜皮""徐长卿、白鲜皮"3种药对组合,皆为笔者常用药对。三药合用,清热利湿,祛风解毒、杀虫止痒之功强,可解决小儿湿毒郁结之证。

【主病】皮疹、湿疹、咳嗽、鼻窒。

【病机】①湿毒蕴于外表肌腠,成炎致敏;②气道内表黏膜炎症。

【主治】①皮疹、湿疹;②咳嗽、痰咳、鼻窒、浊涕。

【应季】夏秋多用。

柴胡、青蒿、薄荷

【来源】自拟药对。

【配伍】药对柴胡、青蒿主要用于治疗小儿阴分伏热;配伍薄荷,旨在疏散风热,清利头目,利咽透疹,疏肝行气。三药合用,可引阴分之伏热从少阳枢机外出,有清虚热、散郁结之功。

【主病】感冒、咳嗽、乳蛾、口疮。

【病机】邪伏阴分,侵袭内表,头欠清利。

【主治】反复发热、交时而作,咳嗽,鼻塞,反复口疮疼痛,慢性扁桃体炎。

【应季】夏季多用。

桔梗、枳壳、甘草

【来源】取自《幼幼集成》枳桔二陈汤。原方主治小儿胸膈有痰,咳嗽作吐。

【配伍】桔梗宣肺祛痰、利咽排脓,主要针对小儿咽部症状;配伍枳壳,旨在化痰散痞,清解咽喉之痰热郁结;再加甘草,清热解毒、祛痰止咳。三药合用,针对病位局限于咽喉,以化痰热、消郁结。

【主病】咳嗽、乳蛾、喑哑、感冒。

【病机】①痰热内侵下气道内表;②痰热互结于咽喉内表,伴炎性增生。

【主治】①痰热咳嗽,扁桃体肿大、增生,声音嘶哑,鼻窒;②咽部红肿热痛,喉部充血、水肿。

【应季】四季皆可。

天竺黄、栀子

【来源】取自《幼幼新书》引《张氏家传》天竺黄散。原方主治小儿风热惊风。

【配伍】天竺黄入心肝经,有清热化痰、清心定惊之功。痰热入络,则为风痰、惊痰,从而内扰心神、脏腑。栀子清热解毒,利湿化痰。二药合用,有祛风痰、惊痰之功。

【主病】抽动障碍、咳嗽、夜啼。

【病机】①风痰入络,内扰心神;②风痰袭肺。

【主治】①抽动障碍、惊风夜啼;②咳嗽、咽痒。

【应季】春季多用。

藿香、乌梅、防风

【来源】自拟药对。

【配伍】药对藿香、防风主要用于湿浊中阻,食毒化热所致对食物不耐受的过敏反应;药对乌梅、防风主要解决内风致敏引起的各类过敏症状。三药合用,从本到标,从脾胃湿热、食毒到内风上扰清窍诸症,均能起到良好疗效。

【主病】咳嗽、哮喘、鼻衄、感冒、厌食、湿疹。

【病机】①内表和外表的变态反应;②过敏体质。

【主治】①过敏性咳嗽、哮喘、鼻痒、清涕、反复感冒、湿疹;②纳差、厌食、过敏体质。

【应季】夏季多用。

二、常用药对

玄参、板蓝根、连翘

【来源】取自《东垣试效方》普济消毒饮。原方主治大头瘟。

【配伍】药对玄参、板蓝根主要用于热毒内蕴导致的各类咽喉病症；连翘解毒散结之力强。三药合用，主要用于上焦清窍热毒内蕴，痰热瘀互结等。

【主病】咳嗽、乳蛾、感冒、鼻窒。

【病机】①热毒内袭下气道内表黏膜；②痰热瘀互结于上气道内表黏膜，伴炎症、增生。

【主治】①咳嗽伴咽痛、痰黄、苔黄；②扁桃体肿大、增生，鼻窒、浊涕，鼻甲增生、肥大。

【应季】四季皆可。

夏枯草、牡蛎

【来源】取自《刘弼臣临床经验辑要》腮腺炎合剂。原方主治腮腺炎。

【配伍】夏枯草入肝胆经，有清热泻火、散结消肿之功；配伍牡蛎，软坚散结的同时还有重镇安神之功，可缓解小儿紧张情绪。二药合用，以清热解毒、散结消肿。

【主病】乳蛾、瘰疬、性早熟。

【病机】①热毒内蕴，伴发炎症；②腺体增生，瘰疬痰核。

【主治】①扁桃体肿大、腺样体增生；②乳腺发育。

【应季】春季多用。

牡丹皮、当归

【来源】取自《内科摘要》加味逍遥散。原方主治肝郁血虚内热证。

【配伍】牡丹皮"主寒热、中风瘈疭、痉"（《神农本草经》），入心、肝经，有清热凉血之功；当归补血养血，又主一切内风。二药合用，有清肝凉血、柔肝止痉、祛风通玄之功。

【主病】抽动障碍。

【病机】肝血热，生内风。

【主治】抽动障碍。

【应季】春季多用。

苦参、防风、辛夷

【来源】自拟药对。

【配伍】药对苦参、防风主要用于治疗小儿湿郁成毒,弥漫三焦,形成局部湿热蕴结之势;辛夷散风寒、通鼻窍。三药合用,主要用于治疗湿热蕴结上焦所致鼻䶎、鼻窒。

【主病】咳嗽、鼻䶎、鼻窒。

【病机】①鼻窍为风湿毒邪所扰;②鼻窍内表炎症。

【主治】①上气道咳嗽综合征、鼻窒、鼻痒、清涕、喷嚏;②鼻甲肥厚,过敏性鼻炎,鼻黏膜充血、渗出,卡他症状明显。

【应季】秋季多用。

薏苡仁、滑石

【来源】取自《山西小儿王张刚临床经验实践录》湿疹汤。原方主治湿疹、胎毒诸症。

【配伍】薏苡仁入肺、胃经,有利水渗湿、解毒散结、除痹排脓之功;滑石清热利尿,导湿热下行。二药合用以治小儿湿热内蕴,成毒成脓之证。

【主病】乳蛾、口疮、湿疹、皮疹、肺炎喘嗽、痤疮。

【病机】①湿热内蕴,成毒成脓;②湿热郁于外表肌肤。

【主治】①扁桃体肿大、化脓,口疮、肺炎喘嗽;②皮疹、湿疹、痤疮。

【应季】夏季多用。

牡丹皮、连翘、黄连

【来源】取自《疫疹一得》清瘟败毒饮。原方主治温疫热毒,气血两燔证。

【配伍】药对牡丹皮、连翘有清热解毒、散结消肿之功;黄连清热燥湿、泻火解毒。三药合用,能清湿热,泻火毒。

【主病】鼻䶎、鼻窒、抽动障碍。

【病机】①湿热阻滞上气道内表黏膜;②湿热阻滞经络。

【主治】①鼻痒、喷嚏、清涕、鼻甲肥大,鼻黏膜充血、水肿;②抽动障碍。

【应季】四季皆可。

黄柏、苦参

【来源】取自《山西小儿王张刚临床经验实践录》牛皮癣方。原方主治湿热、热毒内蕴所致皮肤疾患。

【配伍】湿热是一种气化状态,随气机而上下流注。黄柏清热燥湿,除骨蒸虚热;苦参清热燥湿,利尿止痒。二药合用,有清湿热、利小便之功。

【主病】咳嗽、淋证、皮疹、湿疹。

【病机】①湿热蕴肺;②湿热下注膀胱;③湿热郁于外表肌腠。

【主治】①咳嗽、黄痰,苔腻;②尿黄、尿频、小便异味;③皮疹、湿疹。

【应季】秋季多用。

菊花、栀子

【来源】自拟药对。

【配伍】菊花甘苦微寒,走肝、肺经,能疏散风热、平肝明目、清热解毒。小儿外感风热,最易化热成毒,故配伍栀子清泻三焦,利湿解毒。二药合用,有疏风清热、利湿解毒之功。

【主病】抽动障碍、鼻窒。

【病机】①肝风化热,上扰清窍;②热毒滞于鼻窍。

【主治】①抽动障碍(头面症状为主);②鼻甲肥大、充血、渗出、涕多。

【应季】秋季多用。

夏枯草、牡蛎、连翘

【来源】自拟药对。

【配伍】临床常用的散结药对。夏枯草清热泻火,散结消肿,为散结之主药,能消痰热或痰瘀互结所致瘰疬、癥瘕;配伍牡蛎之咸,软坚散结;再加连翘清热解毒,消肿散结。三药共奏软坚散结、消肿解毒之功。

【主病】乳蛾、瘰疬、鼻窒、抽动障碍。

【病机】①内表黏膜炎性增生;②内分泌紊乱之性早熟。

【主治】①扁桃体、腺样体增生肥大,鼻甲肥大,鼻黏膜充血、水肿;②性早熟之乳房过早发育。

【应季】四季皆可。

山药、葛根

【来源】取自《是斋百一选方》守胃散。原方主治阴阳不和,吐血不止,预防风证。

【配伍】山药为补气药,可补脾、止泻,有益气养阴之妙;小儿患有外感之疾,兼见泄泻、纳差者,配伍葛根,于解表之中,又能升阳止泻,透疹通络。

【主病】泄泻、消化不良。

【病机】脾胃虚弱,外感风热。

【主治】泄泻、纳差、纳少、纳呆。

【应季】春秋多用。

苦参、土茯苓、徐长卿

【来源】自拟药对。

【配伍】苦参清热燥湿,杀虫止痒;药对土茯苓、徐长卿既能解阳表之湿热,又能化阴表之湿毒。三药合用,有清热利湿、祛风止痒之效。

【主病】咳嗽、鼻鼽、湿疹。

【病机】①气道内表黏膜过敏;②外表肌腠过敏诸症。

【主治】①过敏性咳嗽、鼻痒、浊涕;②湿疹、过敏性皮疹。

【应季】春冬常用。

茯苓、薏苡仁、甘草

【来源】取自《校注妇人良方》清肝益荣汤。原方主治肝胆经风热血燥,筋挛结核,或作瘰子。

【配伍】茯苓和薏苡仁均为利水消肿之品,有利湿解毒之功,其中茯苓偏于健脾安神,薏苡仁长于解毒散结;甘草清热解毒,调和诸药。三药合用,有利湿、解毒、清热之功,治疗湿毒入血诸症有良效。

【主病】痤疮、紫癜、抽动障碍、癫痫。

【病机】①血分湿热毒邪;②湿毒阻络。

【主治】①痤疮、过敏性紫癜;②癫痫发作、抽动障碍反复。

【应季】四季皆可。

佛手、天竺黄

【来源】自拟药对。

【配伍】佛手辛苦酸温,入肝脾经,有疏肝解郁、理气和中、燥湿化痰之功;天竺黄甘寒,走心肝经,能清热化痰,清心定惊。二药合用,能疏肝理气、清热散结。

【主病】抽动障碍、感冒、咳嗽、生长发育迟缓、胸闷、夜啼等。

【病机】肝脾气滞,痰热内蕴。

【主治】因肝脾气滞、痰热内蕴导致的抽动障碍、感冒、生长发育迟缓、咳嗽积滞等疾病。

【应季】四季皆可。

黄芩、黄连

【来源】取自《片玉心书》凉惊丸。原方退五脏热,泻心肝火,治急惊、便秘、口疮、乳蛾等。

【配伍】黄连入中焦脾胃经,清热燥湿;黄芩入中上焦之肺、脾胃经,清热燥湿。二药合用,于燥湿之中又有泻火解毒之功。

【主病】感冒、乳蛾、喉痹、呕吐、泄泻。

【病机】①上焦湿热、热毒;②中焦湿热。

【主治】①发热、鼻窒、咽痛、扁桃体肿大,咽部充血、红肿热痛,口疮;②呕吐、嗳腐酸臭。

【应季】夏季多用。

茵陈、柴胡

【来源】自拟药对。

【配伍】茵陈为治湿热黄疸之要药,有清热利湿、利胆退黄之功;柴胡和解少阳肝胆。二药合用,有和少阳、清湿热、利肝胆之功。

【主病】黄疸、口疮。

【病机】①肝胆湿热,熏蒸体表;②湿热上攻,内表受邪。

【主治】①黄疸之皮肤黄染、巩膜黄染等;②口疮、咽痛等。

【应季】四季皆可。

桑白皮、桑叶

【来源】自拟药对。

【配伍】桑白皮入肺经,泻肺中水气,有清热、止咳、平喘之功;桑叶可清肺润燥,入肝经平肝明目,入肺经疏散风热。二药合用,可治疗小儿咳嗽兼表热者。

【主病】咳嗽。

【病机】外感风热,肺热咳喘。

【主治】咳嗽、黄痰、舌红苔黄。

【应季】四季皆可。

栀子、大黄、石膏

【来源】取自《育婴家秘》通圣双解散。原方主治表里俱热,又治疮疹。

【配伍】药对栀子、大黄能清肠胃积热,上攻头面诸症;石膏清热泻火,除烦止渴。三药合用,治疗食积化热,上攻头面,热伤津液诸症。

【主病】鼻衄、鼻窒、咳嗽、抽动障碍、口疮、尿血。

【病机】①积热上攻;②积热下注。

【主治】①积热上攻,侵及气道内表,症见鼻窒,黏膜充血、水肿,咳嗽,口疮,抽动障碍(头面部症状为主);②便秘、尿血等。

【应季】秋季多用。

白芷、浙贝母

【来源】取自《育婴家秘》六和汤。原方主发散毒气。

【配伍】白芷辛温,解在表之风寒,消在里之脓肿,兼有治头痛、通鼻窍之功。小儿外感化热,与痰胶着者,常配伍浙贝母,以清热化痰,散结解毒。二药合用,有祛风止痛、清热化痰、解毒散结之功。

【主病】头痛、鼻渊、鼻窒、乳蛾。

【病机】外感化热,痰热互结,内闭清窍。

【主治】头痛(前额尤甚)、鼻窒、黄涕、脓涕、扁桃体肿大。

【应季】春秋多用。

蒺藜、滑石

【来源】自拟药对。

【配伍】蒺藜入肝经,有明目止痒之功。小儿抽动障碍,因湿热上攻目系,出现眨目之症者,常配伍滑石,以清热利湿,上清头目,下导湿热。

【主病】抽动障碍见目系症状者。

【病机】湿热上攻目系。

【主治】眨目、眼干、咽痒、结膜充血、水肿等。

【应季】四季皆可。

桑白皮、桑叶、浙贝母

【来源】自拟药对。

【配伍】桑白皮、桑叶为笔者临床常用止咳药对,用于肺热咳喘诸症;浙贝母清热化痰,解毒散结。三药合用,能清清窍之风痰、热痰,有解表开窍、清热化痰之功。

【主病】咳嗽、感冒、鼻窒、鼻衄。

【病机】风痰热瘀互结,闭阻上焦清窍。

【主治】痰热咳嗽、肺部散在啰音,风热感冒,鼻窒涕黄、喷嚏、鼻痒。

【应季】四季皆可。

葛根、黄连、黄芩

【来源】取自《伤寒论》葛根黄芩黄连汤。原方主治表证未解,邪热入里证。

【配伍】葛根外解肌表之邪,内清阳明之热,并引清阳上行;黄连、黄芩苦寒,清热利湿,降湿热。三药合用,升清阳而降湿热,恢复周身被湿热困阻之气机。

【主病】乳蛾、感冒、咳嗽、口疮、呕吐、泄泻。

【病机】①湿热壅滞于气道内表黏膜;②湿热下注胃肠内表黏膜。

【主治】①扁桃体肿大、鼻窒、浊涕、口腔黏膜溃疡、湿热咳嗽;②呕吐,泄泻,泻下酸臭。

【应季】四季皆可。

升麻、柴胡

【来源】取自《保婴撮要》柴胡石膏汤。原方主治时行瘟疫,壮热恶风,头痛体疼,鼻塞,心胸烦满,寒热往来,咳嗽,涕唾稠黏等。

【配伍】升麻入肺、脾、胃经,有解表、清热、解毒、透疹、升阳举气之功;柴胡同为升阳之品,又能解表清热,兼入肝经疏肝。二药合用,具有发散风热之功,增强升阳举陷之能,可上达目系颠顶,疏风清热。

【主病】感冒、抽动障碍、癫痫、胞生痰核(睑板息肉)。

【病机】①外感风热;②内伤风热;③风热上扰目系,伴炎性增生。

【主治】①风热感冒、鼻塞、舌红苔黄;②抽动障碍、癫痫、夜啼;③睑板腺慢性肉芽肿。

【应季】秋季多用。

桑白皮、桑叶、杏仁

【来源】自拟药对。

【配伍】桑白皮、桑叶为常用止咳药对,其中桑白皮清肺,桑叶解表,再加杏仁降气止咳。三药配伍,能宣肺止咳,加之鼻为肺窍,亦有通窍之功。

【主病】咳嗽、鼻窒。

【病机】肺失宣降。

【主治】咳嗽、痰咳、黄痰、鼻窒、黄涕。

【应季】春秋多用。

藿香、胆南星、滑石

【来源】自拟药对。

【配伍】药对藿香、胆南星常用于清胆利窍，配伍滑石以导清窍之湿热、痰热下行。

【主病】咳嗽、鼻窒。

【病机】胆热上扰，痰热互结，蕴于内表黏膜。

【主治】上气道咳嗽综合征，鼻窦炎，鼻甲肥大，鼻黏膜充血、红肿，腺样体肥大。

【应季】夏季多用。

柴胡、黄芩、栀子

【来源】取自《保婴撮要》柴胡清肝散。原方主治肝经风热，或乳母怒火，患一切疮疡。

【配伍】柴胡、黄芩取自小柴胡汤，有和解少阳之功；再加栀子入三焦经，泻三焦有余之火，并能通利水道玄府，导少阳之热下行。

【主病】感冒、乳蛾、抽动障碍、厌食。

【病机】①少阳湿热，上蒸头面；②三焦湿热。

【主治】①鼻窒、咽干咽痛、口苦、扁桃体肿大、淋巴结肿大、苔黄腻；②抽动障碍、纳差、痞满。

【应季】四季皆可。

旋覆花、僵蚕

【来源】自拟药对。

【配伍】小儿咳嗽，肺气上逆。旋覆花降肺气之逆，兼有化痰、止呕、行水之功，咳嗽用之颇宜。若咳痰夹风，可配伍僵蚕，以化风痰。风痰为患，善走脏腑经络。

【主病】咳嗽、喉痹、抽动障碍。

【病机】①风痰袭肺；②风痰滞于咽喉内表；③风痰流于经络。

【主治】①刺激性咳嗽；②咽干、咽痒、咽喉不利；③抽动障碍，如清嗓等。

【应季】春季多用。

木贼、蒺藜、牡丹皮

【来源】自拟药对。

【配伍】木贼、蒺藜常用于治疗风邪上扰目窍所致目系诸多症状;配伍牡丹皮,取其活血祛瘀、清热凉血之功。三药合用,通过疏散风热之邪解决目系风证。

【主病】抽动障碍、鼻衄见目系症状者。

【病机】风邪上扰目窍,气滞血瘀兼热。

【主治】眼干、眼痒、眼痛、结膜充血、目眵多泪、眨目频繁等。

【应季】秋季多用。

僵蚕、夏枯草

【来源】自拟药对。

【配伍】小儿炎症后期,风火痰瘀互结。僵蚕入肺、肝经,化痰散结,祛风止痛;夏枯草散结消肿,清热泻火。二药合用,有息风、清热、化痰、散结之功。

【主病】乳蛾、喉痹、鼻窒。

【病机】①咽部炎症,充血肿胀;②咽喉内表炎性增生。

【主治】①咽部内表红肿热痛、充血水肿;②扁桃体肿大、腺样体肥大、鼻甲肥大。

【应季】春秋多用。

枇杷叶、百合

【来源】自拟药对。

【配伍】枇杷叶既能清肺止咳,又能降逆止呕,适用于咳嗽伴呕吐患儿;咳嗽后期,常见痰少、咽干表现,宜配伍百合,以养阴润肺,清痰火,补虚损。

【主病】咳嗽。

【病机】肺胃气逆,阴虚燥咳。

【主治】咳嗽、燥咳、痰少、咽干、咽痛。

【应季】秋季多用。

甘草、浮小麦、大枣

【来源】取自《徐小圃徐仲才临证用药心得十讲》甘麦大枣汤。原方主要用于治疗小儿汗证。徐氏取甘麦大枣汤养心安神、和中缓急之功,治疗多种疾病,凡见患儿有忧郁、烦躁等情志异常则加用之。

【配伍】浮小麦甘凉,入心经,有固表止汗、益气除热之功;甘草甘平,亦归心经,兼入肺、脾经,有调和诸药、清热缓急之功;大枣甘温,既入心经,又入脾胃经,能补中益气,养血安神。三药合用,甘润滋养,有养心安神、和中缓急之功。

【主病】汗证、抽动障碍、便秘、厌食。

【病机】心阴受损,脏阴不足。

【主治】①各种汗证;②心阴不足,心神受扰所致抽动障碍;③胃肠津液不足所致便秘、厌食、消化不良等。

【应季】秋季多用。

皂角刺、浙贝母

【来源】取自《校注妇人良方》仙方活命饮。原方主治痈疡肿毒初起。

【配伍】患儿热病后期,局部痈疡不溃者,常以皂角刺消肿排脓,有溃脓之功;配伍浙贝母清热化痰,兼能散结消痈。二药合用,可增强溃脓、散结、消肿之力。

【主病】咳嗽、乳蛾、喉痹、鼻窒。

【病机】①炎性增生;②炎症后期,成痈化脓。

【主治】①刺激性咳嗽、扁桃体肿大、腺样体肥大,鼻甲增生、肥大;②扁桃体化脓、鼻窦脓涕。

【应季】夏秋常用。

砂仁、黄连、滑石

【来源】自拟药对。

【配伍】砂仁、黄连为笔者常用药对,可疗胃脘食积及积滞化热诸症,再伍滑石能清热利湿,又兼有暖水瓶效应,导湿热浊邪下行。

【主病】厌食、积滞、泄泻。

【病机】①中焦积滞、积滞化热;②湿热内袭肠道内表黏膜。

【主治】①积滞、纳差、纳呆、腹胀、痞满;②泄泻、泻下酸臭。

【应季】夏季多用。

蒲公英、连翘

【来源】取自《山西小儿王张刚临床经验实践录》湿疹汤。原方主治湿疹、黄水疮等湿热内蕴之皮肤病,清热解毒以蒲公英、连翘为主。

【配伍】蒲公英清热解毒,消肿散结;连翘清热解毒,消肿散结。二药合用,清热解毒之力增,外能解表清热,内能利湿通淋,使热毒上下分消。

【主病】感冒、咳嗽、鼻窒、鼻渊、痤疮。

【病机】①热毒内盛,上壅头面、清窍;②热毒熏灼外表肌腠,蕴生热毒。

【主治】①发热、鼻窒、脓涕、咽痛、咳嗽、脓痰;②痤疮。

【应季】夏秋多用。

苦参、防风、土茯苓

【来源】取自《幼科杂病心法要诀》换肌消毒散。原方主治新生儿皮肤疾患。

【配伍】药对苦参、防风能解湿毒蕴结之证,配伍土茯苓解毒、除湿,则祛湿之力更强。三药合用,适用于风湿在表,湿邪偏胜之证。

【主病】咳嗽、皮疹、湿疹。

【病机】①湿毒夹风,蕴于下气道内表黏膜;②湿毒蕴于外表肌腠。

【主治】①过敏性咳嗽;②皮疹、湿疹。

【应季】春季多用。

蝉蜕、延胡索

【来源】取自《小儿药证直诀》蝉花散(蝉蜕代蝉花)。原方主治惊风、夜啼、切牙、咳嗽及疗咽喉壅痛。

【配伍】蝉蜕甘寒,疏散风热,解表利咽、息风透疹,对于小儿外感见咳嗽,因肝风而致痉挛性咳嗽者尤宜。在刺激性咳嗽的患儿群体中,有部分患儿夜咳较甚,常配伍延胡索。延胡索入血分,有开肺气之功,可治夜啼。故二药合用入阴分,善治夜间阵发性、刺激性咳嗽。

【主病】咳嗽、夜啼。

【病机】脉络瘀滞,阻碍肺络,肺失宣降,血分伏邪,入夜咳甚。

【主治】夜间阵发性、刺激性咳嗽,夜啼。

【应季】春秋常用。

辛夷、防风、白芍

【来源】自拟药对。

【配伍】防风辛温,能除湿解表止痉;配伍辛夷,可疗风湿表证,复肺之气机升降;配伍白芍,能解皮肤黏膜之湿毒、过敏诸症。三药合用,有宣肺通窍、除湿止痒之妙用。

【主病】鼻鼽、鼻窒、咳嗽。

【病机】①风邪内侵,鼻窍内表变态反应;②风湿内侵鼻窍内表,波及下气道。

【主治】①鼻痒,喷嚏,清涕,伤风,鼻黏膜苍白、水肿;②鼻内表黏膜充血、水肿,鼻甲肥大、增生,上气道咳嗽综合征。

【应季】秋季多用。

茯苓、泽泻

【来源】取自《小儿药证直诀》地黄丸。原方主治小儿肝肾不足,三阴有恙。

【配伍】茯苓利水渗湿,健脾、宁心、安神;泽泻利水消肿,能泻膀胱之热,有化浊降脂之功。二药合用,能泻下焦湿浊而兼降相火。

【主病】抽动障碍、性早熟、头晕、积滞、厌食、喉痹、痤疮等。

【病机】下焦湿热。

【主治】下焦湿热导致的抽动障碍、性早熟之乳房发育、头晕、积滞、厌食等疾病。

【应季】春季多用。

蝉蜕、牛蒡子

【来源】取自《先醒斋医学广笔记》竹叶柳蒡汤。原方主治痧疹初起、鼻塞、咽痛等。

【配伍】蝉蜕有疏散风热、利咽开音之功;牛蒡子宣肺解毒、利咽透疹,于升散中有清泄之性。二药合用,可利咽开音,透疹解毒。

【主病】声嘶、喉痹。

【病机】风热邪毒,壅滞内表,咽喉不利,肺失宣降。

【主治】喑哑、咽痛。

【应季】春夏秋多用。

牡蛎、皂角刺

【来源】自拟药对。

【配伍】牡蛎味咸而能软坚散结,潜阳补阴,重镇安神,可用于痰湿留滞、痰火郁结、脏腑失调、痰凝气壅导致的瘰疬、瘿瘤等;配伍皂角刺,旨在增强软坚散结、消肿排脓之力。

【主病】咳嗽、乳蛾、鼻窒。

【病机】①局部病灶炎性肿胀、增生;②病灶化脓。

【主治】①扁桃体肿大、肺部炎症,鼻甲肥大、增生;②扁桃体化脓、肺部脓肿。

【应季】夏秋多用。

龙胆、白茅根

【来源】自拟药对。

【配伍】龙胆苦寒,可清肝胆一切有余之火,兼能清热燥湿,并治惊风抽搐,多用于肝胆湿热为患之证;白茅根入气分清肺胃热盛,入血分清热凉血。二药合用,有养血清肝、燥湿止痉之功。

【主病】厌食、腹痛、鼻衄、抽动障碍。

【病机】①气分湿热;②血分湿热。

【主治】①厌食、纳差、腹痛、苔腻;②鼻衄、抽动障碍。

【应季】春季多用。

白芍、花椒

【来源】自拟药对。

【配伍】白芍入肝、脾经,能柔肝止痛,平肝潜阳,适用于木旺乘土之证,大滋肝中之血,柔肝以缓急;配伍温里药花椒,能温中止痛。二药合用,有疏肝缓急、温中止痛之功。

【主病】腹痛、厌食、积滞。

【病机】①肝木乘脾土之腹痛;②积滞腹痛。

【主治】①腹痛、口干口苦;②厌食、纳差、便秘、苔腻。

【应季】四季皆可。

荆芥、防风、土茯苓

【来源】自拟药对。

【配伍】药对荆芥、防风以祛风散寒为主,能散在表之风寒湿邪;土茯苓解毒除湿。三药配伍,祛风之力更胜,适用于风寒湿毒蕴于肌表,风邪偏胜,清窍被郁者。

【主病】湿疹、瘾疹、鼻窒、咳嗽。

【病机】①风寒湿郁于外表肌腠;②气道内表为湿邪所滞。

【主治】①湿疹、瘾疹;②鼻窒、浊涕、寒湿咳嗽。

【应季】春季多用。

藿香、胆南星、苦参

【来源】自拟药对。

【配伍】藿香、胆南星清上犯之胆热;苦参清热燥湿之力强,有清利湿热、导热下行之能。三药合用,可清上犯之胆热、痰热从小便而出。

【主病】咳嗽、鼻窒。

【病机】胆热上犯,湿热蕴肺。

【主治】过敏性咳嗽、鼻窒、黄涕。

【应季】夏秋多用。

葛根、黄连、木香

【来源】自拟药对。

【配伍】葛根善于升发脾胃清阳之气,黄连可清热燥湿以止泻痢,二药相伍,常用于治疗湿热内蕴大肠所致泄泻、痢疾;再加木香,芳香行气止痛,健脾消食化滞。三药合用,升降与宣通并施,则清升浊降,气机调畅,腹泻可止。

【主病】泄泻、厌食、积滞。

【病机】肠道湿热,湿毒内蕴,侵袭肠道内表黏膜。

【主治】积滞、纳差、痞满、腹胀、泄泻。

【应季】夏季多用。

桑叶、菊花

【来源】取自《金厚如儿科临床经验集》咳一号方。原方主治一般感冒咳嗽,发热不高,鼻流清涕,体质稍差者。

【配伍】桑叶苦寒,清肺润燥,外能疏风清热,用于风热感冒;见咳嗽者,配伍菊花,平肝抑阳,疏风清热。二药合用,有解表热、宣肺气、止咳逆之功。

【主病】咳嗽。

【病机】外感风热咳嗽。

【主治】咳嗽不爽、痰黄黏稠、难咳、口渴等。

【应季】春季多用。

赤芍、白芍

【来源】取自《麻疹全书》归芍调血汤。原方主治麻色淡白。

【配伍】赤芍入肝经,清热凉血;白芍入肝经,养血柔肝。二药合用,可疗肝经血热诸症。

【主病】抽动障碍、皮疹。

【病机】①肝经血热；②风热蕴于外表肌腠。

【主治】①抽动障碍；②皮疹。

【应季】秋季多用。

旋覆花、木蝴蝶

【来源】自拟药对。

【配伍】旋覆花降肺气，木蝴蝶疏肝郁，合用可疏肝降肺，调理气机升降出入。或以降肺为主，或以疏肝为主，有止咳、利咽、止呕之妙用。

【主病】咳嗽、抽动障碍、喉痹。

【病机】①肝气犯肺，木火刑金；②肝肺气逆。

【主治】①咳嗽之肝咳，兼胁肋不舒或胸闷；②抽动障碍、喉痹、呕吐、清嗓。

【应季】春秋多用。

白茅根、滑石、石膏

【来源】自拟药对。

【配伍】白茅根配滑石，可清利患儿血分湿热，且滑石有暖水瓶效应，可导湿热下行，从小便而出；再加石膏，辛甘大寒，大泻气分实热。三药相配，清解血分湿热、气分实热，为气血两清之品。

【主病】皮疹、湿疹、紫癜、鼻衄、淋证、咳嗽、积滞。

【病机】①血分湿热，蕴于外表肌腠；②湿热蕴于脏腑内表黏膜；③胃肠湿热。

【主治】①皮疹、湿疹、紫癜；②尿血、鼻衄、痰热咳嗽；③积滞、纳差、便秘、舌红苔黄腻。

【应季】四季皆可。

藿香、黄连、乌梅

【来源】取自《山西小儿王张刚临床经验实践录》藿香乌梅汤。原方主治消化不良、食欲不振、恶心呕吐、面色黄瘦等诸多症状。

【配伍】藿香配黄连，寒温并用，其中藿香醒脾气、行胃气，既可发散解表又能发散脾胃伏火；乌梅味酸，酸可收敛，酸能入肝而敛虚热，酸补肝可助肝之疏泄，从而起到疏肝理气、滋阴养血、补虚去实等诸多功效。黄连少用，取其清中焦之火兼健胃之功。

【主病】腹痛、厌食、消化不良、发育迟缓、积滞。

【病机】肠道寒热错杂，食毒袭内表，脏腑气血失和。

【主治】积滞、纳差、腹痛、痞满、腹胀、纳呆、发育迟缓。

【应季】夏季多用。

白芍、甘草、砂仁

【来源】取自《活幼心书》百伤饮。原方主治百物所伤,感冒风寒邪气,不拘冷热。

【配伍】白芍配伍甘草即芍药甘草汤,有缓急止痛之功,笔者常用于治疗小儿腹痛。腹痛反复,影响中焦纳运者,常配伍砂仁温中化湿、理气开胃。三药合用,有温中化湿开胃、缓急止痛柔肝之功。(百伤饮原方用赤芍)

【主病】鼻窒、抽动障碍、腹痛、厌食、消化不良。

【病机】①肠道肌肉痉挛所致腹痛;②其他肌肉痉挛诸症。

【主治】①腹痛、纳差、腹胀、纳呆、消化不良;②抽动障碍之腹部抽动、鼻窒之皱鼻。

【应季】春夏多用。

荆芥、知母

【来源】取自《幼幼集成》清肺饮。原方主治气逆而咳,面白有痰。

【配伍】荆芥散在表之风寒,知母清在里之肺热。肺主皮毛,咳嗽兼表证时,常有风寒肺热证。荆芥与知母相伍,解表寒、清里热,攘外安内兼具。

【主病】咳嗽、感冒、喑哑。

【病机】①表有寒,里有热;②寒包火证。

【主治】①咳嗽、感冒之表寒里热证;②喑哑之寒包火证。

【应季】春季多用。

藿香、木香

【来源】取自《保婴撮要》七味白术散。原方主治吐泻作渴。

【配伍】藿香性温,其气芳香,有温中化湿之功;木香亦温,走窜之力更强,有行气之功,可散滞气于肺上焦,破结气于中下焦。二药合用,有温中化湿、行气散滞之功。

【主病】泄泻、腹痛、积滞。

【病机】①寒湿困脾;②气滞湿阻,内生积热。

【主治】①腹泻、腹痛;②积滞、纳差。

【应季】夏季多用。

大黄、槟榔

【来源】取自《赵心波儿科临床经验选编》泻痢分解丹。原方主治泄泻腹胀、厌食溺少、口苦肢倦等。

【配伍】大黄消积导滞,性苦寒,兼有清热燥湿之功,而对于小儿食积化热或感冒夹滞者,常配伍槟榔,以消积磨谷。二药合用,可消导中焦积滞及积滞化热。

【主病】厌食、感冒、积滞。

【病机】①感冒夹滞;②中焦食积,积滞化热。

【主治】①鼻塞、浊涕、厌食、纳差、苔腻;②苔腻、手足心热、口臭、便秘、纳差。

【应季】春秋多用。

茵陈、滑石、藿香

【来源】取自《山西小儿王张刚临床经验实践录》茵龙泻肝汤。原方主治湿热黄疸。

【配伍】茵陈配伍滑石,泻体内之湿热,解在表之湿郁;再加藿香化湿和中,且其味芳香走窜,能解湿困。三药合用,清热利湿之功卓著,能散清窍之湿滞,解玄府之郁热。

【主病】咳嗽、感冒、口疮、鼻窒。

【病机】湿热滞于上焦内表,黏膜炎症伴增生。

【主治】湿热咳嗽、口腔黏膜溃疡、鼻黏膜充血水肿、咽部红肿热痛。

【应季】夏季多用。

木贼、菊花

【来源】取自《卫生宝鉴》五秀重明丸。原方常服清利头目。

【配伍】木贼和菊花同为发散风热药,其中木贼善清眼目之风热,菊花善去头面之风热,合用多疗风热导致的头面诸疾。

【主病】抽动障碍、咳嗽、鼻窒。

【病机】风热上袭头面清窍。

【主治】抽动障碍之头面症状,以目系为主。症见咳嗽、喷嚏、咽痒、鼻塞、鼻痒。

【应季】夏秋多用。

淡豆豉、栀子

【来源】取自《幼科证治准绳》栀豉饮子。原方主治小儿蓄热在中,身热狂躁,昏迷不食。

【配伍】小儿烦热,临床多见。热蓄于中,当以发越为要务。淡豆豉辛凉,主宣发郁热,兼有解表除烦之功;配伍栀子,旨在清泻一切有余之火。二药合用,宣发郁热。

【主病】咳嗽、夜啼、积滞、抽动障碍。

【病机】①肺家郁热；②中焦郁热；③肝胆郁热。

【主治】①咳嗽、发热；②积滞、纳差、苔腻、腹满；③抽动障碍、夜啼。

【应季】春季多用。

天麻、钩藤

【来源】取自《医宗金鉴》钩藤饮。原方主治小儿天钓，惊悸壮热，手足瘛疭等。

【配伍】天麻息风止痉，平抑肝阳，祛风通络；钩藤清热平肝，息风定惊。二药主入肝经，能解肝风内动所致小儿抽动障碍。

【主病】抽动障碍。

【病机】肝风内动。

【主治】抽动障碍。

【应季】四季皆可。

蒲公英、胆南星

【来源】自拟药对。

【配伍】鼻为清窍，易为邪扰。蒲公英清热解毒，有消肿散结之功；鼻亦为肺之窍，在肺热的基础上伴有肝胆之痰热上蒸者，可配伍胆南星，以清热化痰。二药合用，有清痰热、开窍闭，消肿结之功。

【主病】鼻渊、鼻窒。

【病机】痰热闭阻清窍，内表炎症伴增生。

【主治】鼻塞、黄稠涕、头痛、苔黄腻。

【应季】四季皆可。

火麻仁、杏仁、紫苏子

【来源】自拟药对。

【配伍】火麻仁入大肠经，有润肠通便之功；杏仁和紫苏子均入肺与大肠经，可降肺气，润肠通便。三药合用，承气下行，润肠通便，适合上有咳喘、下有便秘之证。

【主病】便秘。

【病机】肺气不利，肠燥便秘。

【主治】便秘伴咳嗽。

【应季】秋季多用。

茵陈、金钱草

【来源】自拟药对。

【配伍】茵陈和金钱草同为利湿退黄药,均可清热利湿、利胆退黄。金钱草还能利尿通淋,导湿热下行、解毒消肿。二药合用,治疗肝胆湿热之黄疸。

【主病】黄疸。

【病机】肝胆湿热。

【主治】湿热黄疸、皮肤黄染、巩膜黄染、小便不利。

【应季】四季皆可。

藿香、当归

【来源】取自《活幼心书》黑虎丹。原方主治诸般风证。

【配伍】藿香有发表化湿之功,既能化阳表皮肤之湿浊,又能解阴表黏膜之湿毒;配伍当归,旨在养血活血。二药合用,有调理气血湿滞之功。

【主病】抽动障碍、腹痛、湿疹。

【病机】①血分寒湿,滞于玄府;②寒湿闭阻皮肤肌表。

【主治】①抽动障碍、寒湿腹痛;②湿疹、皮肤痒。

【应季】春季多用。

柴胡、茵陈、金钱草

【来源】自拟药对。

【配伍】柴胡入肝胆经,有疏肝解郁之功。小儿黄疸,肝胆之气被郁,得柴胡可条达之。配伍茵陈、金钱草,清解肝胆湿热。三药合用,有疏肝利胆、清热利湿之功。

【主病】黄疸。

【病机】肝胆湿热,疏泄失常。

【主治】小儿黄疸诸症。

【应季】四季皆可。

石菖蒲、远志

【来源】取自《保婴撮要》定志丸。原方主治心神虚怯,或语言鬼怪,喜笑惊悸。

【配伍】小儿抽动,症状颇多。石菖蒲开窍豁痰,醒神益智,兼能化湿和胃;远志祛痰开窍,散肿消痈,有利九窍、益智聪明之功。二药合用,针对小儿抽动之痰阻心窍、扰及心神者。

【主病】抽动障碍、癫痫。

【病机】痰浊扰神。

【主治】抽动障碍之清嗓、吼叫、秽语诸症,癫痫。

【应季】四季皆可。

白茅根、麦冬

【来源】自拟药对。

【配伍】白茅根甘寒入肺经,既能清肺胃之热,又能入血分清热凉血;麦冬入肺经,有润肺、益胃、生津之功。二药合用,针对肺胃津伤之燥咳或血热妄行之衄血有良效。

【主病】咳嗽、鼻衄。

【病机】①肺阴不足,阴虚燥咳;②肺燥津亏,血热鼻衄。

【主治】①咳嗽、燥咳、口渴;②鼻衄反复。

【应季】春夏常用。

陈皮、枳壳、槟榔

【来源】取自《婴童百问》消食丸。原方常服宽中快气,消乳食,正颜色。

【配伍】陈皮、枳壳相伍,理食积、气滞,开通玄府,畅达三焦;配伍槟榔行气消积。三药合用,可理胃肠之食积,降上焦之气滞。

【主病】积滞、厌食、口疮、感冒、咳嗽、乳蛾、鼻窒。

【病机】①胃肠积滞;②上焦气滞,积热上攻。

【主治】①积滞、纳差、口臭、痞满、便秘;②感冒夹滞、痰湿咳嗽、口疮、扁桃体肿大、鼻黏膜水肿。

【应季】春秋多用。

青皮、陈皮

【来源】取自《全生指迷方》七气汤。原方主治七情相干,阴阳不相升降,气道壅滞,攻冲作痛。

【配伍】青皮疏肝破气,消积化滞;陈皮理气健脾,燥湿化痰。二药合用,既走肝胆,又走脾胃,能消肝脾滞气,除内生之痰结气滞。

【主病】性早熟、咳嗽、乳蛾、瘰疬。

【病机】肝脾气滞,痰气互结。

【主治】气滞痰结诸证,常见如性早熟之乳房发育、咳嗽、乳蛾、颈部淋巴结肿大等。

【应季】春季多用。

菊花、蒺藜

【来源】取自《山西小儿王张刚临床经验实践录》明目退翳方。原方主治眼目翳障。

【配伍】菊花清肝明目,平抑肝阳;蒺藜明目止痒,活血祛风。二药合用,针对小儿抽动障碍的目系症状尤宜。

【主病】抽动障碍。

【病机】肝风化热,上攻目玄府。

【主治】眨目、眼干、眼痒,结膜充血、水肿等。

【应季】夏季多用。

山药、石斛

【来源】自拟药对。

【配伍】小儿脾虚,然不耐峻补,宜山药之甘平,上补肺、中补脾、下补肾,可以治疗肺虚喘咳、便溏泄泻、肾虚遗尿;配伍石斛,可滋胃阴而清胃热,可以增强补脾益气、养胃生津的作用。二药合用,适合治疗脾胃虚弱、胃阴不足所致食少纳呆、体倦乏力或泄泻等。

【主病】厌食、消化不良、发育迟缓。

【病机】脾胃虚弱。

【主治】厌食、纳差、纳呆痞满、发育迟缓。

【应季】四季皆可。

浮小麦、牡蛎

【来源】自拟药对。

【配伍】浮小麦味甘性凉,有固表止汗、益气除热之功;配伍牡蛎,取其收敛固涩之性。二药合用,共奏止汗之功。

【主病】自汗等汗证。

【病机】表虚自汗。

【主治】自汗、多汗。

【应季】四季皆可。

山药、山茱萸

【来源】取自《幼幼集成》补肾地黄丸。原方主治先天不足,且肝肾虚者通用。

【配伍】山药补肺脾肾,山茱萸补肝肾,均有收敛固涩、补益之功。二药合用,常疗小儿脾胃亏虚及肝肾不足诸症。

【主病】厌食、生长发育迟缓。

【病机】①脾虚;②肝肾亏虚。

【主治】①厌食、纳差;②身高、体重不达标,发育迟缓。

【应季】四季皆可。

川贝母、浙贝母

【来源】取自《金厚如儿科临床经验集》久咳散。原方主治小儿久咳。

【配伍】川贝母和浙贝母均为清热化痰药,其中川贝母兼有扶正、润肺之功,浙贝母消痈散结之力强。二药合用,适用于痰湿内蕴、久病体虚之体。

【主病】咳嗽、鼻窒、反复呼吸道感染等。

【病机】痰湿内蕴、久病体虚。

【主治】久咳、生长发育迟缓兼有痰湿、慢性鼻炎等。

【应季】春冬多用。

菊花、黄芩

【来源】自拟药对。

【配伍】菊花疏散风热,清热解毒,善疗头目之疾;黄芩清热燥湿,通治一切湿热,尤善走上焦。二药合用,有疏风、清热、除湿之功,用于小儿外感风热湿毒之疾。

【主病】咳嗽、感冒。

【病机】外感风湿热邪。

【主治】外表、内表为湿邪所滞,症见咳嗽、鼻窒、黄涕、咽痛、口渴、苔黄腻。

【应季】春季多用。

木贼、龙胆

【来源】自拟药对。

【配伍】木贼可疏散风热,疗风热袭目之证;龙胆清热燥湿,利肝胆湿热。二药合用,其功与菊花、黄芩相似,但木贼、龙胆更善于疗风湿热上注头面之证。

【主病】抽动障碍。

【病机】风湿热上攻目系玄府。

【主治】抽动障碍之目系症状,见眼痒、眼目干涩、结膜充血、眼部分泌物多等。

【应季】春秋多用。

龟甲、牡蛎

【来源】取自《温病条辨》三甲复脉汤。原方主治热邪久羁下焦,热深厥深者。

【配伍】龟甲滋肝肾之阴,牡蛎收敛肝肾之亢阳、潜阳入阴,合用有滋补肝肾之功,诚如王冰所言"壮水之主,以制阳光"。

【主病】抽动障碍、性早熟。

【病机】①肝肾阴虚,阴虚火旺;②虚火内灼,腺体增生。

【主治】①抽动障碍;②性早熟之乳腺发育。

【应季】春季多用。

天花粉、冬瓜子

【来源】自拟药对。

【配伍】天花粉清热泻火,冬瓜子利水消肿,合用则清热化饮、利水消肿。从三焦玄府微观角度来看,二药配伍可有效治疗小儿炎性渗出增多之鼻涕、内表黏膜炎症及内表炎症朝下气道扩散诸症。

【主病】鼻窒、鼻鼽。

【病机】上气道内表黏膜炎症,波及下气道。

【主治】咳嗽少痰、鼻后滴漏、鼻塞、黄涕、清嗓、咽痒欠利。

【应季】春夏多用。

熟大黄、火麻仁

【来源】取自《片玉心书》通幽汤。原方主治小儿便秘。

【配伍】大黄有泻下攻积之功,熟大黄泻下之力弱于生大黄,配伍火麻仁润肠通便,泻下之力和缓,尤宜于小儿。二药合用,有缓下积滞之功。

【主病】便秘、腹痛。

【病机】胃肠积滞。

【主治】便秘、苔腻、腹痛。

【应季】四季皆可。

石斛、沙参

【来源】取自《山西小儿王张刚临床经验实践录》调脾清热汤。原方主治小儿纳呆,神疲倦怠、面色萎黄等。

【配伍】石斛和沙参同为补阴药,其中沙参滋养肺胃之阴,石斛滋养胃肾之阴。二药合用,可疗胃热阴伤、津枯肠燥之证。

【主病】厌食、纳差、消化不良、积滞、便秘。

【病机】①胃阴不足;②肠燥便秘。

【主治】①厌食、纳差、消化不良;②积滞、便秘。

【应季】四季皆可。

瞿麦、白茅根

【来源】取自《山西小儿王张刚临床经验实践录》急性肾炎汤。原方主治小儿尿路感染。

【配伍】瞿麦苦寒,利尿通淋,兼入血分,有活血通经之功;白茅根清热利尿,凉血止血。二药合用,可治小儿淋证。

【主病】淋证之热淋、血淋。

【病机】水热互结于膀胱、尿道,甚者迫血妄行。

【主治】尿频、尿黄、尿急、血尿。

【应季】四季皆可。

杏仁、豆蔻、薏苡仁

【来源】取自《温病条辨》三仁汤。原方主治温病湿热证。

【配伍】杏仁宣上焦肺气,豆蔻理中焦胃气,薏苡仁利下焦湿热。三药配伍,宣上、畅中、渗下,解利周身湿热。

【主病】痤疮、口疮、咳嗽、积滞、紫癜、癫痫。

【病机】湿热弥漫三焦。

【主治】①上焦之发热、湿热咳嗽、痤疮、口疮;②中焦之积滞、纳差;③下焦之紫癜、癫痫。

【应季】夏季多用。

麻黄、辛夷、浙贝母

【来源】自拟药对。

【配伍】麻黄辛温,宣肺平喘,开肺玄府之郁闭;配伍辛夷、浙贝母,散肺家清窍之痰浊。三药合用,共奏宣肺化痰通窍之功。

【主病】咳嗽。

【病机】痰浊闭肺,肺失宣降。

【主治】痰浊咳嗽、鼻窒。

【应季】春季常用。

升麻、葛根、木贼

【来源】自拟药对。

【配伍】升麻、葛根升清阳而降浊阴;木贼入肝经,走目窍,散目系之风热。三药合用,升清阳气血,上注于目;降浊阴湿邪,泻火祛风。

【主病】鼻鼽、鼻窒、感冒、沙眼、抽动障碍。

【病机】①风热、湿浊上攻于目;②浊阴滞于内表,宣降失常。

【主治】①鼻鼽之目痒、结膜炎、抽动障碍之眨目频繁;②鼻塞声重、浊涕。

【应季】秋季多用。

防风、龙胆、大黄

【来源】取自《小儿病源方论》醉红散。原方主治小儿急慢惊风、潮搐涎盛等。

【配伍】防风入肝经,解表祛湿,能解阴表之湿浊以达除湿止痛之功;龙胆入肝胆经,能清热燥湿,泻肝胆火;大黄泻下攻击,利湿通络,凉血解毒。三药配伍,能除肝胆湿热及湿热上攻诸症,临床配伍辛夷、石菖蒲等多用于治疗热毒蕴结之脓耳。

【主病】脓耳、厌食、积滞、便秘。

【病机】①肝胆湿热上注,侵袭耳窍内表;②肝胆湿热,脾胃积滞。

【主治】①卡他性中耳炎伴耳窍分泌物;②积滞、厌食、纳差、便秘。

【应季】春季常用。

僵蚕、皂角刺

【来源】取自《育婴家秘》豁痰丸。原方主治咳嗽痰涎壅塞。

【配伍】僵蚕息风止痉,祛风止痛,化痰散结;皂角刺解毒、祛风,兼有排脓之功。二药合用,可化痰软坚,解毒疗疮,治疗风热痰火之喉痹、咽肿、鼻窒、结核瘰疬。

【主病】乳蛾、打鼾、鼻窒。

【病机】痰热互结、内表炎性增生。

【主治】扁桃体肿大、腺样体肥大、鼻甲肥大。

【应季】四季皆可。

木蝴蝶、枇杷叶

【来源】自拟药对。

【配伍】木蝴蝶清热解毒,疏肝和胃,尤利咽喉;枇杷叶清肺热、降逆气。二药合用,可清咽喉之热痹,有利咽解毒之功。

【主病】喉痹、咳嗽、抽动障碍。

【病机】热毒闭阻咽喉。

【主治】咽干、咽痛、咽痒、刺激性咳嗽,以及清嗓等抽动障碍。

【应季】夏季多用。

炒白术、炒山药

【来源】取自《保婴撮要》六神散。原方主治小儿面色青、泄泻不乳等。

【配伍】炒白术健脾益气,燥湿利水,而能止泻;炒山药补脾益肺,益气养阴。二药合用,健脾益气之功著,燥湿止泻之力强。

【主病】泄泻、消化不良。

【病机】脾虚。

【主治】纳差、纳少、纳呆、腹泻。

【应季】四季皆可。

砂仁、石斛

【来源】取自《太平惠民和剂局方》反魂丹。原方主治小儿诸病久虚,变生虚风等。

【配伍】砂仁温中化湿,为醒脾之要药(临证见小儿纳差者,常以此醒脾以除湿困);石斛益胃生津,滋阴清热。二药合用,共除积热内伤脾阴诸症,有醒脾开胃之妙用。

【主病】厌食。

【病机】湿热内伤,津液不足,食少纳差。

【主治】纳差、纳呆、食少。

【应季】四季皆可。

胡黄连、砂仁

【来源】取自《医学正传》槟榔丸。原方主治小儿疳病。

【配伍】胡黄连苦寒,入胃经,有除疳热之功(前贤曾说其沉降之性尤速,故能清导下焦湿热);砂仁醒脾调胃,理气温中。二药合用,有开胃纳,助脾运之功。

【主病】厌食、消化不良、积滞。

【病机】中焦虚热、湿热。

【主治】厌食、纳差、纳呆、纳少、积滞、苔腻、便干。

【应季】四季皆可。

龙胆、砂仁

【来源】取自《片玉心书》集圣丸。原方主治小儿疳证。

【配伍】龙胆清热燥湿,除肝胆湿热;砂仁辛温,温中化湿,醒脾开胃。二药合用,有清湿热、助脾胃之功。

【主病】厌食、腹痛。

【病机】中焦湿热,脾为湿困。

【主治】厌食、纳差、腹痛。

【应季】春季多用。

紫菀、款冬花

【来源】取自《金匮要略》射干麻黄汤。原方主治痰饮郁结,气逆咳喘。

【配伍】紫菀和款冬花均为化痰止咳平喘药,对小儿肺燥、咳喘、痰多有良效。二药功效虽各有侧重,然合用则化痰止咳、润肺下气之功卓著。

【主病】咳嗽。

【病机】无论寒热虚实皆可。

【主治】风寒咳嗽、风热咳嗽、阴虚咳嗽等皆可配伍应用。

【应季】春秋多用。

旋覆花、赭石

【来源】取自《伤寒论》旋覆代赭汤。原方主治噫气不除,胃虚气逆痰阻证。

【配伍】旋覆花和赭石均有降逆之功,其中旋覆花偏于化痰、止咳、平喘,赭石长于重镇降逆、平肝潜阳。凡肝肺不和,气逆于上者,皆可用之。

【主病】抽动障碍、咳嗽。

【病机】①肝气逆乱;②肺气逆乱。

【主治】①抽动障碍;②咳嗽、气逆。

【应季】春秋多用。

太子参、牡蛎

【来源】自拟药对。

【配伍】小儿肺脾气虚,易患咳喘。咳嗽日久,易生痰结。笔者常以太子参补脾益肺,配伍牡蛎以软坚散结、重镇安神。二药合用,有益肺气、化痰结之功。

【主病】咳嗽。

【病机】肺虚痰结。

【主治】反复咳嗽、咳痰、易感、淋巴结肿大。

【应季】春冬多用。

瞿麦、栀子

【来源】取自《太平惠民和剂局方》八正散。原方主治小儿热淋。

【配伍】瞿麦有降心火、利小肠、逐膀胱邪热之功,为治小儿淋证之要药;若热盛者,常配伍栀子,以清热通淋,泻三焦火热之邪。

【主病】淋证之热淋、血淋。

【病机】三焦郁热,膀胱热盛。

【主治】热淋之尿频、尿急、尿黄、血尿等。

【应季】春冬多用。

紫苏叶、厚朴

【来源】取自《金匮要略》半夏厚朴汤。原方主治痰气互结之证,症见有痰咳吐不出,吞咽不下。

【配伍】紫苏叶解表散寒,行气和胃,除在表之风寒邪气;厚朴燥湿行气,消痰平喘,除在里之积滞湿浊。二药合用,以疗小儿外有风寒、内有寒湿之疾,风寒湿滞于咽喉所致喉咽不利。

【主病】感冒、喉痹、咳嗽、肺炎喘嗽。

【病机】风寒湿闭阻咽喉,刺激喉返神经引起的喉源性咳嗽。

【主治】咳嗽、咳喘、气喘、苔腻。

【应季】秋季多用。

防风、木贼、菊花

【来源】取自《活幼心书》草龙胆散。原方主治小儿暴赤火眼,昼夜涩痛。

【配伍】防风祛风解表,除湿止痉,为治风通用之品;木贼走目窍,疏散风热;菊花清肝明目。三药配伍,均走目系,清肝明目,疏风清热,疗目系诸疾。同时,三药均有解表之功,故又能疗风邪在表诸症。

【主病】抽动障碍、鼻窒、鼻鼽、咳嗽。

【病机】①目窍受邪;②风邪袭表。

【主治】①鼻鼽之目痒,抽动障碍之眨目;②鼻窒、浊涕、咳嗽、痰咳。

【应季】夏秋多用。

太子参、茯苓、白术

【来源】取自《太平惠民和剂局方》四君子汤。原方主治脾胃气虚证。

【配伍】太子参补气健脾,较人参更宜于小儿;白术健脾燥湿;茯苓健脾渗湿。三药合用,扶正与祛邪兼备,健脾利湿,适用于小儿脾胃气虚诸症。(四君子汤原方为人参)

【主病】泄泻、便秘、厌食、口疮、抽动障碍。

【病机】脾胃气虚,痰湿中阻。

【主治】纳差、腹胀、纳呆、便秘、口疮反复、脾虚抽动障碍。

【应季】四季皆可。

桑白皮、葶苈子

【来源】取自《育婴家秘》清宁散。原方主治小儿咳嗽心肺有热,宜从小便利出者。

【配伍】桑白皮和葶苈子均为泻肺平喘、利水消肿之品,长于清热、泻肺之实邪,合用可泻肺中之热、之饮,而达止咳平喘之功。

【病机】咳嗽、肺炎喘嗽。

【病机】肺实热。

【主治】肺热咳嗽、气喘、水肿,伴肺部湿啰音。

【应季】四季皆可。

夏枯草、皂角刺

【来源】自拟药对。

【配伍】夏枯草清热泻火,又能散结消肿。现代药理研究表明,夏枯草能有效缓解炎症带来的组织增生和肥大,发挥抗炎、免疫抑制等作用。皂角刺可增强通窍、消肿、散结之功。

【主病】鼻窒、鼻鼽、咳嗽。

【病机】痰热互结,鼻咽内表黏膜、腺体增生。

【主治】腺样体肥大、鼻甲肥大、打鼾、上气道咳嗽综合征等。

【应季】四季皆可。

青蒿、地骨皮

【来源】取自《类方证治准绳》清骨散。原方主治肝肾阴虚,虚火内扰证。

【配伍】小儿生长迅速,体质会呈现出阳常有余、阴常不足的状态,易内生虚热。青蒿清透虚热,凉血退黄;地骨皮清肺之虚热,能降火凉血。二药合用,可清上焦之虚热。

【主病】感冒、抽动障碍、积滞、鼻窒属虚热者。

【病机】肝肾阴虚,虚火上蒸。

【主治】咳嗽痰少、口燥咽干、盗汗、颧红、抽动诸症等。

【应季】四季皆可。

木贼、石菖蒲、天麻

【来源】自拟药对。

【配伍】木贼入肝经,有明目散风之功;天麻配石菖蒲,能息肝风,化痰热。三药配伍,入目窍,化痰息风,疏散在窍之风热。

【主病】抽动障碍。

【病机】肝风上袭目窍。

【主治】抽动障碍之目系症状。

【应季】夏秋多用。

茯苓、生姜、姜半夏

【来源】取自《育婴家秘》四兽饮。原方主治食积,和胃消痰。

【配伍】茯苓健脾、利水、渗湿,有宁心安神之功;配伍生姜、姜半夏(即小半夏汤),有化痰散饮、和胃降逆之功。三药合用,健脾化痰、散饮降逆。

【主病】咳嗽、积滞、胃痛、抽动障碍。

【病机】①脾阳不足,痰饮中阻;②胃脘内表炎症。

【主治】①痰饮咳嗽、积滞、纳差、脾虚生风之抽动障碍、反复呼吸道感染;②胃黏膜充血、水肿。

【应季】春冬多用。

玄参、浙贝母、黄柏

【来源】自拟药对。

【配伍】玄参清热凉血,解毒散结,善疗血分虚热;浙贝母清热化痰,散结消痈,善清气分痰热;黄柏清热燥湿,泻火除蒸,善清气分湿热。三药合用,气血同调,能清气分湿热火毒,可疗血分虚热内炽。

【主病】口疮、性早熟、乳蛾、脓耳、鼻窒、湿疮、鼻衄。

【病机】①气分湿热,兼血分虚热、湿热;②气血痰瘀互结的炎性增生。

【主治】①虚热口疮反复、扁桃体肿大、中耳炎、口角炎、鼻衄、湿疮;②性早熟之乳腺发育,扁桃体增生、腺样体肥大。

【应季】四季皆可。

青蒿、银柴胡

【来源】取自《幼科杂病心法要诀》鳖甲青蒿饮。原方主治小儿阴虚内热诸症。

【配伍】青蒿和银柴胡均为清虚热药,其中青蒿清血中湿热,银柴胡退肝胃浮火,合用有清肝除热之功。

【主病】反复呼吸道感染、抽动障碍。

【病机】肝肾阴虚、虚热反复。

【主治】易感、反复呼吸道感染、抽动障碍。

【应季】春夏多用。

牡蛎、夏枯草、皂角刺

【来源】自拟药对。

【配伍】牡蛎潜阳补阴,软坚散结;夏枯草清热泻火,散结消肿;皂角刺消肿排脓。三药配伍为笔者常用散结组合,对小儿体内肿毒火热、痰热内结、郁久成脓者皆有效验。

【主病】咳嗽、乳蛾、鼻窒、鼻衄。

【病机】火热痰毒蕴于内表黏膜,伴炎性增生、渗出。

【主治】上气道咳嗽综合征、扁桃体肿大、腺样体肥大、鼻甲肥大,鼻黏膜充血、水肿。

【应季】四季皆可。

白茅根、白芍、生地黄

【来源】自拟药对。

【配伍】白茅根、白芍入血分,既能清热凉血,又可和营止血;再配伍生地黄清热凉血,且从血分玄府微观角度看,其可缓解局部炎症和过敏反应。三药同为血药,能清血分之热,消局部炎症,改善组织变态反应。

【主病】咳嗽、鼻衄、湿疹、紫癜。

【病机】①血分热盛,内蕴上气道内表黏膜,伴炎症和变态反应;②上气道炎症下行,波及支气管内表;③血热蕴于外表肌腠。

【主治】①鼻痒、喷嚏、清涕、湿疹、紫癜;②上气道咳嗽综合征;③湿疹、紫癜。

【应季】四季皆可。

辛夷、菊花

【来源】自拟药对。

【配伍】辛夷散风寒,通鼻窍。小儿外感初起,常有风寒证,然易从体质而热化。风寒化热,内蕴清窍,宜配伍菊花,散风热、解热毒、利头目。二药合用于小儿外感风寒后,热郁化热之时。

【主病】鼻窒、感冒。

【病机】外感风寒,郁而化热,寒热错杂。

【主治】鼻窒、清黄交替、咽干咽痛。

【应季】秋季多用。

郁李仁、火麻仁

【来源】取自《保婴撮要》清燥汤。原方主治大肠风热血燥、痔疮、便秘诸症。

【配伍】郁李仁和火麻仁均为润下通便之品,其中火麻仁善入血分,郁李仁长走气分,二药合用,润肠去燥,疗大肠气结之便秘,且其润下之力强,肠燥便秘者尤宜。

【主治】便秘。

【病机】肠燥便秘。

【主治】便秘、大便初头硬。

【应季】春季多用。

皂角刺、牡蛎、连翘、夏枯草、僵蚕

【来源】自拟药对。

【配伍】皂角刺消肿排脓;牡蛎潜阳补阴,软坚散结;连翘清热解毒,消肿散结;夏枯草清热泻火,散结消肿;僵蚕化痰散结。五味药虽主病功效不同,但都能散结消肿,对局部组织因慢性炎症引起的增生、肥大有良效,临证时可据证选用。

【主病】鼻窒、乳蛾、性早熟。

【病机】急慢性炎症引起的内表黏膜增生。

【主治】扁桃体增生、腺样体肥大、鼻甲肥大、淋巴结肿大等。

【应季】春夏常用。

辛夷、胆南星、冬瓜子

【来源】自拟药对。

【配伍】药对辛夷、胆南星主要用于清化鼻窍之痰热;小儿鼻窦炎,痰热郁久成脓后,再加冬瓜子清热排脓,利水消肿。三药配伍,既能清鼻窍之脓,又能解局部郁热。

【主病】咳嗽、鼻窒。

【病机】鼻窍痰热互结于内表黏膜,甚者郁久成脓。

【主治】上气道咳嗽综合征、鼻窒、黄浊涕。

【应季】春夏常用。

木贼、荆芥

【来源】取自《卫生宝鉴》五秀重明丸。原方主治翳膜遮睛,隐涩昏花,常服清利头目。

【配伍】木贼有疏散风热、去翳明目之效;小儿眼目为清窍之颠,若寒热错杂,唯风药可达,故常配伍荆芥之辛温,有解表透邪之力。二药合用,清轻上达,可疏散目系之寒热邪气。

【主病】鼻鼽、沙眼、抽动障碍之目系症状。

【病机】寒热错杂于目,风邪滞于目玄府。

【主治】眼痒、眼干、眼涩、结膜充血等。

【应季】秋季多用。

桃仁、火麻仁

【来源】取自《幼幼集成》润肠丸。原方主治老人、虚人、小儿、产妇大便闭结。

【配伍】桃仁润肠通便,同时入血分活血祛瘀;火麻仁功专润肠,疗肠腑燥结。二药合用,既能去阳明燥结,又能疗血分瘀滞。

【主病】便秘、咳嗽、抽动障碍、癫痫。

【病机】肠腑燥结,血分瘀滞。

【主治】肠燥便秘、口干口渴、抽动障碍、癫痫。

【应季】秋季多用。

白前、前胡

【来源】取自《金厚如儿科临床经验集》咳二号方。原方主治久咳,不发热者。

【配伍】小儿咳嗽,常因寒而起,因热而重,寒热错杂多见,故常用辛温之白前降冲逆而止咳,破壅塞而消痰;配伍前胡,味苦微寒,旨在下气消痰。二药相伍,降气散结之力更盛,常用于痰饮寒热诸症。

【主病】咳嗽。

【病机】痰饮伏肺,寒热错杂。

【主治】咳嗽、黄痰白痰交作。

【应季】四季皆可。

白芷、黄芩

【来源】取自《保婴撮要》羌活冲和汤。原方主治太阳无汗,发热头痛恶寒等。

【配伍】白芷辛温,解表散寒,宣通鼻窍、消肿排脓;黄芩苦寒,清热燥湿、泻火解毒,善走上焦。二药合用,有散寒清热之功,用于外寒包火诸症。

【主病】鼻渊、鼻窒、乳蛾、感冒、咳嗽。

【病机】①外有风寒、内有湿热,滞于清窍;②咽喉内表炎症。

【主治】①鼻窒声重、清涕与黄涕交替,咽干;②咽喉内表红肿热痛、扁桃体肿大。

【应季】秋冬多用。

青黛、紫草

【来源】取自《臧堂教授运用青黛配紫草治疗顽症举隅》(《陕西中医》)。主治各种炎症性疾病,如痤疮、支气管扩张咯血、慢性粒细胞白血病、带状疱疹等。

【配伍】青黛清热解毒、清肝泻火,有定惊之功;紫草清热凉血、活血解毒,能透疹消斑。二药合用,入血分清热、入气分解毒。从微观来看,二药相伍有类似抗生素样作用,对细菌性炎症有抑制作用。

【主病】各种疾病兼炎症,抽动障碍反复发作。

【病机】①热毒内盛,气血两燔;②神经敏感,局部炎症。

【主治】①内表炎症伴充血、水肿、渗出,局部组织红肿热痛;②抽动障碍反复发作。

【应季】四季皆可。

天麻、钩藤、葛根

【来源】自拟药对。

【配伍】天麻平肝阳,通肝络;钩藤清肝热,息肝风。药对天麻、钩藤主要用于小儿肝风内动所致抽动诸症;配伍葛根,旨在升阳解肌,上行头面。三药合用,能解头面诸风,如头摇不止等症。

【主病】抽动障碍。

【病机】肝风内动,上犯头面。

【主治】抽动障碍(以头面症状为主,如摇头、眨目等)。

【应季】四季皆可。

当归、黄连、升麻

【来源】取自《脾胃论》清胃散。原方主治胃火牙痛。

【配伍】当归补血活血,黄连清热燥湿、泻火解毒,合用能清气分和血分湿热,再配伍升麻,以升阳解毒,上行头面。三药合用,上达头面官窍,解气分和血分之湿热诸邪。

【主病】痤疮、抽动障碍、睑板腺囊肿(霰粒肿)、鼻窒。

【病机】①湿热阻滞外表肌腠;②湿热上犯于目窍玄府;③鼻窍内表受湿热内侵。

【主治】①痤疮;②抽动障碍之目系症状、霰粒肿;③鼻窒、浊涕。

【应季】四季皆可。

山豆根、木蝴蝶

【来源】自拟药对。

【配伍】山豆根和木蝴蝶均为清热解毒药中的利咽佳品,其中木蝴蝶还有疏肝和胃之功。临床凡见小儿外感,热毒内蕴,滞于咽喉者,多用此药对。

【主病】咳嗽、喉痹。

【病机】热毒内结于咽喉,伴内表炎症反应。

【主治】咽干、咽痛、咽痒、咽喉不利、清嗓、咽部内表黏膜红肿热痛。

【应季】夏季多用。

诃子、木蝴蝶

【来源】自拟药对。

【配伍】诃子有收敛肺气之功,能降火利咽;木蝴蝶清热利咽,疏肝和胃。二药合用,共奏敛肺气、降热毒之功。

【主病】喉痹、抽动障碍。

【病机】热灼咽喉,肺气涣散。

【主治】声音嘶哑、咽干咽痛、咽喉欠利、抽动障碍(清嗓为主)等。

【应季】夏季多用。

白茅根、小蓟

【来源】取自《山西小儿王张刚临床经验实践录》急性肾炎汤。原方主治急性肾炎、尿路感染等。

【配伍】白茅根甘寒入膀胱经,可凉血止血,清热利尿;小蓟入心肝经,有凉血止血、散瘀解毒之功。二药合用,有清热凉血、止血利尿之功。

【主病】紫癜、血尿。

【病机】①血分热盛、发斑出疹;②膀胱热毒内蕴,迫血妄行。

【主治】①紫癜、出血点;②血尿、尿黄。

【应季】春季多用。

僵蚕、地龙

【来源】自拟药对。

【配伍】僵蚕化痰解痉,消肿散结,祛风泄热;地龙性寒体滑,清肺降泄,消咳平喘,祛风止痉。二药合用,则增强祛风化痰、解痉平喘的作用,以治气喘痰鸣诸症。

【主病】咳嗽。

【病机】风痰袭肺。

【主治】刺激性、阵发性咳嗽,遇风加重,干咳少痰。

【应季】四季皆可。

苍术、黄柏

【来源】取自《丹溪心法》二妙散。原方主治湿热下注证。

【配伍】苍术辛温,燥湿健脾、祛风散寒,可化中焦之寒湿;黄柏苦寒,清热燥湿、泻火解毒,可疗中焦之湿热。二药寒温并用,对寒热错杂之湿阻证有妙用。

【主病】湿疹、紫癜、皮疹、痤疮。

【病机】寒湿、湿热错杂,滞于外表肌腠。

【主治】湿疹、皮疹、皮肤痤疮、紫癜、出血点。

【应季】四季皆可。

白茅根、生地黄、玄参

【来源】自拟药对。

【配伍】白茅根清热凉血,除肺胃气分之热,能利尿,可导热下行;生地黄清热凉血,兼能养阴;玄参清热凉血,滋阴降火的同时还能解毒散结。三药合用,能清血分之热,有清热止血之功。

【主病】紫癜、咳嗽。

【病机】①血热出血;②气道内表黏膜充血、水肿、渗出。

【主治】①紫癜、出血点;②上气道咳嗽综合征。

【应季】秋冬多用。

沙参、麦冬、百合

【来源】取自《儿科名医刘韵远临证荟萃》滋阴片。原方主益阴养肺,定喘固本。

【配伍】沙参、麦冬、百合皆能养肺、胃之阴,其中沙参清肺,麦冬清心,百合安神。三药配伍,可使肺胃心三脏同治,气阴并补,益气不生热,补阴不滋腻。

【主病】咳嗽、抽动障碍。

【病机】①下气道内表黏膜津液分泌不足;②络脉干燥、虚风内动。

【主治】①肺燥咳嗽;②抽动障碍。

【应季】四季皆可。

浮小麦、山茱萸

【来源】自拟药对。

【配伍】浮小麦甘凉入心,固表止汗(汗为心之液),以治汗证之标;山茱萸酸温入肝肾,收敛固涩,补益肝肾,以治汗证之本。二药合用,有补益肝肾、益气止汗之功。

【主病】自汗、抽动障碍。

【病机】表气不固,肝肾亏虚之汗证。

【主治】自汗、盗汗、虚汗等汗证。

【应季】四季皆可。

首乌藤、忍冬藤

【来源】自拟药对。

【配伍】首乌藤养血安神,有祛风通络之功,用于小儿抽动诸症,常配伍忍冬藤,以清解络中风热毒邪。二药合用于肢体抽动患儿。

【主病】抽动障碍。

【病机】风热毒邪侵袭络脉,致心神不安、抽动不宁。

【主治】抽动障碍(肢体抽动为主)。

【应季】春秋多用。

薏苡仁、通草

【来源】取自《温病条辨》二加减正气散。原方主治湿郁三焦诸症。

【配伍】薏苡仁和通草均为利水渗湿药,性皆寒凉,有清热利湿、导热下行之功;合用于小儿湿滞经络,拘挛不伸之癫痫或湿热阻滞之口疮诸症。

【主病】癫痫、口疮。

【病机】①湿热阻滞筋脉,拘挛不伸;②湿热上蒸于口腔内表。

【主治】①癫痫发作;②口疮,口腔黏膜、齿龈溃疡糜烂等。

【应季】夏季多用。

炙麻黄、五味子

【来源】取自《山西小儿王张刚临床经验实践录》定喘汤。原方主治咳嗽气喘,舌红苔黄厚腻。

【配伍】炙麻黄发汗解表,宣肺气;五味子收敛固涩,敛肺气。二药皆入肺经,合用有散敛相合之妙用。笔者常用其治疗慢性咳嗽、久咳,多用于咳嗽后期,久咳不愈。

【主病】咳嗽、哮喘。

【病机】久咳肺虚,宣散失常。

【主治】慢性咳嗽、咳嗽迁延不愈之久咳。

【应季】春季多用。

火麻仁、郁李仁、杏仁

【来源】自拟药对。

【配伍】火麻仁、郁李仁润肠通便,疗大肠气结之便秘;配伍杏仁,旨在降气润肠通便。三药合用,通便力强,且杏仁兼有止咳平喘之功,尤善疗上咳下秘之证。

【主病】便秘。

【病机】肺气不降,肠燥便秘。

【主治】便秘,兼有咳嗽。

【应季】春夏多用。

柴胡、当归、益母草

【来源】自拟药对。

【配伍】柴胡疏肝解郁,升举阳气;当归补血调经,活血通便(上述二药均入肝经,养肝血,合用有养血调经之妙);再加益母草活血调经,清热解毒。三药合用,常用于青少年经期外感,在清热解表的同时兼以养血调经。

【主病】经前胸痛、咳嗽、积滞、感冒、痛经。

【病机】①经期外感,邪陷胞宫;②月经前后诸症。

【主治】①外感诸症,见咳嗽、鼻窒、咽痛、积滞等,伴月经迟至;②经前胸痛、痛经等。

【应季】四季皆可。

熟地黄、山茱萸、山药

【来源】取自《小儿药证直诀》地黄丸。原方主治肾阴精不足证。

【配伍】熟地黄养阴补血、填精益髓,能补肝肾阴虚、疗虚损百病;山药气轻性缓,益气养阴、补脾肺肾;山茱萸补益肝肾,有补肾气、填精髓之功。三药合用,有补肾填精之妙用。

【主病】生长发育迟缓、遗尿等。

【病机】肾精亏虚,肾阴不足。

【主治】肾精不足导致的生长发育迟缓,肾阴不足导致的遗尿、尿频诸症。

【应季】秋季多用。

白芷、薄荷

【来源】取自《太平惠民和剂局方》川芎茶调散。原方主治外感风邪头痛。

【配伍】白芷辛温,发散风寒,祛风止痛;薄荷辛凉,疏散风热,清利头目。二药相合,温凉并用,以散头面之寒热邪气。枕部太阳易受风寒,前额阳明易感风热,颞侧少阳寒热错杂,故凡头痛部位能单纯判定寒热者,皆可用此药对。

【主病】头痛。

【病机】风邪外袭,寒热错杂之头痛。

【主治】前额、后枕部疼痛,颞侧头痛等。

【应季】四季皆可。

熟地黄、生地黄

【来源】取自《素问病机气宜保命集》大秦艽汤。原方主治风邪初中经络证。

【配伍】熟地黄甘温,补血养阴、益肾填精,用于肝肾亏虚、阴血不足证。肝肾阴虚则肝阳易亢,阳亢则患儿多发抽动、多动之疾,故常配伍生地黄,在养血滋阴的基础上,兼能清热养阴,柔肝止痉。

【主病】抽动障碍、注意缺陷多动障碍。

【病机】肝肾阴虚,阴虚阳亢。

【主治】抽动障碍,注意缺陷多动障碍。

【应季】春秋多用。

白茅根、芦根、生石膏

【来源】取自《金厚如儿科临床经验集》肺一号方。原方主治气管炎、肺炎初期之发热、咳喘,或后期咳喘等。

【配伍】白茅根清热凉血、止血,既能清肺胃之气分热盛,又能解血分郁热;芦根、生石膏皆能清热泻火,且石膏兼能止渴。三药配伍,可使气血两清,以清气分热盛为主。

【主病】咳嗽、乳蛾、鼻衄、积滞。

【病机】①气血热盛,蕴于上气道内表黏膜;②胃肠气血热盛。

【主治】①上气道咳嗽综合征、鼻衄,扁桃体充血、肿胀、渗出;②积滞。

【应季】春秋常用。

天花粉、浙贝母、皂角刺

【来源】取自《校注妇人良方》仙方活命饮。原方主治痈疡肿毒初起。

【配伍】浙贝母清热化痰、散结消痈,配天花粉能化清窍之痰浊而排脓,伍皂角刺则散结消肿而溃痈。三药合用,能清清窍之痰热互结,有散结消痈溃脓之功。

【主病】咳嗽、鼻窒、瘰疬。

【病机】痰热滞于内表黏膜,致内表炎症伴增生。

【主治】上气道咳嗽综合征,鼻甲肥大、鼻黏膜充血,淋巴结肿大,腺样体增生。

【应季】夏秋常用。

石菖蒲、远志、郁金

【来源】自拟药对。

【配伍】石菖蒲补五脏,通九窍,有开窍化痰之功;远志开窍化痰之功与石菖蒲相类,兼有安神益智之功;郁金入气解郁,入血活血,为调气行瘀血之要药。三药配伍,调气血而安神明,散瘀滞而开心窍。

【主病】抽动障碍、喉痹、咳嗽、癫痫。

【病机】①痰蒙心窍,注意力不集中;②痰滞清窍,蒙蔽心神。

【主治】①小儿注意力不集中;②抽动障碍、咽喉欠利、上气道咳嗽综合征、癫痫发作。

【应季】四季皆可。

石菖蒲、郁金、半夏

【来源】自拟药对。

【配伍】药对石菖蒲、郁金能开窍化痰,疏肝解郁,豁痰清心;半夏燥湿化痰,消痞散结。三药配伍,化痰之力强,适用于痰浊较甚之患儿。

【主病】抽动障碍、咳嗽、喉痹。

【病机】①痰湿阻滞清窍玄府;②痰湿内犯气道内表,伴炎症和变态反应。

【主治】①郁痰阻窍,抽动障碍;②过敏性咳嗽、咽喉欠利。

【应季】春秋多用。

蒲公英、白芷、浙贝母

【来源】自拟药对。

【配伍】蒲公英清热解毒,且化热毒、消肿核有奇功;白芷、浙贝母能化鼻窍之痰热互结。三药合用,主要用于玄府热毒、郁滞,有清热解毒、化痰散结之功,能解小儿清窍为痰热、热毒所袭诸症。

【主病】鼻渊、头痛、痤疮。

【病机】①痰热内蕴鼻窍内表;②痰热瘀毒滞于外表肌腠。

【主治】①头痛、鼻窒、黄涕、脓涕、苔黄腻;②皮肤痤疮。

【应季】四季皆可。

升麻、防风、地骨皮

【来源】自拟药对。

【配伍】升麻透邪出表,清热解毒;防风祛风解表,除湿止痛;地骨皮清肺泻火,凉血除蒸。三药有发表、透表者,有清热、凉血者,合用有调气和血、清宣相宜之功,可以改善和缓解局部黏膜内表的炎症反应。

【主病】牙痛、鼻窒、咳嗽、抽动障碍、鼻衄。

【病机】①风热毒邪滞于齿龈内表;②黏膜内表炎症,局部充血、水肿,分泌物增多。

【主治】①牙龈肿痛;②鼻黏膜充血、鼻后滴漏咳嗽、抽动障碍与黏膜相关者(如清嗓、眨目等)、喷嚏、鼻涕。

【应季】夏秋常用。

木蝴蝶、杏仁

【来源】自拟药对。

【配伍】木蝴蝶清肺利咽、疏肝和胃,杏仁降气止咳平喘,合用以清利咽喉,散热毒,理气滞,宣畅咽喉之气血,清解咽喉之郁结。

【主病】咳嗽、喉痹。

【病机】咽喉气滞,热毒内闭,内表炎症。

【主治】咽痒咳嗽、咽干咽痛、咽喉欠利,局部红肿热痛。

【应季】夏秋多用。

大黄、大腹皮

【来源】取自《活幼心书》宽肠丸。原方治大便闭涩不通。

【配伍】大黄苦寒,有利湿退黄、逐瘀通经之功,性善攻积泄热,入肝经而通利胆道;大腹皮理气宽中,利水消肿,导肝胆湿热下行。

【主病】黄疸。

【病机】湿热闭阻肝胆,瘀滞膀胱。

【主治】黄疸症见皮肤黄染、巩膜黄染、便秘、小便不利。

【应季】夏秋多用。

蒲公英、紫花地丁

【来源】取自《医宗金鉴》五味消毒饮。原方主治火毒结聚之疔疮。

【配伍】小儿热毒内蕴,上蒸于头面、皮肤则易生疮痈。蒲公英清热解毒,消肿散结;紫花地丁清热解毒,凉血消肿。二药合用,则清热解毒之力强,兼有消肿、凉血、散结之功。

【主病】痤疮、湿疹。

【病机】①热毒上蒸头面,痤疮痈肿;②热毒与湿浊相合,流注外表皮肤肌腠。

【主治】①痤疮、痈肿;②湿疹。

【应季】夏季多用。

银柴胡、胡黄连

【来源】取自《幼科杂病心法要诀》芦荟肥儿丸。原方主治小儿肝疳。

【配伍】银柴胡和胡黄连皆为清虚热药,能清虚热、退疳热,除湿热。凡小儿胃纳脾运欠佳,中焦食积化热,纳差腹胀者,皆宜用此药对。

【主病】厌食、积滞。

【病机】脾虚食积、食积化热、热伤胃阴,久而成疳。

【主治】厌食、纳差、口渴、积滞、便秘。

【应季】夏秋多用。

山豆根、木蝴蝶、石菖蒲

【来源】自拟药对。

【配伍】山豆根、木蝴蝶善散咽喉之热毒炽盛,再加石菖蒲开窍化痰、化湿和胃。三药配伍,能散咽喉之痰热、热毒蕴结。

【主病】咳嗽、喉痹。

【病机】痰热毒邪滞于咽喉内表,并波及下气道内表。

【主治】上气道咳嗽综合征、咽喉欠利之喉痹。

【应季】夏季多用。

山茱萸、浮小麦、大枣

【来源】自拟药对。

【配伍】山茱萸、浮小麦有固表止汗之功(小儿汗出,易伤风邪);表虚当补,于是加大枣补中益气。三药合用,可奏益气固表之功,兼能调脾。

【主病】自汗、抽动障碍、厌食。

【病机】脾虚表气不固,自汗抽动。

【主治】汗出过多、汗出不匀、抽动障碍、纳差、厌食。

【应季】四季皆可。

地骨皮、辛夷、乌梅

【来源】自拟药对。

【配伍】地骨皮入血分,凉血泻火;辛夷入玄府,散风寒、通鼻窍;乌梅味酸,《本草求真》言其"于痈毒可敷"。三药配伍,既能清热解毒通窍,又能凉血消肿散结。

【主病】咳嗽、鼻窒。

【病机】热毒内蕴鼻窍内表。

【主治】鼻黏膜增生、肥大,浊涕,鼻窦炎症、脓涕,鼻腔干燥。

【应季】四季皆可。

黄芪、当归、白术

【来源】取自《医学入门》参芪补肺汤。原方主治肺痈,咳吐脓血。

【配伍】黄芪、当归相伍有益气养血之功,再加白术则健脾益气之力强。对小儿肺脾气虚者,多有裨益。临证体会,此三药配伍,可用于小儿白血病所致血小板减少性紫癜。

【主病】鼻窒、反复呼吸道感染、紫癜、月经不调。

【病机】①肺脾气虚,反复易感;②脾虚不能统血、摄血。

【主治】①慢性鼻炎、反复呼吸道感染;②血小板减少性紫癜、月经不调。

【应季】四季皆可。

麻黄、桂枝

【来源】取自《徐小圃徐仲才临证用药心得十讲》麻黄汤。原方有解表散寒、透疹之功。

【配伍】麻黄配桂枝,非解太阳伤寒,笔者多用于解表透疹。麻黄解表散寒、利水消肿,桂枝发汗解肌、温通经脉,合用可解在表之风寒湿邪气。

【主病】感冒、皮疹。

【病机】风寒湿邪郁于肌腠、黏膜。

【主治】感冒、皮疹。

【应季】秋季多用。

皂角刺、胆南星

【来源】取自《育婴家秘》豁痰丸。原方主治咳嗽痰涎壅塞。

【配伍】痰热与寒痰互结,胶着难分。皂角刺辛温,化寒痰,有消肿排脓之功;胆南星辛凉,化热痰,有清热化痰之效。二药相合,温凉并用,化痰通窍。

【主病】鼻窒、乳蛾。

【病机】痰结清窍,寒热互结,炎性增生。

【主治】鼻甲增生、肥大,腺样体增生、肥大,扁桃体肥大等。

【应季】夏秋多用。

龟甲、龙骨

【来源】取自《备急千金要方》孔圣枕中丹。原方主治心肾不交之心神不安、头目眩晕。

【配伍】龟甲咸寒,滋阴潜阳;龙骨甘平,镇静安神、平肝潜阳。二药合用,以疗小儿肝阳上亢之抽动障碍。

【主病】抽动障碍。

【病机】肝肾阴亏,阴虚阳亢,肝风内动。

【主治】抽动障碍,兼虚性躁动。

【应季】春季多用。

木瓜、桑枝

【来源】取自《赵心波儿科临床经验选编》痿痹通络丹。原方主治风湿痿痹、筋络拘挛者。

【配伍】木瓜酸温,祛风、散寒、除湿;桑枝苦平,祛风湿、利关节。二药寒温并用,祛肢体关节经络之湿浊,以疗小儿抽动之疾而现筋络拘挛急者。

【主病】抽动障碍。

【病机】痰湿邪气阻滞肢体经络,寒热错杂。

【主治】抽动障碍(肢体抽动为主者)。

【应季】春秋多用。

藿香、佩兰

【来源】自拟药对。

【配伍】藿香、佩兰皆入肺、胃经,有芳香化湿之功,合用有化湿和中之功;对湿热上注脾胃者,亦有芳化之效用。

【主病】积滞、咳嗽、消化不良。

【病机】①中焦湿滞;②上焦湿滞。

【主治】①积滞、纳差、纳呆、苔腻;②痰湿咳嗽。

【应季】夏季多用。

干姜、甘草

【来源】取自《伤寒论》甘草干姜汤。原方主治咽中干、烦躁、吐逆者。

【配伍】干姜辛热,入脾经,温中散寒;甘草甘平,入脾经,有补脾益气之功。二药合用,辛甘化阳,温补脾阳。

【主病】咳嗽、鼻衄、抽动障碍。

【病机】脾阳虚。

【主治】纳少、腹胀、便溏、畏寒肢冷等。

【应季】四季皆可。

草豆蔻、芦根

【来源】自拟药对。

【配伍】草豆蔻温中化湿行气,又能开胃消食;芦根清热泻火除烦,可以生津利尿。二药合用,以清肺热、化脾湿,生津止咳,开胃消食,用于反复感冒,寒热错杂,纳少纳呆之患儿。

【主病】感冒、口疮。

【病机】寒热错杂,肺虚易感,脾虚湿困。

【主治】反复感冒、反复口疮、纳少、纳差。

【应季】春季多用。

紫苏子、紫苏梗

【来源】取自《儿科名医刘韵远临证荟萃》小儿苓桂化饮汤。原方主治小儿寒饮,阻于气道,或口流涎水。

【配伍】紫苏子辛温,有化痰止咳平喘之功,兼能通便;紫苏梗辛温解表,发散风寒,又有行气和胃之功。二药同源于紫苏,合用可疗肺脾之气滞,化痰宽中,适用于小儿咳嗽兼表之证。

【主病】咳嗽。

【病机】外感风寒,肺脾痰湿、气滞。

【主治】咳嗽频发、咽痒声重、痰白清稀、苔薄白。

【应季】夏季多用。

玄参、生地黄、麦冬

【来源】取自《温病条辨》增液汤。原方主治阳明温病。

【配伍】生地黄清热凉血,养阴生津;玄参清热凉血,滋阴降火,解毒散结(以上二药同走血分,养阴清热);再加麦冬养阴润肺,益胃生津。三药合用,有滋阴增液之妙用,可达清热凉血、滋阴降火之功。

【主病】感冒、乳蛾、积滞、皮疹。

【病机】热伤津液,阴虚血热。

【主治】阴虚外感,扁桃体肿大,积滞、纳差,皮疹。

【应季】四季皆可。

黄芪、白术、五味子

【来源】取自《保婴撮要》人参补肺汤。原方主治肺症,咳喘短气等。

【配伍】黄芪补肺脾之气,有升阳固表止汗之功;白术补脾胃之气,有健脾益气止汗之功。两味补气药,均能健脾益气止汗。再加五味子收敛固涩,益气生津。三药合用,固表而能止汗,益气而能补虚。

【主病】鼻窒、反复呼吸道感染。

【病机】①表气虚,汗出多;②肺脾气虚,反复易感。

【主治】①自汗、汗多诸症;②脾虚纳差、鼻窒、反复呼吸道感染。

【应季】秋冬多用。

淡豆豉、薄荷、龙胆

【来源】自拟药对。

【配伍】淡豆豉、薄荷均为发散风热药。其中,淡豆豉能除烦,可宣发郁热;薄荷能疏肝,有清利头目之功;二药合用,清轻上达头面,解郁热而除烦。再加龙胆入肝胆清热燥湿,泻肝胆之湿热。三药合用,疏肝胆之气郁,解少阳之烦热。

【主病】注意缺陷多动障碍、抽动障碍、积滞。

【病机】肝胆郁热。

【主治】小儿易怒、注意缺陷多动障碍、抽动障碍、积滞纳差。

【应季】春季多用。

青蒿、黄芩、竹茹

【来源】取自《重订通俗伤寒论》蒿芩清胆汤。原方主治少阳湿热痰浊诸症。

【配伍】青蒿入胆经清虚热;黄芩入胆经清湿热;竹茹入胆经化痰热。三药皆入胆经,能清胆经湿热、虚热、痰热,疗小儿少阳诸证。

【主病】感冒、咳嗽。

【病机】胆经相火,少阳郁热。

【主治】胆热上移之鼻窒、鼻渊、鼻流浊涕、上气道咳嗽综合征、口苦咽干等。

【应季】春夏多用。

防风、浙贝母、皂角刺

【来源】取自《校注妇人良方》仙方活命饮。原方主治痈疡肿毒初起。

【配伍】防风解表除湿,止痛止痉;浙贝母清热化痰,解毒散结;皂角刺消肿排脓。防风配浙贝母能化风痰互结;浙贝母配皂角刺能消肿溃痈。三药合用,可疗小儿风痰热互结之乳蛾。

【主病】上气道咳嗽综合征、睑板腺囊肿。

【病机】痰热毒邪反复刺激,内表增生、肥大。

【主治】扁桃体、腺样体增生、肥大,睑板腺囊肿。

【应季】春秋常用。

山豆根、诃子

【来源】自拟药对。

【配伍】山豆根苦寒,有清热解毒、利咽消肿之功,主要用于热毒蕴结咽部诸症,为治咽喉肿痛第一专药,可谓直取咽喉要地。山豆根有毒,为防其对小儿产生类变应原样反应,多与诃子同用。诃子具收敛溃散之正气,同时又能降火利咽。二药合用,可增强利咽解毒之效用,减少过敏反应之弊端。

【主病】喉痹。

【病机】热毒蕴于咽部,伴生内表炎症。

【主治】咽部内表红肿热痛、充血肿胀。

【应季】夏季多用。

沉香、乌药

【来源】取自《活幼心书》缩砂饮。原方主和胃气,消宿食,理腹痛,快膈调脾。

【配伍】沉香和乌药皆为辛温之品,有温中行气止痛之功,多合用治疗腹痛,对小儿气滞所致腹痛有良效。

【主病】腹痛。

【病机】气滞寒凝之腹痛。

【主治】腹部疼痛、拘急、得温痛减。

【应季】春季多用。

胆南星、天竺黄

【来源】取自《儿科名医刘韵远临证荟萃》痰热散。原方主治小儿痰热咳喘。

【配伍】胆南星和天竺黄皆为清化热痰药,有清热化痰之功。胆南星偏于息风定惊,天竺黄擅长清心定惊,合用有去风痰之妙,用于风痰滞于咽喉诸症。

【主病】抽动障碍、癫痫、咳嗽。

【病机】①痰热惊风;②风痰滞肺。

【主治】①抽动障碍、癫痫;②咳嗽、痰多。

【应季】春夏多用。

夏枯草、白芥子

【来源】自拟药对。

【配伍】此乃针对小儿痰证,降散相合之配伍。夏枯草辛苦寒,清热泻火,散结消肿;白芥子温肺豁痰,利气散结。对于寒热错杂、升降失序之痰核瘰疬尤宜。

【主病】乳蛾、痰核。

【病机】痰瘀内结,内表、玄府炎性增生。

【主治】扁桃体增生、肿大,淋巴结肿大,腺样体增生。

【应季】春季多用。

夏枯草、白芥子、浙贝母

【来源】自拟药对。

【配伍】药对夏枯草、白芥子常用来治疗小儿痰瘀内结引起的乳蛾、瘰疬、喉痹,再加浙贝母清热化痰、解毒散结。三药配伍,有清热解毒、软坚散结之功。

【主治】乳蛾、瘰疬。

【病机】痰瘀互结,内生瘰疬。

【主治】颈部淋巴结肿大,痰核,扁桃体、腺样体肿大。

【应季】春季多用。

蒲公英、紫花地丁、连翘

【来源】自拟药对。

【配伍】蒲公英清热解毒,消肿散结;紫花地丁清热解毒,凉血消肿;连翘清热解毒,消肿散结。三药均为清热解毒之品,适用于热毒内炽而出现局部红、肿、热、痛者,以及小儿一切疮疡。

【主病】痤疮、皮疹、口疮、乳蛾。

【病机】①外表肌腠受热毒疮疡之邪;②热毒疮疡侵袭内表黏膜。

【主治】①痤疮、皮疹;②口腔黏膜溃疡,扁桃体、腺样体肿大。

【应季】夏季多用。

苍术、黄柏、土茯苓

【来源】自拟药对。

【配伍】苍术配黄柏名为二妙散,其中黄柏苦寒燥湿,苍术苦温燥湿,合用可疗湿热下注;再加土茯苓,清热解毒祛湿之力强,性善走窜,有通利关节之功。三药配伍,可清周身上下之湿浊,笔者命之曰新三妙散。

【主病】湿疹。

【病机】湿热流注三焦。

【主治】关节处湿疹、全身湿疹。

【应季】春冬多用。

当归、赤芍、大黄

【来源】取自《保婴撮要》加味清凉饮。原方主治热毒积毒,在内患疮疡等。

【配伍】当归补血活血,又能润肠通便;赤芍清热凉血,还可散瘀止痛(上述二药合用,能清血分实热,散瘀滞,消痈结);大黄清热泻火,凉血解毒,能清湿热,通大便。三药配伍,可清头面疮疡肿毒,导热从大便而出。

【主病】痤疮、睑板腺囊肿。

【病机】热毒上攻头面,蕴于外表肌腠。

【主治】痤疮红肿热痛、睑板腺囊肿。

【应季】夏秋多用。

麻黄、五味子、紫菀

【来源】取自《金匮要略》射干麻黄汤。原方主治痰饮郁结,气逆咳喘证。

【配伍】麻黄配五味子,有宣肺开闭、敛肺止咳之功;再加辛温紫菀,润肺化痰止咳。三药配伍,可宣肺、敛肺、润肺,止咳之力增强。

【主病】咳嗽、喘证。

【病机】肺虚久咳。

【主治】咳嗽、干咳、久咳。

【应季】春季多用。

木香、延胡索、白芍

【来源】取自《济生方》延胡索汤。原方主治室女气血逆乱,心腹作痛。

【配伍】木香为理气药,能散中焦气滞疼痛,兼有健脾消食之功;延胡索为活血化瘀药,有活血、行气、止痛之功;白芍为补血药,可柔肝止痛,平抑肝阳。三药配伍,有活血行气、柔肝止痛之功。

【主病】胃痛、腹痛。

【病机】①肝脾不和,胃肠内表受邪,气滞血瘀疼痛;②肠道痉挛。

【主治】①口苦、纳差、胃痛、腹痛;②腹部阵发性、痉挛性疼痛。

【应季】春季多用。

郁金、石菖蒲、皂角刺

【来源】自拟药对。

【配伍】郁金为活血化瘀药,同时又能走气分而行气,可开肺肝之郁,散湿热之瘀,行三焦血分之阴浊于下而出,并升清气于上窍;石菖蒲祛风、化痰、通窍。上述二药配伍则行气化痰通窍,再加皂角刺消肿排脓;笔者常用其治疗肺炎后期,大病灶吸收缓慢,气管镜灌洗后,局部病灶吸收欠佳者。

【主病】肺炎喘嗽恢复期。

【病机】肺泡玄府和细支气管内表炎症,伴充血、渗出、增生等。

【主治】肺炎、咳嗽、胸闷、气紧,伴肺部啰音。

【应季】夏秋多用。

橘核、荔枝核

【来源】取自《幼科杂病心法要诀》加味守效丸。原方主治小儿阴囊偏坠,或左或右。

【配伍】橘核苦平,走肝经,有疏肝理气、散结消肿之功;荔枝核走肝肾经,可以行气散结,散寒止痛。小儿乳房属肝,小儿性早熟之乳房发育者,其病机亦归于肝气瘀滞。二药合用,有疏肝、理气、散结之功。

【主病】性早熟之乳房发育。

【病机】肝气郁滞,痰瘀内阻。

【主治】小儿乳房发育。

【应季】四季皆可。

桃仁、川芎

【来源】取自《医林改错》血府逐瘀汤。原方主治胸中血瘀证,见头痛、胸痛等症。

【配伍】桃仁为血瘀、血闭之专药;川芎能去一切风、调一切气,为血中气药,有活血行气、祛风止痛之功。二药合用,可行气活血,直达颠顶而疗头痛之疾。

【主病】头痛或他病兼有头痛。

【病机】气滞血瘀。

【主治】头痛。

【应季】四季皆可。

干姜、葶苈子

【来源】自拟药对。

【配伍】干姜辛热,有温肺化饮之功;葶苈子苦寒,有泻肺利水之能。二药合用,可温肺化痰;临床用于肺部听诊有水泡音之小儿咳嗽,与其他药物联合应用有助于大病灶的吸收和修复。

【主病】咳嗽。

【病机】寒饮犯肺。

【主治】咳嗽伴肺部湿啰音。

【应季】四季皆可。

炮姜、升麻

【来源】取自《幼科杂病心法要诀》加味六君子汤。原方主治肝木乘脾之证。

【配伍】炮姜温经止血,温中止痛;升麻清热解毒,解表透疹。二药合用,以疗热毒迫血妄行之出血,兼调痛经。

【主病】崩漏。

【病机】血分热盛,迫血妄行,血不归经。

【主治】青少年月经不调。

【应季】春季多用。

生地黄、淡豆豉

【来源】取自《外台秘要》葱白七味饮。原方主治血虚外感风寒证。

【配伍】生地黄入心、肝经,走血分而能清热凉血;温病后期,血分有热,低热不退,需凉营透表者,宜配伍淡豆豉,以宣发郁热,解表除烦。

【主病】感冒。

【病机】营血郁热。

【主治】热病后期,反复低热。

【应季】春季多用。

桃仁、杏仁

【来源】取自《儿科名医刘韵远临证荟萃》清肺合剂。原方主宣肺益气,止咳平喘。

【配伍】桃仁善入血分,杏仁善走气分,皆能宣降肺气,合用有活血调气之功;鼻为肺之窍,若为外邪所袭,易出现气滞血瘀之证,将上药合用有通窍、行气、活血之功。

【主病】鼻窒。

【病机】鼻窍内表气滞血瘀。

【主治】鼻窒,鼻甲增生、肥大。

【应季】秋季多用。

干姜、牡蛎

【来源】自拟药对。

【配伍】牡蛎软坚散结、收敛固涩,能化一切痰血癥瘕、瘿瘤瘰疬;配伍干姜之辛热,散收相合,善化小儿体内顽固之痰。

【主病】瘰疬、咳嗽、肺炎喘嗽。

【病机】①顽痰久结;②肺炎恢复期,反复咳痰。

【主治】①痰核瘰疬、顽痰久结;②肺炎痰嗽。

【应季】春季多用。

蒲公英、连翘、白花蛇舌草

【来源】自拟药对。

【配伍】蒲公英、连翘善清头面和皮肤热毒,白花蛇舌草善消痈肿疮毒。三药相合,笔者常用其治疗青春期痤疮。

【主病】痤疮。

【病机】热毒内蕴外表肌腠、头面。

【主治】面部、背部、胸部痤疮,红肿热痛。

【应季】春季多用。

牡蛎、天竺黄、葶苈子

【来源】自拟药对。

【配伍】牡蛎平肝潜阳,软坚散结;天竺黄清热化痰,清心定惊。上述二药合用,清热化痰散结,用于痰热互结之乳蛾。再加葶苈子泻肺家痰热,有消肿之功。三药合用,有清热化痰、软坚散结之功。

【主病】鼻窒、乳蛾。

【病机】痰热互结于上气道内表黏膜,伴炎性增生。

【主治】鼻甲肥大,鼻黏膜增生,扁桃体、腺样体肿大。

【应季】春季多用。

薏苡仁、苍术、赤芍

【来源】自拟药对。

【配伍】薏苡仁既能利水渗湿除痹,又能解毒散结,善于清肌表玄府之湿热毒邪;苍术燥湿健脾,祛风散寒,以治湿毒之本;赤芍清热凉血,散血分热毒瘀滞。三药配伍,能散气分之湿毒,清血分之湿热,除中焦之湿源,共奏清热利湿、解表化毒之功。

【主病】湿疹、皮疹。

【病机】湿毒蕴于外表肌腠。

【主治】湿热之皮疹、湿疹、玫瑰糠疹。

【应季】秋季多用。

板蓝根、射干、山豆根

【来源】自拟药对。

【配伍】板蓝根清咽喉之热毒,有凉血之功;射干清咽喉之痰热毒邪;山豆根消咽部之热毒肿痛。三药合用,能清解咽喉热毒,散结消肿,利咽止痛。

【主病】乳蛾、喉痹。

【病机】咽喉热毒壅盛。

【主治】咽部炎症、红肿热痛。

【应季】春季多用。

乌梅、花椒、黄连

【来源】取自《伤寒论》乌梅丸。原方主治厥阴病。

【配伍】乌梅酸涩,入肠安蛔止痛,涩肠止泻,笔者常用其治疗肺与大肠相关病证;配伍花椒和黄连,旨在辛开苦降。花椒较干姜温和而守中焦,适合小儿。三药配伍,善疗中焦寒热错杂所致小儿腹痛。

【主病】腹痛。

【病机】食物不耐受,中焦寒热错杂。

【主治】食物不耐受之脐周反复疼痛、时轻时重、胃脘嘈杂、便秘或泄泻、苔腻。

【应季】春季多用。

旋覆花、蝉蜕、荆芥

【来源】自拟药对。

【配伍】旋覆花降气、化痰、止咳,临床药理研究显示其有类似氨茶碱样作用;蝉蜕疏风利咽,有透邪外出之功;荆芥祛风消疮,亦有透疹透邪之能。三药合用,可透在表之风邪外出,疗咽痒尤佳。

【主病】咳嗽。

【病机】风痰袭肺,邪风滞咽。

【主治】咽痒、喉痹,咳嗽、遇风加重。

【应季】春季多用。

荆芥、黄柏、玄参

【来源】自拟药对。

【配伍】荆芥解表、透疹、消疮,能破结聚之气,善祛风邪;黄柏清热燥湿,解毒疗疮,长于治阴虚内热诸病;玄参清热凉血,解毒散结。三药配伍,能疗咽喉部血虚阴火上蒸。患儿不发热,单纯咽部红肿、虚火者,以太子参代玄参。

【主病】感冒、喉痹、口疮、紫癜。

【病机】①血虚,阴火上犯咽喉内表;②阴虚血热,外表肌腠充血、出血。

【主治】①发热,咽部红肿热痛,充血肿胀;②皮肤紫癜、出血点。

【应季】秋季多用。

桃仁、石菖蒲、郁金

【来源】自拟药对。

【配伍】桃仁能活血祛瘀,通经脉而行瘀涩,破血滞而化癥瘕,能治咳嗽,散上焦之瘀结;伍以石菖蒲、郁金,治疗风痰蕴结于肺之肺炎喘嗽,临床主要针对患儿肺部炎症的渗出期,肺部听诊可闻及固定的中细湿啰音。若大病灶融合后,还可听到管状呼吸音等时,与其他药物配伍应用。

【主病】咳嗽、肺炎喘嗽。

【病机】肺炎喘嗽,下呼吸道内表和肺泡玄府炎症,伴渗出。

【主治】肺炎,咳喘、痰鸣,气急、鼻扇,肺部听诊湿啰音、管状呼吸音。

【应季】秋季多用。

僵蚕、蝉蜕、柴胡

【来源】取自《山西小儿王张刚临床经验实践录》柴芩惊风汤。原方主治小儿急热惊风,四肢抽搐,角弓反张等。

【配伍】僵蚕息风止痉,化痰散结;蝉蜕疏风清热,息风止痉,利咽开音;柴胡解表疏肝,升阳举陷。三药配伍,笔者常用于治疗小儿夜间阵发性、痉挛性咳嗽,夜咳不止。

【主病】咳嗽。

【病机】风痰内蕴,心神受扰,夜间咳嗽。

【主治】夜咳不止。

【应季】秋季多用。

苍术、薏苡仁、土茯苓

【来源】自拟药对。

【配伍】苍术苦温,燥湿健脾;薏苡仁甘凉,利水渗湿,健脾止泻;土茯苓除湿,通利关节。三药配伍,能清小儿中焦之湿,有燥湿健脾、利水渗湿之妙用。

【主病】湿疹。

【病机】湿浊内阻于中、下焦。

【主治】下肢湿疹。

【应季】夏季多用。

茵陈、蒲公英、栀子

【来源】自拟药对。

【配伍】茵陈入肝、胆经,能清热利湿,利胆退黄,解毒疗疮;蒲公英入肝经,能清热解毒,消肿散结,兼能利尿;栀子清热利湿,泻火除烦,能泻三焦郁结之火。三药合用,可疗肝胆、三焦湿热内盛诸症。

【主病】黄疸、抽动障碍。

【病机】①肝胆湿热;②三焦湿热。

【主治】①胆道闭锁、黄疸;②抽动障碍。

【应季】春季多用。

黄连、白芍、干姜

【来源】自拟药对。

【配伍】黄连清大肠湿热,清热燥湿;白芍柔肝止痛,平肝抑阳;干姜温中散寒,有温阳止泻之功。三药合用,主要用于小儿肠道湿热,腹泻腹痛等。

【主病】腹泻、腹痛。

【病机】肠道湿热。

【主治】便溏、便黏、臭秽、腹痛、大便色绿等。

【应季】秋季多用。

下篇

案例与临床

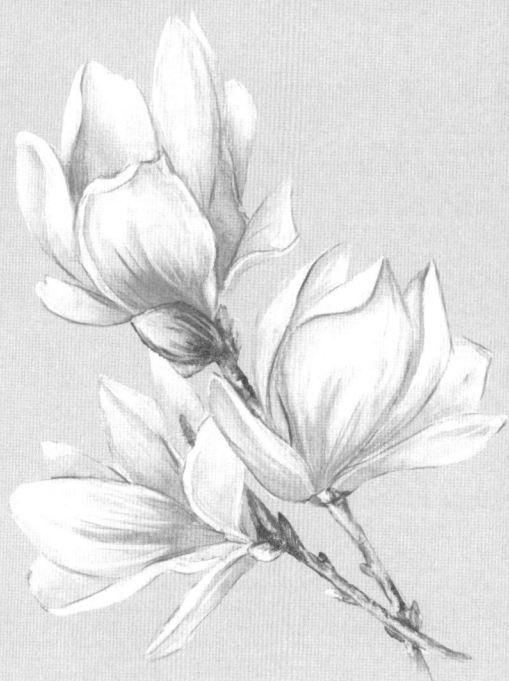

第一章　变态反应性疾病

第一节　支气管哮喘

支气管哮喘或简称哮喘,是一种常见的变态反应性疾病。支气管哮喘是由多种细胞(如嗜酸性粒细胞、肥大细胞、T淋巴细胞、中性粒细胞及气道上皮细胞等)和细胞组分共同参与的气道慢性炎症性疾病。这种慢性炎症与气道高反应性相关,通常出现广泛多变的可逆性气流受限,并引起反复发作性喘息、气促、胸闷或咳嗽等症状,常在夜间和/或清晨发作或加剧,多数患儿可经治疗或自然缓解。2005—2009年、2010—2014年、2015—2019年中国15岁以下儿童哮喘发病率分别为1.72%、1.98%、2.91%,呈上升趋势。70%~80%的儿童哮喘发病于5岁以前。儿童哮喘如诊治不及时,随病程的延长可产生气道不可逆性狭窄和气道重塑。因此,早期防治至关重要。

本病属于中医"哮喘"范畴。哮喘的命名见于《丹溪心法》,亦称"哮证"等。明代虞抟《医学正传·哮喘》云:"大抵哮以声响名,喘以气息言。""哮"是呼吸时喉间的哮鸣之声,由痰吼而形成。"喘"指呼吸急促,张口抬肩,不能平卧。哮在发作时每兼气喘,而喘以呼吸困难为主,不一定兼哮。因哮必兼喘,故通称哮喘。

【病因病机】哮喘发病的主要机制为呼吸道"内表"受刺激后出现的变态反应。气道表面属于"内表"范畴,若内表受感染或过敏原等刺激,则出现不同程度的炎症反应。

1. 西医病因病机

(1)病因:本病的病因复杂,受遗传因素和环境因素的双重影响。

1)遗传因素:特应性体质或遗传过敏体质[如患儿有湿疹、过敏性鼻炎或/和食物(药物)过敏史]是患儿发生本病的最重要因素。对于特应性体质或遗传过敏体质者来说,下气道内表处于高敏感状态,易在诱因的刺激下出现哮喘症状。

2)环境因素:目前公认的致病环境因素有接触或吸入尘螨、蟑螂、真菌、皮毛、花粉等过敏原;呼吸道感染(肺炎支原体感染、肺炎衣原体感染、呼吸道合胞病毒感染等)也是诱发儿童哮喘的重要危险因素。此外,药物及食物过敏、过度情绪激动、剧烈运动、冷空气刺激等因素也可不同程度诱发哮喘。

（2）病机:气道慢性（变应性）炎症是哮喘的基本病变,由此引起的气流受限、气道高反应性是哮喘的基本特征。

在过敏原等危险因素的刺激下,机体会激活肥大细胞、嗜酸性粒细胞并活化 T 淋巴细胞,产生诸多炎症介质,最终因支气管痉挛、气道壁炎性肿胀、黏液栓形成和气道重塑,而出现喘息、咳嗽、气促及胸闷等气流受限的症状。

2. 中医病因病机　哮喘的发病,内因责之于肺、脾、肾不足,痰饮内伏,以及先天禀赋遗传因素,是为哮喘之夙根。感受外邪、接触异物、饮食不慎、情志失调以及劳倦过度等,是哮喘的诱发因素。

（1）病因

1）肺脾肾不足,痰饮内伏:素体肺、脾、肾不足,导致津液调节失常,水湿停聚,则聚湿生痰,痰饮内伏,形成哮喘反复发作的夙根。

2）禀赋因素:小儿哮喘多与先天禀赋相关,既往常有奶癣、瘾疹、鼻鼽等病史,常有家族史。

（2）病机:外因诱发,触动伏痰,痰随气升,气因痰阻,相互搏结,阻塞气道,宣肃失常,气逆而上,出现气喘、哮鸣。

由于感邪的性质不同和体质上的差异,在急性发作期,病性上又有寒热虚实的区别。在急性发作后,肺之气阴耗伤、脾之气阳受损、肾之阴阳亏虚,因而形成缓解期肺脾气虚、脾肾阳虚、肺肾阴虚的不同证候。

【危险因素】导致小儿哮喘的危险因素极多。

（1）食入性过敏原:牛奶、鱼、虾、螃蟹、鸡蛋、花生、花生油等食物,以及某些药物如阿司匹林等。

（2）吸入性过敏原:①室内:尘螨、动物毛屑等;②室外:花粉等。

（3）呼吸道感染:尤其是病毒及支原体感染。

（4）强烈情绪变化。

（5）运动和过度通气（如哭闹或大笑）。

（6）冷空气。

【主要临床表现】

（1）症状:喘息、咳嗽、气促、胸闷。咳嗽和喘息呈阵发性发作,以夜间和 / 或清晨为甚。多与接触过敏原、冷空气、物理或化学性刺激、感染、运动及过度通气等有关。

（2）体征:发作时,双肺可闻及散在或弥漫性以呼气相为主的哮鸣音,呼气相延长。

（3）上述症状和体征经抗哮喘治疗有效或未自行缓解。

【辅助检查】肺通气功能（必要时做支气管舒张试验、支气管激发试验）;呼出气一氧化氮（FeNO）测定；痰嗜酸性粒细胞计数；吸入性和食入性过敏原检测；血清总 IgE 和过敏原特异性 IgE 检测等。

【案例举隅】辛某，男，10 岁。2022 年 7 月 24 日初诊。

主诉：确诊哮喘 6 年，加重半月余。

现病史：患儿 6 年前于山西省某儿童医院诊断为哮喘，规律使用信必可都保（布地奈德福莫特罗粉吸入剂）至今，间断服用孟鲁司特（近 5 个月未用此药）。

现症：干咳、气喘，夜卧明显，纳可，大便 1 日 2 次，寐欠安。舌红少津，咽红，脉滑数。

中医诊断：哮喘（发作期）。

证型：肺肾阴虚。

西医诊断：支气管哮喘。

治法：滋阴润肺，纳气平喘。

处方：北沙参 12g　　天花粉 15g　　五味子 10g　　射干 10g

　　　苦参 10g　　　徐长卿 10g　　浙贝母 10g　　蜜百部 10g

　　　陈皮 6g　　　　枳壳 10g　　　厚朴 6g　　　　瓜蒌 12g

　　　甘草 5g　　　　熟地黄 12g　　茯苓 10g　　　蜜枇杷叶 10g

　　　　　　　　　　　　　　　　　　　　　　10 剂，颗粒剂，水冲服，C 法服药。

药后咳喘止。

案例分析：本案患儿哮喘 6 年，常年使用信必可都保吸入治疗。目前，西医认为按需使用低剂量吸入性糖皮质激素 + 福莫特罗是哮喘首选缓解药物。患者整个气道的内表微环境已发生改变（虽然气道高反应导致的局部慢性炎症得到了改善，但同时气道内表的微环境也被改变）。本次患儿咳喘半月余，治疗效果不理想。患儿素有哮喘，久病及肾；现以干咳、气喘为主，夜间明显，影响睡眠，为肺阴虚；咽红，舌红少津，脉滑数，为阴虚内热之象。

用药分析：

北沙参、天花粉：取自沙参麦冬汤。补肺阴，清肺热。患儿舌红少津，肺阴不足，用此滋阴润肺。

五味子：入肾经，味酸而能上敛肺气，下滋肾阴。

射干、浙贝母：止咳化痰，利咽散结，除内表炎症。

苦参、徐长卿：祛内表湿毒。抗气道过敏，缓解气道内表变态反应。

蜜百部：配合北沙参、浙贝母，润肺止咳，可缓解支气管痉挛症状。

陈皮、枳壳：疏导三焦气滞（尤以上焦为甚）。

瓜蒌、厚朴：清热化痰平喘。哮喘素有伏痰，故需用化痰之品。

熟地黄:甘温质润,填骨髓,生精血,补五脏内伤不足,补肾纳气。

蜜枇杷叶、浙贝母:止咳化痰,宣肺降逆。

茯苓:健脾利湿,使湿无所聚、痰无由生。

甘草:调和诸药。

第二节　咳嗽变异性哮喘

咳嗽变异性哮喘是一种特殊类型的哮喘,无典型哮喘的喘息、气促等症状和体征,而是以慢性刺激性咳嗽为主要或唯一临床表现,多于夜间、清晨或运动后发作,具有反复发作、迁延不愈的特点,伴有气道高反应和气道慢性炎症。多见于学龄前期和学龄期儿童。

本病属于中医"风咳""顽咳"范畴。

【病因病机】

1. 西医病因病机　遗传因素:病理基础与哮喘相似,特禀体质是小儿咳嗽变异性哮喘的根本原因。往往有婴儿湿疹、过敏性鼻炎等病史,以及食物或药物过敏史。特禀体质导致的气道慢性炎症和气道高反应状态同样是本病发病的病理基础。

2. 中医病因病机　发病原因与风痰、阴虚、血瘀、肾虚等因素密切相关。

痰邪伏留肺络,遇外感引触,痰随气升,气因痰阻,搏结于气道而发为本病。痰饮内伏是本,风邪外袭、阴枯津燥、气滞血瘀、肺肾阴虚为标,内外合邪,发为本病。

【过敏原】同支气管哮喘。

【主要临床表现】

(1)症状:慢性或反复咳嗽,持续 >4 周;常在运动、夜间和 / 或凌晨发作或加重,以干咳为主,不伴有喘息。

(2)临床上无感染征象,或经较长时间抗生素治疗无效。

(3)抗哮喘药物诊断性治疗有效。

【辅助检查】肺通气功能(必要时做支气管激发试验);呼出气一氧化氮(FeNO)测定;吸入性和食入性过敏原检测。

【案例举隅】孟某,男,5 岁。2023 年 4 月 25 日初诊。

主诉:反复咳嗽 4 个月余。

现病史:患儿近 4 个月反复咳嗽,呈阵发性,晨起及活动后咳甚,伴喘息,痰多不易咳出,鼻塞,流涕,打喷嚏,鼻痒,眼痒,平素汗多,纳寐可,大便质干,小便调。舌红,苔薄黄,咽红,脉数,双肺呼吸音粗、未闻及哮鸣音。既往有过敏性鼻炎病史。实验室检查:

过敏原检测提示对牛奶、鸡蛋、皮毛、花粉过敏;血常规示白细胞计数 $10.05 \times 10^9/L$,中性粒细胞百分比 58.9%,淋巴细胞百分比 34.2%,嗜酸性粒细胞百分比 6.7%;C 反应蛋白 <0.5mg/L。肺功能检查欠配合。

中医诊断:慢性咳嗽。

证型:痰热蕴肺。

西医诊断:咳嗽变异性哮喘。

治法:清肺化痰,解痉止咳。

处方:

蜜麻黄 3g	炒苦杏仁 10g	桑白皮 10g	浙贝母 10g
射干 6g	黄芩 8g	葶苈子 10g	炒僵蚕 6g
地龙 6g	陈皮 6g	麸炒枳壳 10g	厚朴 6g
紫菀 6g	淡竹叶 3g	天竺黄 3g	瓜蒌 6g
生甘草 3g			

7 剂,水煎服,C 法服药。

2023 年 5 月 2 日二诊:药后咳嗽稍减。现咳嗽时作,少痰,鼻塞流涕,鼻痒、咽痒、咽痛,纳寐可,大便干,小便调。舌红,苔薄黄,脉数,咽红,双肺呼吸音稍粗。

处方:上方去葶苈子、地龙、瓜蒌,加板蓝根 12g、乌梅 6g、蝉蜕 6g、郁金 6g。7 剂,煎服同前。

2023 年 5 月 9 日三诊:药后症状明显减轻。现患儿咳嗽偶作,少痰,清嗓子,睡前及活动后咳甚,纳寐可,二便调,舌红,苔白,脉数,咽稍红,双肺呼吸音清。

处方:前方去蜜麻黄、陈皮、板蓝根,加佛手 6g、熟地黄 10g、当归 6g。7 剂,煎服同前。

2023 年 5 月 16 日四诊:药后症减。现偶有咳嗽,口渴,汗多,纳寐可,二便调,舌淡红,苔少,脉数,咽不红,双肺呼吸音清。

处方:前方去蝉蜕、熟地黄、当归,加北沙参 10g、牡蛎 12g。14 剂,煎服同前。

后继续坚持本方加减治疗,随访半年,未见反复。

案例分析:该患儿反复咳嗽 4 个月余,呈阵发性,晨起及活动后咳甚,伴喘息,痰多不易咳出,结合鼻痒、眼痒、过敏性鼻炎病史、过敏原检测结果及血常规显示嗜酸性粒细胞增多,诊断为咳嗽变异性哮喘。初诊时风邪袭肺,肺宣降失司,可见阵发性咳嗽伴喘息,痰气交阻致痰多不易咳出,风束肺络而见鼻痒、眼痒、打喷嚏、大便干燥、舌红、苔薄黄、咽红、脉数提示肺中有热,辨为痰热蕴肺证,治以清肺化痰、解痉止咳为主。

用药分析:

A. 首诊用药

蜜麻黄、炒苦杏仁:宣肺降气,止咳平喘。

桑白皮、浙贝母:清肺家痰饮、实热,缓解下气道内表炎症。

桑白皮、葶苈子:泻肺平喘、利水消肿,治肺热咳喘。

射干、黄芩:清热解毒,利咽,除气道内表炎症。

炒僵蚕、地龙:祛风平喘、化痰通络,祛肺家风痰。

陈皮、麸炒枳壳、厚朴:宣通上下气机郁滞。

厚朴、瓜蒌:清热化痰平喘。治疗气道内表炎症,分泌物增多。

紫菀:深入肺窍玄府,化郁痰而止咳。

淡竹叶:清热泻火,导热下行。

天竺黄:清热化痰。改善气道炎症状态,有利于排痰。

生甘草:调和诸药。

B. 二诊用药

痰少喘减,故去葶苈子、瓜蒌、地龙。痰热内滞,少佐郁金以行气散瘀滞;患儿仍有咽痒,加蝉蜕疏风清热,利咽开音;板蓝根清热解毒,凉血利咽;乌梅敛肺气止咳,与前药散敛相合。

C. 三诊用药

药后症状明显减轻,故去麻黄、陈皮、板蓝根;加佛手以行气化痰;加熟地黄、当归补血活血,取"治风先治血,血行风自灭"之意,且熟地黄兼可滋肾水,令金水相生。

D. 四诊用药

患儿已咽不红,无咽痒,故减蝉蜕、熟地黄、当归。患儿咳嗽时间长且汗出多,汗津同源,表现出伤津液的口渴、苔少之象,故加北沙参以养阴清肺热,加牡蛎敛汗。药后未见反复。

第三节 过敏性鼻炎(鼻鼽)

过敏性鼻炎又称变态反应性鼻炎,简称变应性鼻炎,指特应性个体接触过敏原后由IgE介导的介质(主要是组胺)释放并有多种免疫活性细胞和细胞因子等参与的鼻黏膜慢性炎症反应性疾病。同年龄段男性儿童发病率高于女性;6~18岁儿童青少年中,年幼儿童发病率高于年长儿童;城镇儿童比农村儿童更易罹患过敏性鼻炎。

本病属于中医"鼻鼽"范畴,首见于《黄帝内经》。《素问·脉解》云:"所谓客孙脉则头痛、鼻鼽、腹肿者,阳明并于上,上者则其孙络太阴也,故头痛、鼻鼽、腹肿也。"古代文献中亦有鼽嚏、鼽鼻等别称。其中《素问玄机原病式》所说"鼽者,鼻出清涕也""嚏,鼻中因痒而气喷作于声也",阐明了鼻鼽的3个主要症状。

【病因病机】

1. 西医病因病机 特禀体质:所有过敏性疾病均与患儿的特禀体质密切相关。特禀体质是过敏性鼻炎最根本的病因。

过敏性鼻炎属鼻黏膜的 I 型变态反应。过敏原被吸入鼻腔后,吸附在鼻内表,刺激机体释放 IgE,而 IgE 附着于介质细胞(嗜碱性细胞和肥大细胞)表面,完成致敏过程。机体再次接触过敏原后,介质细胞发生脱颗粒,释放出组胺、白三烯等生物活性介质,导致变态反应发生,出现鼻痒、喷嚏、清涕等症状。

2. 中医病因病机 脏腑虚损,内表受邪:鼻鼽的主要病因是脏腑虚损,正气不足,腠理疏松。此时风寒邪气侵袭鼻腔内表,寒邪束于皮毛,阳气无从泄越,故而出现喷嚏、清涕症状。此证之病因非寒邪束于皮毛,而是风寒或风热邪气束于内表。内表被束,营卫失和,阳气被郁,故喷而上出为喷嚏、清涕。

【过敏原】引起过敏性鼻炎的过敏原主要为吸入物,其次是食物,也可为药物或其他致敏物。对于不同年龄的患儿,过敏原的类型有所不同。

1. 婴儿期 多来自室内的尘螨、动物皮屑、毛发、唾液和尿液,以及禽类动物的羽毛和食物等。

2. 幼儿期 主要为食入性过敏原,其中以牛奶和鸡蛋最为常见。

3. 学龄前期及以上 主要以吸入性过敏原为主,常见如应季的花粉;食入性过敏原;香水、烟、油漆、空气污染等。

【主要临床表现】

(1)症状:阵发性喷嚏、清水样鼻涕、鼻痒、鼻塞。可伴眼痒、流泪、眼红,结膜充血、水肿等。

(2)体征:双侧鼻黏膜苍白、肿胀,下鼻甲水肿,鼻腔有大量水样分泌物等。

(3)儿童特殊体征

1)变应性敬礼:为缓解鼻痒或使鼻腔通畅,而反复用手掌或手指向上揉鼻的动作。

2)变应性暗影:下眼睑肿胀导致静脉回流障碍,进而出现下眼睑暗影,中医常描述为"气池色暗"。

3)变应性褶皱:因鼻痒反复,经常向上揉搓鼻尖,导致外鼻皮肤表面出现横行皱纹。

【辅助检查】血清总 IgE 检测和血清特异性 IgE 检测;鼻黏膜激发试验等。

【案例举隅】

案例 1:赵某,男,8 岁。2023 年 4 月 9 日初诊。

主诉:打喷嚏 1 周。

现病史:患儿 1 周前无明显诱因出现喷嚏,自服氯雷他定而效欠佳。现鼻痒,白天喷嚏频繁,涕黏、色黄白、量多。夜间有鼻塞,盗汗,口气重,纳寐可,大便2日1次、偏干,小便黄。舌红,苔黄中厚,腺样体增生,双肺呼吸音清,手心热。

既往史:湿疹。

中医诊断:鼻鼽。

证型:风热犯鼻。

西医诊断:过敏性鼻炎。

治法:清肺化痰,祛风通窍。

处方:
葛根 10g	辛夷 8g^{包煎}	生石膏 15g	知母 12g
黄连 4g	连翘 12g	浙贝母 10g	蜜桑白皮 12g
牡丹皮 10g	陈皮 10g	枳壳 10g	防风 10g
甘草 5g	淡竹叶 6g	炒莱菔子 10g	熟大黄 6g

7剂,水煎服,C法服药。

药后嚏止。

案例分析:本案患儿之鼻鼽发于春季,风邪犯鼻窍则喷嚏、鼻痒,加之涕非清涕而为黄白相间,且质地黏稠,伴口气重、鼻塞、大便干、小便黄诸症,提示肺经有热,故治以清肺热、化痰浊、祛风邪、通鼻窍为主。

用药分析:

葛根、辛夷:主治外邪侵袭鼻窍内表,浊邪害清。

生石膏、知母:患儿涕白兼黄,为化热之象,故用此来清气分实热。

黄连、连翘、牡丹皮:除鼻内表之湿热郁滞,有抗炎和抗过敏之功。

浙贝母、蜜桑白皮:清肺热,化痰浊。

淡竹叶:能清上导下,有"暖水瓶效应",可导热下行。

炒莱菔子、熟大黄:消食导滞。患儿有口气,且大便偏干、2日1次,提示内有积滞,以此导之。

陈皮、枳壳:疏理中上焦气机。

防风:祛风解表。具有抗过敏之功,能升清降浊,开通玄府。

甘草:调和诸药。

案例2:段某,男,11岁。2022年6月18日初诊。

主诉:打喷嚏、鼻塞2周。

现病史:患儿2周前出现喷嚏、鼻塞,未用药治疗。现晨起喷嚏,黄涕,晚上鼻塞明显,平素易鼻衄。纳寐可,大便1日1次。舌红,苔黄中厚,双肺呼吸音清,手心热。

中医诊断:鼻鼽。

证型:风热滞窍。

西医诊断:过敏性鼻炎。

治法:清热宣肺,化痰利窍。

处方:
藿香 6g	防风 10g	浙贝母 10g	黄连 4g
连翘 12g	生栀子 10g	陈皮 10g	白茅根 15g
芦根 15g	炒杏仁 10g	桑叶 10g	蜜桑白皮 12g
甘草 4g	淡竹叶 6g		

7剂,颗粒剂,水冲服,C法服药。

药后嚏止鼻畅。

案例分析:本案患儿之鼻鼽发于夏季,风邪犯鼻窍则喷嚏、鼻塞;舌红、手心热,苔黄中厚,提示肺经有热;风热伤鼻络则出现鼻衄。治以疏风清热,宣肺化痰,通利鼻窍为主。

用药分析:

藿香、防风、黄连:治疗上呼吸道内表变态反应。

连翘、生栀子:清上焦实热,兼能解毒散结,清内表炎症。

白茅根、芦根:入血分,清热凉血,疗鼻衄。

桑叶、蜜桑白皮、浙贝母:疗肺家痰热。夜间鼻塞明显,用此清热化痰,消炎散结。

陈皮、炒杏仁:宣肺、行气、通窍。

淡竹叶:能清上导下,可导热下行。

甘草:调和诸药。

案例3:双某,男,6岁。2022年8月20日初诊。

主诉:喷嚏伴鼻塞1周。

现病史:患儿近1周反复喷嚏、晨起甚,伴鼻塞、清涕、眼痒。自服"鼻炎宁颗粒",外用"盐酸奥洛他定滴眼液"和"妥布霉素滴眼液"等药物治疗而效欠佳。现鼻痒、喷嚏、鼻塞、清涕、眼痒。纳寐可,二便调。舌红、苔薄黄,咽红,双肺呼吸音清,手心热。

中医诊断:鼻鼽。

证型:风热犯鼻。

西医诊断:过敏性鼻炎。

治法:祛风清热,宣通鼻窍。

处方:
木贼 5g	菊花 6g	黄连 3g	生栀子 8g
浙贝母 8g	防风 8g	白芍 8g	牡丹皮 6g
陈皮 6g	炒枳壳 6g	石膏 10g	甘草 3g

淡竹叶 3g　　　炒牛蒡子 8g　　　生姜 3g　　　　　大枣 6g

7 剂,颗粒剂,水冲服,C 法服药。

药后病愈。

案例分析:秋季蒿草花粉肆虐,为过敏性鼻炎的高发季节,而在这个季节发病的患儿,多伴有眼痒症状。本案患儿眼痒明显,自用眼药水而效欠佳。症见鼻痒、清涕、喷嚏、鼻塞、眼痒等,属过敏性鼻炎的典型症状。秋季肺主令,风邪郁于鼻窍内表则眼痒较甚,舌红、苔薄黄、咽红、手心热属鼻窍有热。治疗当清热祛风止痒,宣通鼻窍。

用药分析:

木贼、菊花:疏风清热明目。治风热上袭头面目窍,致目系过敏症状。

黄连、生栀子:清肺家实热。

防风、白芍:治疗鼻窍的炎症和变态反应。

陈皮、炒枳壳:宣化一身气机。

石膏、浙贝母:清肺家之痰热、烦热。

牡丹皮:对于鼻衄、目痒明显,笔者常于方中加一味灵动之血药,如本案之牡丹皮,其性活血走窜,可让目玄府之气血流通。

炒牛蒡子、甘草:除内表之疮疡肿毒,兼有调和诸药之功。

淡竹叶:清热利湿,导热下行。

生姜、大枣:顾护脾胃,防诸药寒凉伤中。

案例 4:周某,男,4 岁。2023 年 1 月 7 日初诊。

主诉:打喷嚏、流清涕 10 余天。

现病史:患儿 10 天前喷嚏、清涕,未予治疗。近 5 天,每晚外用内舒拿(糠酸莫米松鼻喷雾剂)喷鼻,口服氯雷他定,症状有所缓解。现晨起及受气味刺激后连续打喷嚏,伴清涕。纳寐可,大便 2 日 1 次、头干硬。夜间张口呼吸,舌红,苔黄,咽红,双肺呼吸音清,手心热。

中医诊断:鼻鼽。

证型:风热蕴窍。

西医诊断:过敏性鼻炎。

治法:清热利湿,祛风化痰,通利鼻窍。

处方:辛夷 5g　　　浙贝母 8g　　　苦参 6g　　　　徐长卿 12g

防风 6g　　　　白芍 8g　　　　蜜桑白皮 12g　　陈皮 6g

炒枳壳 6g　　　葛根 8g　　　　石膏 10g　　　　甘草 3g

胆南星 4g　　　熟大黄 4g

7 剂,颗粒剂,水冲服,C 法服药。

药后病愈。

案例分析:冬季鼻衄,阳气郁于内。本案患儿发病症状较为典型,如喷嚏、鼻涕、鼻塞(由夜间张口呼吸推断)。兼有舌红、咽红、手心热、苔黄、大便头硬等热象。加之病史10余天,风湿热邪内蕴于鼻窍内表,故治以清热利湿、祛风化痰、通利鼻窍为主。

用药分析:

辛夷、浙贝母、胆南星:治疗鼻衄内表过敏,外能解风寒闭肺,内能化痰热郁滞,除内表之邪所致炎症和过敏诸症。

辛夷、蜜桑白皮:治疗邪气郁肺,侵袭鼻窍内表,升降相因、寒热相济,奏祛风通窍之功。

苦参、徐长卿:祛风止痒。寒热错杂于鼻窍内表,导致过敏症状,故寒温并用,解湿浊之胶着。

辛夷、防风、白芍:除风邪导致的内表过敏。

陈皮、炒枳壳、熟大黄:行三焦气滞,通阳明便秘。

葛根、石膏:清肺热、养津液。

甘草:调和诸药。

第四节 小儿腹痛

小儿腹痛是小儿常见的一种病证,临床以胃脘以下、耻骨以上部位疼痛为主要特征。腹痛的病因颇多,然而排除明确病因的腹痛后,很多小儿腹痛的病因不明确,故笔者将其归入过敏性腹痛。

【病因病机】

1. 西医病因病机

(1)病因

1)特定疾病引起的腹痛:腹痛作为儿科消化系统疾病的主要症状,常见于急慢性胃炎、炎症性肠病(溃疡性结肠炎和克罗恩病)、急性胆囊炎和急性胰腺炎等。

2)过敏性腹痛:食物过敏性胃肠疾病在临床上较为多见,由 IgE 介导或 IgE 和细胞途径共同介导所致。笔者临证体会,近年来的儿童腹痛多与食物过敏有关,主因在于现在的食品中致敏原越来越多(如各类食品添加剂、油脂、调味品等),会对儿童稚嫩的肠胃带来持续伤害。

(2)病机

食毒侵袭内表:食毒中的过敏原,侵袭肠道内表,诱导食物过敏原特异性 B 细胞产生 IgE 抗体应答,形成致敏靶细胞,导致内表对于食物过敏原的致敏状态。当食物过敏原再次经消化道进入,与内表接触后,可通过已经结合在靶细胞上的 IgE 发生特异反应并释放炎症介质;这些炎症介质作用于肠道内表的效应组织上,引起消化道或全身过敏反应,进而出现腹痛、腹泻等症状。

2. 中医病因病机　引起小儿腹痛的原因较多,主要与腹部中寒、乳食积滞、胃肠热结、脾胃虚寒、瘀血内阻等有关。病机关键为脾胃肠腑气滞,不通则痛。

小儿所进诸餐,于肠道化为冷热之气,影响肠道内表。其中,一部分食物有类似过敏原的作用,称之为"食毒"。食毒反复侵袭内表,导致肠道湿热、食毒蕴结,进而出现湿热、食毒经内表入血,从而加重患儿体质的敏感性,并导致湿热、毒邪内蕴等诸多证象。

【过敏原】主要来源于牛奶、鸡蛋、坚果、豆类、谷类、鱼类及贝壳类,其中牛奶蛋白最常见。除此之外,食物的物理属性(即寒性或热性)同样会刺激到胃肠内表,导致患儿出现过敏性腹痛。

【主要临床表现】症状和体征:食物过敏史是腹痛的基础。在此基础之上,阵发性腹痛,得温痛减,为寒痛;遇热痛剧,手足心热,渴喜冷饮,为热痛;腹痛、腹胀,按之痛甚,嗳哕酸腐,为食积痛;腹痛绵绵,喜温喜按,为虚寒痛;痛处固定,痛如针刺,为瘀血痛。

【辅助检查】血清总 IgE 检测。

【案例举隅】张某,男,7 岁。2022 年 6 月 5 日初诊。

主诉:间断性腹痛 4 年余。

现病史:患儿近 4 年间断性腹痛,每于饮食不慎后腹痛明显,痛甚则吐,偶有鼻衄。现腹痛,渴喜冷饮,偶痰咳,黄痰,欠利。纳可,大便偏干、1~2 日 1 次,寐欠安,多梦。舌红,苔黄中厚,咽红,腹软、无压痛,手心热。

中医诊断:小儿腹痛。

证型:胃肠湿热。

西医诊断:食物过敏性腹痛。

治法:清热利湿,祛风解毒。

处方:

藿香 4g	防风 6g	胡黄连 4g	白芍 10g
芦根 15g	佛手 10g	延胡索 8g	炒紫苏子 10g
炒槟榔 6g	白茅根 15g	甘草 3g	连翘 10g
浙贝母 10g	花椒 6g	生姜 3g	大枣 6g

6 剂,颗粒剂,水冲服,C 法服药。

药后痛减。

案例分析:本案患儿年仅 7 岁,却已腹痛 4 年,且每于饮食不慎后出现腹痛,从病因上来讲,符合过敏性腹痛。渴喜冷饮、黄痰、舌红、苔黄中厚、咽红、便干、手心热等提示有内热;腹软、无压痛则表明阳明积滞不甚。故治以清热利湿,祛风解毒为主。

用药分析:

藿香、防风:祛风除湿。治疗食物不耐受导致的肠道内表过敏及腹痛。

白芍、花椒:燥湿止痛。治疗肝木乘脾的腹痛。

芦根、白茅根:清热、凉血、利尿,既可用于鼻衄,又能缓解肠道内表炎症。

连翘、浙贝母:清热化痰,散结消痈,可治疗肠道内表炎症和变态反应。

胡黄连:苦寒入胃,擅导下焦之湿热。

生姜、大枣:治疗脾胃虚寒导致的腹痛,同时有温中健脾之功。

佛手:疏肝解郁,理气快膈,和中止痛,理肝胃气痛,配合白芍、花椒以加强止痛之功。

炒紫苏子:性能下气,长于降肺气,化痰涎,润肠通便。

炒槟榔:辛散苦泄,善行胃肠之气,消积导滞,缓泻通便。

延胡索:活血、行气,可治一身上下诸痛。

白芍、甘草:缓解肌肉痉挛而止腹痛,甘草兼能调和诸药。

第五节 抽动障碍

抽动障碍包括多发性抽动症、抽动秽语综合征,临床以不自主、反复、突发、快速的,重复、无节律性的一个或多个部位肌肉运动抽动和/或发声抽动为主要特征。本病好发于 5~10 岁儿童,男童多于女童,少数患儿至青春期可自行缓解,有的可延续至成人。患儿可伴情绪行为症状,亦可共患一种或多种心理行为障碍,但智力一般不受影响。

多数抽动障碍患儿伴有过敏性疾病,故将本病在本章介绍。

【病因病机】

1. 西医病因病机 西医至今尚未完全明确本病的病因病机,考虑与遗传、神经生化因素、脑器质性因素、社会心理因素及自身免疫等有关。

(1)肠道敏感:抽动障碍和食物过敏性胃肠疾病有密切关系。食入性过敏和不耐受的种类和数量越来越多,食物引起的免疫活性成分,可通过血液及各种渠道转移到身体其他组织,在免疫反应的串扰下,可出现多系统、多部位的变态反应,在神经部位可出现抽动。

(2)神经敏感:基于现代医学微观下所见,中枢神经系统和周围组织内均有 H_1 受体,其中周围组织表现为抽动,如眨眼、清嗓等,与过敏有关,而中枢神经系统表现为入睡困难、睡眠不安、夜卧咬牙、遗尿等,与警觉有关。

2. 中医病因病机 中医认为,抽动障碍和先天禀赋、外邪、情志、饮食、紧张及劳累等因素有关;肝风内动是抽动的基本病机,还与心、脾、肾等脏腑密切相关。

肠道湿热:从玄府的视角来看,食毒反复刺激肠道内表,导致肠道湿热和积热的产生。在胃肠道湿热、食毒的反复刺激下,脾湿可被动产生肝风。因肝木生风,正常情况下的肝风可以帮助脾清理湿邪。若脾为湿困,且食毒反复作用于肠道内表,食毒和湿毒入血,则肝风被动提升强度,以助脾土祛湿,进而出现肝风内动之证,加之食毒入血,肝风迫之,随脉上下通行,且在此过程中,上扰清窍,流窜经络,故见皱眉、眨眼、摇头、耸肩、肢体震颤等症;肝风与食毒交织,上扰心神则见抽动、烦躁、吼叫甚至秽语;脾虚肝旺,肝气横逆则见腹部抽动、肌肉瞤动等症。总之,病因虽异,但在郁阻气机这个病理环节上都是一致的。从无形的气机郁滞到有形的炎症反应,造成神机升降出入障碍,便出现了各种感觉和运动方面的病变。

现代医学所讲的变态反应性炎症与中医所说的玄府郁闭相关。变态反应性炎症发生在玄府,所以笔者提出了玄府郁闭的病机和从风痰论治的治则,常用防风通圣法以达开通玄府之功。

【诱发因素】

(1)饮食因素:包括已知的过敏食物,如咖啡、可乐、甜食、巧克力;含有添加剂、调味剂的半加工食品等。

(2)环境因素:包括尘螨、动物毛屑等,噪声。

(3)生活因素:包括过度使用手机、平板、电脑等电子产品等,以及小儿在吼叫、打骂过程中产生的焦虑情绪等。

【主要临床表现】

(1)症状:以运动性抽动和发声性抽动为临床核心症状。运动性抽动:眨眼、挤眉、噘嘴、作怪相、摇头、耸肩、甩臂、搓指、握拳、挺胸、扭腰、收腹、踮脚、抖腿、步态异常等。发声性抽动:清嗓、清鼻腔音、爆破音、咳嗽、喷鼻声、咂舌、重复语言、秽语等。此外,还可出现复杂运动性抽动:冲动性触摸东西、弯腰、后仰、下蹲、屈膝、走路旋转等。

(2)既往史:吸入物或食物过敏史。

【案例举隅】

案例1:李某,男,12岁。2022年7月30日初诊。

主诉:间断性抽动6年余,加重1周。

现病史:患儿6年前在外院诊断为"抽动障碍",其间反复间断性抽动,近1周加重。现不自主发声、眨眼、肢体不自主抽动等,纳寐可,二便调。舌红,苔黄,中心苔厚,咽红,脉滑数。

中医诊断:抽动障碍。

证型:肝胆湿热。

西医诊断:抽动障碍。

治法:息风止动,清热利湿。

处方:

石菖蒲 6g	天麻 10g	炒蒺藜 10g	木贼 6g
黄连 4g	生栀子 10g	白芍 10g	赤芍 10g
牡丹皮 10g	浙贝母 12g	陈皮 10g	炒枳实 10g
姜厚朴 6g	滑石 8g	甘草 4g	天竺黄 10g

7 剂,水煎服,C 法服药。

2022 年 8 月 6 日二诊:药后症状明显减轻,不自主发声和肢体抽动均减少。舌红,苔薄黄,咽红,手心湿热。

处方:上方去滑石、天竺黄,加赭石 10g、淡竹叶 6g。12 剂,水煎服,C 法服药。

2022 年 8 月 21 日三诊:患儿服药后,不明原因出现不自主发声增多,但唱歌时减少。自服硫必利,不愿出门,二便调,纳寐可。舌红,苔白中厚,咽红,脉滑数。

处方:

天麻 10g	石菖蒲 10g	远志 6g	射干 10g
柴胡 8g	陈皮 10g	炒枳壳 10g	炒槟榔 10g
栀子 10g	淡豆豉 10g	旋覆花 6g	瓜蒌 12g
浙贝母 12g	茯苓 10g	生牡蛎 20g先煎	甘草 5g

7 剂,水煎服,C 法服药。

2022 年 8 月 28 日四诊:服药后诸症减轻,轻微不自主发声。二便调,纳寐可。舌红,苔白中厚,咽红,脉滑。

处方:

天麻 10g	石菖蒲 10g	北柴胡 8g	陈皮 10g
炒枳壳 10g	浙贝母 12g	瓜蒌 12g	薄荷 6g后下
生栀子 10g	黄连 5g	牡蛎 20g先煎	赭石 10g先煎
郁金 10g	竹茹 6g	姜半夏 10g	甘草 5g

12 剂,水煎服,C 法服药。

2022 年 9 月 10 日五诊:药后症状平稳,偶有不自主发声和肢体抽动,每于天气变化或生气后反复。食欲旺盛,大便 1 日 1~2 次,寐安,有恐惧感,烦闷。舌红,苔白中厚,咽红,脉滑。

处方:

天麻 10g	钩藤 20g后下	葛根 12g	石菖蒲 10g
远志 6g	郁金 10g	柴胡 8g	陈皮 10g
枳壳 10g	瓜蒌 12g	姜厚朴 6g	射干 10g
龙胆 6g	生牡蛎 20g先煎	甘草 5g	

12 剂,水煎服,C 法服药。

药后症状平稳。

案例分析：本案患儿抽动6年余,病程较长,病机复杂。其中,肝风内动为基本病机,故息风止动为基本治法;目系抽动较甚,故用上走头目诸药;首诊时正值夏季,患儿舌红、苔黄中心厚、咽红、脉滑数,均为湿热之象,故加以清热利湿;二诊症状平稳,故原方跟进,只做微调;三诊时已然入秋,患儿感秋令之气而生伤感之意,加之患儿自服硫必利,有轻度嗜睡症状,或与其不愿意出门有关,故在处方时合用醒神之品,兼以宣发郁热;四诊症状减轻,在三诊基础上加用平肝潜阳之品;至五诊,在平肝潜阳的基础上,兼化络中痰热。

在整个治疗过程中,可看到变态反应,且这种变态反应不属于内表的过敏反应,而是神经玄府的超敏状态,因此出现不自主抽动症状。故在遣方用药上,主线药物不离清热利湿解毒之品(湿热毒邪不光能导致内表致敏,也能导致经络、神经敏感)。

用药分析：

A. 首诊用药

天麻、石菖蒲:针对肝风上犯清窍,主治头面抽动诸症,如眨眼、清嗓、皱鼻等。

炒蒺藜、木贼:平肝明目,祛风清热,主治风邪上扰目窍之目系抽动症状。

黄连、生栀子:清热解毒,疗湿热毒邪内炽。

赤芍、白芍:清肝经血热。

陈皮、炒枳实、姜厚朴:治中焦食积、气滞,以及积热上攻头面。

滑石、甘草:清利三焦湿热。甘草兼能调和诸药。

天竺黄、生栀子:清热化痰,兼可安神。治风痰入络,内扰心神之抽动诸症。

牡丹皮:上走眼玄府,清热凉血,活血祛瘀,改善眼部抽动症状。

浙贝母:清热化痰,散郁痰而止抽动。

B. 二诊用药

患儿服药后症状减轻,且正值夏季,故去滑石,代之以淡竹叶清热泻火;去天竺黄,加赭石以重镇降逆,平肝潜阳。

C. 三诊用药

天麻、石菖蒲:同上。

石菖蒲、远志:豁痰开窍。主要治疗患儿情志改变。三诊时,患儿出现症状反复,有情绪波动,同时不自主发声增多,故用此药对。

射干、浙贝母:清咽利喉消痰,解内表炎症。

柴胡、陈皮、炒枳壳:疏解肝脾气滞,调畅三焦气机。

陈皮、炒枳壳、炒槟榔:清理胃肠积滞。肝郁必然导致脾胃运化失调,故用此药对以达"未病先防"之功。

栀子、淡豆豉:宣发胸中郁热、烦热。

旋覆花:疏导肝经气郁。

浙贝母、瓜蒌:入络脉,化络中痰浊瘀滞。

茯苓:健脾利湿,宁心安神。

生牡蛎:重镇安神。

甘草:调和诸药。

D. 四诊用药

天麻、石菖蒲:同上。

北柴胡、炒陈皮、枳壳:同上。

瓜蒌、浙贝母:同上。

北柴胡、薄荷:疏肝行气,平肝息风,疗肝风内动。

黄连、生栀子:清表里之湿热。

牡蛎:重镇安神。

赭石:平肝潜阳,重镇安神。

郁金:行气解郁,利胆散瘀。

竹茹、姜半夏:化肝经风痰。

甘草:调和诸药。

E. 五诊用药

天麻、钩藤、葛根:平肝息风。葛根为引经药,助上行头面,疗头面抽动。

石菖蒲、远志、郁金:能开心窍,化风痰,止抽动,醒心神。

柴胡、陈皮、枳壳:疏解肝脾气滞,调畅三焦气机。

瓜蒌、姜厚朴:清玄府痰湿,疗神经过敏,止肢体抽动。

射干:清热解毒,消痰利咽。

生牡蛎:同上。

龙胆:清肝胆,除湿热。具有抗炎、镇静作用。

甘草:调和诸药。

案例2:高某,男,7岁。2022年9月11日初诊。

主诉:间断性抽动3年,加重2个月。

现病史:患儿间断性抽动3年,近2个月加重,曾就诊于外院,经中药汤剂治疗而效欠佳。现患儿不自主面部和四肢抽动,伴咇咳、眼痒、易怒、头汗多,纳差、挑食,夜卧不安、磨牙、张口呼吸,大便秘结。舌红,苔黄腻,咽红,手心热。

既往史:鼻衄,咳嗽变异性哮喘。

中医诊断:抽动障碍。

证型:湿热内蕴。

西医诊断:抽动障碍。

治法:清热利湿,息风止动。

处方:

柴胡 8g	白芍 10g	浙贝母 10g	石菖蒲 6g
黄连 4g	连翘 12g	木贼 6g	炒蒺藜 10g
瓜蒌 12g	陈皮 10g	枳壳 10g	姜厚朴 6g
川芎 6g	浮小麦 12g	大枣 10g	甘草 4g

7剂,水煎服,C法服药。

药后抽动止。

2023年2月11日二诊:患儿自诉服9月11日方后抽动止,近1周症状反复。现皱眉、揉眼、偶发声、吞唾液,易怒、烦躁,头汗多、饭后甚,纳差、挑食,易怒、易焦虑,寐欠安、噩梦多、易惊醒。舌红苔薄黄,咽红,双肺呼吸音清,手心热。

处方:

柴胡 8g	白芍 10g	浙贝母 10g	黄连 4g
生栀子 10g	川芎 6g	木贼 6g	炒蒺藜 10g
陈皮 10g	枳壳 10g	甘草 4g	姜厚朴 6g
龙胆 6g	天麻 8g	淡竹叶 6g	炒酸枣仁 12g

12剂,水煎服,C法服药。

药后症无。

案例分析:本案患儿抽动3年,近2个月加重。外院曾予中药汤剂,然效欠佳。就诊时正值早秋,湿热较甚,故首诊治疗以清热利湿、息风止动为主。药后患儿症状消失,至次年2月早春之际,正值春节前后,饮食不慎,情志失调,致症状反复,故治疗以柴胡疏肝,走少阳,上应节气,下中病机;配合清肝胆、利湿热之品。前后两诊,在不同的季节,其用药侧重也有所不同。

用药分析:

A. 首诊用药

木贼、炒蒺藜:平肝明目,祛风清热。由于患儿目痒,此处用于治疗风邪上攻头面,以目系抽动症状为主。

黄连、连翘:吭咳清嗓,舌红、咽红、手心热,故用此二药清利三焦湿热。

浙贝母、瓜蒌、石菖蒲:化痰散结,清玄府痰浊。

浮小麦、大枣、甘草:取《金匮要略》甘麦大枣汤之意,养心安神,和中缓急。可疏肝理气,调节患儿情志。患儿汗多,宜固表止汗。

枳壳、陈皮、姜厚朴:调畅周身气机。治三焦气滞,伴内表炎症。

白芍、川芎:养血和血祛风。疗肝血不足,血虚生风。

柴胡、白芍、枳壳、甘草:取《伤寒论》四逆散之意,和解少阳,疏肝理脾,以调畅患儿情志。

甘草:调和诸药。

B. 二诊用药

木贼、炒蒺藜:患儿揉眼,故继续用此二药。功效同首诊用药。

柴胡、生栀子、龙胆:患儿易怒、烦躁,用此清肝胆湿热。

枳壳、陈皮、姜厚朴:同上。

白芍、川芎:同上。

淡竹叶、生栀子:清热解毒,导热下行。

黄连、生栀子:清热利湿,解毒消炎。

浙贝母:散络脉郁痰。

天麻:平肝阳,息肝风,通络止痉。

炒酸枣仁:患儿夜卧不安,故用其安神。

甘草:调和诸药。

案例 3:秦某,男,7 岁。2022 年 12 月 4 日初诊。

主诉:颈部不自主抽动 2 个月余。

现病史:患儿近 2 个月不自主扭脖子,入学已 3 个月(一年级),每于放学后加重。纳寐可,二便调。舌红,苔黄,咽红,扁桃体 Ⅱ 度肿大,手心热。

既往史:鼻衄。

中医诊断:抽动障碍。

证型:肝胆郁热。

西医诊断:抽动障碍。

治法:清肝胆,养肝血,息肝风。

处方:

天麻 8g	石菖蒲 8g	柴胡 8g	葛根 10g
黄连 3g	龙胆 8g	陈皮 12g	枳壳 12g
当归 10g	川芎 6g	白芍 10g	地黄 12g
浙贝母 12g	忍冬藤 12g	茯苓 12g	甘草 5g
淡竹叶 6g	炒谷芽 10g	炒鸡内金 10g	

7 剂,颗粒剂,水冲服,C 法服药。

2022年12月11日二诊:药后症状减轻,偶扭脖子。纳寐可,二便调。舌红,苔黄,咽红,手心热。

处方:
柴胡8g	石菖蒲8g	黄连3g	龙胆8g
浙贝母12g	葛根10g	川芎6g	白芍10g
地黄12g	陈皮12g	枳壳12g	天麻8g
茯苓12g	甘草5g	炒蒺藜10g	滑石8g

10剂,颗粒剂,水冲服,C法服药。

药后无症状。

案例分析: 本案患儿抽动时间较短,自上一年级后出现,与情志和环境均有密切关系,发病时为秋天,就诊时已入冬,环境温度较低。患儿症状以扭脖子为主,伴扁桃体肿大、舌红、苔黄、咽红、手心热等内热表现。治疗以清热利湿、息风止动为法,同时冬令闭藏,在治疗时合入四物汤,以调肝养血,扶正兼以祛邪;二诊时,其症减轻,故在原方基础上加减,微调方剂。继进10剂,抽动止。

用药分析:

A. 首诊用药

天麻、石菖蒲:治疗肝风上犯清窍之头面抽动症状。

当归、川芎、白芍、地黄:取《仙授理伤续断秘方》四物汤意,养肝血,息肝风。宗"治风先治血,血行风自灭"之旨。

陈皮、枳壳、茯苓:健脾利湿,调畅周身气机。

柴胡、葛根、白芍:患儿颈部抽动明显,故用此药对解少阳郁热,血虚生风,肝木乘土,颈项不适诸症。

黄连、龙胆:患儿扁桃体肿大,湿热内蕴,故以此来清热利湿。

浙贝母:清热化痰,解毒散结。本案解内表炎症。

忍冬藤:藤类走络,因患儿扭脖子,故此处用于疏风通络。

淡竹叶:清热泻火,有"暖水瓶效应",可导热下行。

炒谷芽、炒鸡内金:健脾消食。

甘草:调和诸药。

B. 二诊用药

药后症见偶扭脖子,故去当归、忍冬藤、淡竹叶、炒谷芽、炒鸡内金,加炒蒺藜以疗风邪,加滑石则导湿热下行之功更甚。

案例4: 郑某,男,8岁。2022年11月25日初诊。

主诉:反复眨眼、清嗓、摇头、耸肩年余。

现病史：患儿间断性反复眨眼、清嗓、摇头、耸肩年余，近日因考试紧张、成绩不理想，表现出闷闷不乐，烦躁易怒，出现频繁挤眉，眨眼，摇头，甩肩，噘嘴，喉中吭吭，面红目赤，纳可，大便干结，寐欠安。舌边尖红，苔黄，脉弦。相关辅助检查未发现异常。

中医诊断：抽动障碍。

证型：气郁化火。

西医诊断：抽动障碍。

治法：清泻肝火，息风止动。

处方：	天麻 8g	钩藤 10g[后下]	菊花 10g	生栀子 10g
	柴胡 8g	白芍 10g	炒枳实 10g	防风 10g
	牡丹皮 10g	龙胆 6g	薄荷 6g[后下]	生石决明 15g
	甘草 3g	淡竹叶 6g		

7 剂，水煎服，C 法服药。

2022 年 12 月 2 日二诊：药后症状明显减轻。现时有眨眼，皱鼻，咧嘴，喉中有痰，摇头扭腰，时舔嘴唇，啃指甲，口角皲裂，纳可，多梦失眠，二便调。舌红，苔黄，手足心热。

处方 1 号：	柴胡 8g	黄芩 10g	防风 10g	白芍 10g
	陈皮 6g	炒枳壳 10g	姜半夏 6g	茯苓 10g
	竹茹 6g	菊花 10g	川芎 6g	浙贝母 10g
	薄荷 5g[后下]	甘草 3g		
处方 2 号：	生牡蛎 15g[先煎]	僵蚕 10g	百合 10g	天麻 8g
	石菖蒲 10g	郁金 10g	远志 6g	夜交藤 15g
	炒酸枣仁 12g	香橼 6g	五味子 6g	甘草 3g
	天竺黄 10g	生栀子 10g		

各 7 剂，水煎服，D 法服药。

2022 年 12 月 16 日三诊：药后症状减轻。现偶眨眼，时吭吭清嗓子，自汗，纳可，寐安，二便调。舌偏红，苔少，手心热。

处方 1 号：	柴胡 6g	防风 6g	白芍 10g	僵蚕 10g
	蒺藜 8g	茯苓 10g	诃子 6g	连翘 12g
	北沙参 10g	麦冬 10g	厚朴 4g	甘草 5g
处方 2 号：	百合 10g	龟甲 12g[先煎]	山茱萸 10g	夜交藤 15g
	浮小麦 15g	钩藤 10g	石菖蒲 10g	五味子 6g
	香橼 6g	甘草 3g	大枣 10g	淡竹叶 5g

各 7 剂，水煎服，D 法服药。

药后症无。

案例分析:本案患儿抽动年余,入冬后就诊。接诊时患儿闷闷不乐,烦躁易怒,肝气郁结,见频繁挤眉、眨眼、摇头、甩肩、噘嘴、喉中吭吭、大便干结、寐欠安、面红目赤、舌边尖红、苔黄、脉弦等气郁化火表现。故首诊治疗以清泻肝火,息风止动为主。药后患儿症状减轻,见时有眨眼、皱鼻、咧嘴、喉中有痰、摇头扭腰、时舔嘴唇、啃指甲、多梦失眠、口角皲裂、舌红、苔黄、手足心热等心肾不足、痰热内结、虚实夹杂之表现,故二诊服药改C法为D法,上午治疗以清热化痰息风为主,晚上治疗以补益心肾安神为主。早晚治疗各有侧重,此为D法服药之精髓。三诊时患儿诸症减轻,考虑病程较长,舌红苔少,见阴亏之象(情志不舒,化火生风,风生痰,风痰胶结,风动不止),故治疗仍遵D法,上午宜入络平肝息风为主,晚上以滋阴养血柔肝安神为主。药后效佳,患儿抽动止。

用药分析:

A. 首诊用药

菊花、生栀子:镇肝息风,主治患儿头面抽动诸症。

天麻、钩藤:本案患儿抽动症状明显,在清肝热的同时,还需大剂息风定惊之品,故以此来息风止痉、平肝潜阳、祛风通络。

柴胡、白芍、炒枳实、甘草:取《伤寒论》四逆散之意,疏肝理脾。

柴胡、防风、甘草:疗肝风内动,通络脉瘀阻,解寒热错杂。

薄荷、龙胆:清肝胆郁热,主要针对患儿烦躁易怒、多动、抽动而设。

牡丹皮:上走目系,疗瘰疬、痉等抽动。本案主要为眨眼而设。

生石决明:既平肝潜阳,又清肝明目。

淡竹叶:肝阳亢盛,实则泻其子,故以淡竹叶导热下行,泄脏腑之热。

甘草:调和诸药。

B. 二诊用药1号方

柴胡、黄芩:宣发少阳郁热。

防风、白芍:清解肠道内表炎症,改善肠道敏感状态,从本论治。

陈皮、炒枳壳:畅玄微府之气滞。

陈皮、姜半夏、茯苓、甘草:取《太平惠民和剂局方》二陈汤之意,健脾祛湿。患儿二诊时舌红苔黄,提示中焦为湿邪所困。再合炒枳壳、竹茹,取温胆汤之意,清化三焦痰热。

竹茹:清热化痰,并除烦热。

防风、川芎:除头面络脉中内伏之风邪。

菊花:清解头面风热,平肝潜阳、清肝明目。

防风、浙贝母:除络脉风痰。

柴胡、薄荷:疏肝行气,平肝息风,疗内动之风邪。

甘草:调和诸药。

C. 二诊用药 2 号方

生牡蛎、僵蚕:平肝息风,疗眨眼、咧嘴、清嗓等抽动症状。

百合:此方夜服,用以养阴、清心、安神。

天麻、石菖蒲:深入微观玄府,解内滞于玄府清窍之肝风、风痰。

天竺黄、生栀子:入络,祛风化痰。

石菖蒲、远志、郁金:针对风痰蒙蔽清窍,入玄府微窍,奏开窍化痰之功。

夜交藤、炒酸枣仁:夜服此方,有养血安神、宁心生津之功,俾血足神安则抽动渐消,心宁津生则烦躁自除。

香橼:疏肝解郁,理气和中,燥湿化痰,且其力较峻。

五味子:在疏肝的同时不忘收敛,与前药合用,散敛相合。

甘草:调和诸药。

D. 三诊用药 1 号方

柴胡、防风、甘草:入络脉以除肝风,解寒热,散风痰。

防风、白芍:解肠道内表炎症,从本论治。同二诊用药。

僵蚕、连翘:走玄府络脉,除风痰夹热。

蒺藜:平肝解郁,祛风明目。

茯苓:健脾祛湿。

诃子:既有收敛之功,又能利咽喉而止呛咳。

连翘:清热解毒,散结祛风。

北沙参、麦冬:患儿肝阳化风,风燥伤阴,以此润之。

厚朴:燥湿行气,消积滞,化痰浊。

甘草:调和诸药。

E. 三诊用药 2 号方

百合:同二诊 2 号方用药。

龟甲:养血补心,滋阴潜阳。夜服此方,伍百合以加强养阴之功。

山茱萸、浮小麦、大枣:养阴固表止汗,健脾益气止抽。

浮小麦、大枣、甘草:取《金匮要略》甘麦大枣汤之意,有缓解脏躁之功,能改善肠道症状,在养阴止汗的同时,还有调节心神之妙用。

夜交藤:同二诊 2 号方用药。

钩藤:清肝热,平肝风,止抽动。

石菖蒲:开窍豁痰,醒神益智,化湿和胃。有补五脏、通九窍之功。

五味子:同二诊 2 号方用药。

香橼:同二诊 2 号方用药。

淡竹叶:同首诊用药。

案例 5:李某,女,11 岁。2023 年 2 月 4 日初诊。

主诉:间断性抽动 4 年,加重 1 周。

现病史:患儿近 4 年间断性抽动,小动作较多。近 1 周颈部抽动明显,未经系统治疗。现眨眼、咧嘴、扣手、扭脖子,伴皮疹,纳寐可,大便干、不规律,小便调,舌红,苔黄中厚,咽红,扁桃体Ⅱ度肿大,手心热。

过敏史:洗洁精过敏。

中医诊断:抽动障碍。

证型:肝风内动。

西医诊断:抽动障碍。

治法:疏肝理气,清热利湿,息风止动。

处方:
木贼 6g	炒蒺藜 10g	徐长卿 12g	土茯苓 12g
葛根 12g	柴胡 8g	白芍 10g	黄连 4g
防风 10g	陈皮 10g	炒枳壳 10g	熟大黄 6g
牡蛎 20g先煎	川芎 6g	天麻 10g	甘草 5g

12 剂,水煎服,C 法服药。

2023 年 3 月 4 日二诊:药后诸症减轻。现扭脖子,大便 2~3 日 1 次、仍干,小便调,纳欠佳,寐安。舌红,苔少,咽红,手心热。

处方:
炒蒺藜 10g	黄连 4g	徐长卿 12g	土茯苓 12g
防风 10g	川芎 6g	葛根 12g	柴胡 8g
白芍 10g	牡蛎 20g先煎	醋龟甲 12g先煎	陈皮 10g
枳壳 10g	天麻 10g	火麻仁 10g	甘草 5g

12 剂,水煎服,C 法服药。

药后症消。

案例分析:本案患儿抽动 4 年,小动作较多。头面部见眨眼、咧嘴,颈项部见扭脖子,肢体抽动见扣手,还伴有皮疹。从病机分析,其肝风内动较甚,故首诊以平肝息风为主;二诊与首诊时隔 1 个月,且药后症减,唯偶有扭脖子,然其咽红、舌红、苔少、便秘、手心热等,提示肝风内动的同时,伴有肾阴不足,遂于处方中加用养阴祛风之品,药后诸症消。

用药分析：

A. 首诊用药

木贼、炒蒺藜：平肝明目，祛风清热。风邪袭目，患儿眨眼明显时用此药对。

徐长卿、土茯苓：患儿抽动并且既往有洗洁精过敏史，其头面诸窍和经络的内表和外表受风湿侵袭而产生变态反应，诱发抽动症状和皮疹，故用此二药。

柴胡、葛根、白芍：取自《育婴家秘》升阳散火汤，有"火郁发之"之意。针对肝胆郁热、内风导致的抽动症状，尤以颈项以上为甚。

黄连、防风：清理肠道内表之湿热毒邪，以截过敏之源。

陈皮、炒枳壳、熟大黄：患儿大便不规律，苔白中厚，用此清理中焦积滞。

天麻：息风止痉，平肝潜阳。笔者于春季治疗抽动常用此药。

牡蛎：重镇安神，针对患儿扁桃体肿大，兼能软坚散结。

川芎：为血中气药，能行气活血以祛风。患儿抽动症状较多，故以此走血分，祛风邪。

甘草：调和诸药。

B. 二诊用药

黄连、炒蒺藜：湿热上犯头目清窍，以此解之。

徐长卿、土茯苓：同首诊用药。

川芎、防风：上行头面清窍，活血祛风，息风止动。

葛根、柴胡、白芍：同首诊用药。

醋龟甲、牡蛎：患儿抽动4年，久病及肾，加之正处于冬季北方采暖季节，温热干燥，易耗气伤阴，故用此药对滋阴清热、息风止动。

陈皮、枳壳：调节周身气机。

天麻：同首诊用药。

火麻仁：润肠通便。

甘草：调和诸药。

第六节　湿疹（湿疮）

湿疹是一种皮损形态多样，总有瘙痒、糜烂、流滋的过敏性炎症性皮肤疾患。湿疹类皮肤病包括特应性皮炎、接触性皮炎、神经性皮炎、自身敏感性皮炎、嗜酸性粒细胞增多性皮炎等，其中以特应性皮炎为临床多见。

本病属中医"湿疮"范畴。《幼科发挥》论胎疾时提到，小儿初生至周岁有疾者，皆为胎疾，"有胎毒所生者，如虫疥流丹、浸淫湿疮"，强调胎毒为小儿湿疹的重要病因。

【病因病机】

1. 西医病因病机　一般认为,本病的发病与遗传、免疫及对生理、药理介质的反应异常有关,加之环境因素在发病中相当重要,常是内在因素和外在因素相互作用所致。

湿疮的核心病机为皮肤外表肌肤受损,导致外表出现变态反应性炎症。

2. 中医病因病机　体质因素:患儿通常为特禀体质,有家族过敏史,如过敏性鼻炎、哮喘等疾病。湿疮的发病与过敏体质密切相关。

湿疮的核心病机为风湿热邪侵袭皮肤外表。究其机理,简述如下:

(1) 邪气侵袭:外受风邪,或内生湿热之邪,内外两邪相搏,风湿热邪浸淫肌肤,出现湿疹症状。

(2) 湿邪蕴表:禀赋不耐,饮食失节,或过食辛辣刺激荤腥动风之物,致脾失健运,湿热内生,流注于外表肌肤而发。脾虚湿恋,致本病迁延难愈。

【过敏原】

(1) 食入性过敏原:牛奶,鸡蛋,食品添加剂、食物色素,反季节蔬菜、水果,冷热食物的刺激(如夏季冷饮)等。

(2) 吸入性过敏原:尘螨、花粉、冷热空气的刺激(如夏季吹空调)等。

(3) 外表病原微生物:如金黄色葡萄球菌、糠秕马拉色菌等。

(4) 其他诱发因素:患儿精神紧张、焦虑或抑郁,皮肤洗涤用品的刺激,婴幼儿抓挠等。

【主要临床表现】

(1) 婴儿期(1个月至2周岁):婴儿湿疹常出现在面颊部,以红斑、丘疹和丘疱疹为主,伴有局部外表渗出、结痂等。可伴有剧烈瘙痒,小儿抓挠明显,伴婴儿哭闹,睡眠不安。

(2) 儿童期(2~12周岁):多由婴儿期发展而来或直接发病。湿疹常累及肘窝、腘窝、腕屈侧、颈前和颈侧、面部和眼睑。表现为皮肤干燥、红斑、毛周隆起、丘疹等,可见抓痕、血痂,渗出较少。

(3) 青少年期(12周岁以上):多由儿童期发展而来。湿疹好发于肘窝、腘窝、颈前及颈侧,也可见于面部、眼睑。常表现为皮损干燥、红斑、丘疹等,皮损周围可见抓痕、血痂和色素沉着等。

(4) 辅助检查:40%~50%患儿血清IgE水平升高,30%~40%患儿外周血嗜酸性粒细胞数升高;50%儿童对食物不耐受;30%患儿有吸入物过敏。

【案例举隅】武某,女,3岁。2022年6月18日初诊。

主诉:反复湿疹年余。

现病史:患儿近1年反复发作湿疹,曾外用药物治疗,但症状反复。现颈前皮肤湿疹,瘙痒,纳欠佳,大便干结、1~3日1次,寐安。舌红,苔黄中厚,咽红,双肺呼吸音清,手心热。

中医诊断:湿疮。

证型:湿热蕴肤。

西医诊断:湿疹。

治法:清热利湿,祛风止痒。

处方:

胡黄连 2g	连翘 6g	浙贝母 6g	防风 4g
乌梅 6g	藿香 3g	土茯苓 8g	徐长卿 8g
炒杏仁 5g	火麻仁 6g	佛手 6g	甘草 3g

6剂,颗粒剂,水冲服,C法服药。

2022年10月26日二诊:上方服用后湿疹消退,近有反复。现耳部散在湿疹,伴有鼻干、黏鼻涕,纳可,二便调,寐可。舌红,苔黄中厚,扁桃体Ⅱ度肿大,双肺呼吸音清,手心热。

处方:

苦参 5g	徐长卿 6g	陈皮 6g	炒枳壳 6g
炒莱菔子 10g	天花粉 10g	浙贝母 6g	升麻 3g
川牛膝 3g	辛夷 4g^{包煎}	乌梅 6g	生地黄 8g
白鲜皮 3g	连翘 8g	醋延胡索 4g	甘草 3g

7剂,水煎服,C法服药。

案例分析:本案患儿前后两诊,首诊在夏天,二诊在秋天。首诊症状主要以湿疹为主,颈前皮肤为甚,瘙痒,伴纳差、便干、苔黄中厚、咽红、手心热等内生湿热之象,属湿热内蕴外表肌腠,治疗以清热利湿、祛风止痒为法,服药后湿疹消失。10月复发,湿疹部位主要在耳周,伴有鼻干、黏鼻涕,同时扁桃体肿大、苔黄中厚、手心热等,提示气道内表为湿热所犯,故治疗时除清热利湿、祛风止痒外,需加用清解上气道内表的药物,如天花粉、浙贝母、连翘、升麻等。药后疹消涕止,效佳。

本案提示,在素病湿疹的基础上出现上呼吸道内表症状时,需积极用药,当消除内表炎症后,外表肌腠的湿疹消退会更为顺利。

用药分析:

A. 首诊用药

胡黄连:清湿热、退虚热,兼能健脾胃、通肠腑。

连翘、浙贝母:清热解毒,化痰除湿。

藿香、乌梅、防风:改善外表肌腠的变态反应,调理过敏体质。

土茯苓、徐长卿:解表祛湿,治疗湿疹反复。

火麻仁、炒杏仁:润肠通便。

佛手:疏肝解郁,燥湿化痰。

甘草:调和诸药。

B. 二诊用药

苦参、徐长卿:祛风止痒,祛内表之湿毒,改善湿疹症状。

陈皮、炒枳壳、炒莱菔子:通畅三焦气滞,兼清中焦食积。

天花粉、浙贝母:解上气道内表痰湿阻滞伴炎性增生。

升麻:清热解毒,透疹解表,散在表之湿热邪气而疗湿疹。

川牛膝:利湿通淋,导血分湿热下行。

辛夷、乌梅:针对热毒内蕴鼻窍内表,有解表通窍之功。

白鲜皮:清热燥湿,祛风解毒,以疗湿疹。

生地黄:清热凉血。

连翘:清热解毒,消肿散结,兼有疏散在表风湿热邪之功。

醋延胡索:入血分,可活血行气。

甘草:调和诸药。

第七节　荨麻疹(瘾疹)

荨麻疹是一种皮肤出现风团且时隐时现的瘙痒性、过敏性皮肤病,俗称"风疹块"。本病的临床特点是,皮肤上出现风团,色红或白,形态各一,发无定处,骤起骤退,退后不留痕迹,自觉瘙痒。

本病属于中医"瘾疹"范畴。《幼幼集成》说:"瘾疹多属于脾,以其隐隐在皮肤之间,发而多痒,或不红者,俗人名为风丹。"瘾疹以Ⅰ型变态反应最为常见,其发病与患儿的特禀体质密切相关。

【病因病机】

1. 西医病因病机　体质因素:过敏体质是荨麻疹发病的根本原因。过敏原刺激肌肤外表,诱发变态反应,进而引起荨麻疹的急性发作。过敏原以食物最为常见,若食毒入血,随气血上下流通,蕴于肌表而出现症状。

荨麻疹的主要病机为变态反应。主要效应细胞是肥大细胞。过敏原进入患儿体内,刺激机体产生 IgE 后,IgE 吸附于肥大细胞;当机体再次接触过敏原时,肥大细胞活化,便产生一系列变态反应。

2. 中医病因病机

(1) 风邪入血:风邪侵袭,随经络气血游走,易于肌肤外表聚风成团,内生痒疹。

（2）湿热毒侵:此邪气主要从饮食而来,即食毒内生湿热毒邪,流注于外表肌肤而出现荨麻疹表现。

【过敏原】

（1）食物过敏原:食物常诱发急性荨麻疹,最常见的有巧克力、海鲜、草莓、番茄、核桃、花生、牛奶、鸡蛋等。从食物种类来讲,动物蛋白比植物蛋白更容易致敏而诱发荨麻疹。

除此之外,近年来食品添加剂的致敏率呈上升趋势。如防腐剂、人工色素、抗氧化剂、酵素、枸橼酸、亚硝酸盐等,被称为新的"食毒",可刺激内表和外表,诱发荨麻疹。

（2）药物过敏原:很多药物可以诱发急性荨麻疹,最常见的有抗生素、非甾体抗炎药和生物制品等。药毒和食毒的作用机制相似,都会刺激患儿内表,进而诱发本病。

（3）感染致敏:各种微生物（包括病毒、细菌、真菌等）和寄生虫感染机体,可诱发荨麻疹。若上呼吸道受到病原微生物（特别是链球菌）侵袭而内表致炎,则易引起荨麻疹发作。

（4）吸入性过敏原:能引起荨麻疹的吸入物有花粉、羽毛、尘螨、甲醛和真菌。

（5）物理过敏原:冷热变化、震动、日光、摩擦和压力均可引起外表皮肤致敏。

（6）精神过敏原:患儿情绪波动、精神紧张或抑郁也可诱发或加重荨麻疹。已经证明,神经肽P物质和其他神经肽能够诱发肥大细胞释放组胺。

（7）其他过敏原:尽管已知很多因素可以导致患儿出现荨麻疹,但是在临床上依然有很多患儿发病前找不到明确的病因。患儿若为特禀体质,其组胺释放和肥大细胞均呈现出高反应现象,容易被刺激、活化、脱颗粒,进而导致荨麻疹。

【主要临床表现】

（1）症状:皮肤上出现风团,伴有瘙痒。可伴血管性水肿,反复发作,消退迅速。

（2）辅助检查:特异性IgE检测示IgE水平增高。

【案例举隅】吕某,男,12岁,2022年10月1日初诊。

主诉:反复皮疹2个月余。

现病史:患儿近2个月背部反复皮疹,伴瘙痒,凸起皮肤,可自行消退,曾用抗过敏药治疗有效。现背部反复皮疹,自汗,伴鼻塞。纳可,二便调。舌红,苔薄黄,咽红,手心热。检查时皮疹已消退。

既往史:荨麻疹、湿疹、过敏性鼻炎。

中医诊断:瘾疹。

证型:风热郁表。

西医诊断:荨麻疹。

治法:祛风清热,利湿止痒。

处方:荆芥 6g　　　防风 10g　　　浙贝母 12g　　　黄连 4g

　　　连翘 12g　　　石膏 15g　　　川芎 6g　　　　白芍 10g

　　　当归 10g　　　生地黄 12g　　　徐长卿 12g　　　白鲜皮 6g

　　　甘草 5g　　　　蜜桑白皮 12g

　　　　　　　　　　　　　　　　　　　7 剂,颗粒剂,水冲服,C 法服药。

药后瘾疹消退,未再起。

案例分析:本案患儿素有荨麻疹、湿疹、过敏性鼻炎病史,秋季就诊时已反复背部荨麻疹 2 个月余。从病机上来讲,荨麻疹的发病与过敏体质有关,患儿平素有湿疹和过敏性鼻炎可佐证。故在治疗上除了予清热、利湿、解表的对证治疗,还需予养血祛风、解毒止痒等针对过敏体质的治疗。本案患儿在就诊时还伴有鼻塞,此为肺经痰热郁闭鼻窍所致。故加用蜜桑白皮、浙贝母等清肺之品。药后疹消痒止,效佳。

用药分析:

荆芥、防风:祛风解表,透疹,散在表之风邪。

黄连、连翘:解三焦湿热毒邪。

石膏、浙贝母:清上焦痰热。

当归、白芍、川芎、生地黄:取《仙授理伤续断秘方》四物汤之意,养血通络,祛风止痒。宗"治风先治血,血行风自灭"之旨。

徐长卿、白鲜皮:祛风除湿止痒,清解外表肌腠之湿热。

蜜桑白皮、浙贝母:清肺热,化痰热。

甘草:调和诸药。

第八节　过敏性紫癜

紫癜是一种以小血管炎为主要病变的全身性血管炎综合征,以血液溢于皮肤、黏膜之下,出现瘀点瘀斑、压之不退色为临床特征。西医学将其分为两类:①特发性血小板减少性紫癜,由血小板总数减少所致毛细血管功能障碍;②过敏性紫癜,多由过敏原引起毛细血管变态反应,使血管壁通透性增高所致,血小板正常。临床以过敏性紫癜较为常见。

【病因病机】

1. 西医病因病机

(1)特禀体质:为过敏性紫癜发病的基础病因。患儿平素体质敏感,内表、外表和玄府长期处于敏感、应激状态,在食毒的作用下,导致内表、外表的炎症,影响到局部玄府脉络,致血管通透性增加,使血液充斥玄府和外表,导致紫癜。

(2)感染因素:病原微生物感染引起内表和外表的局部炎症,这种炎症状态可引起玄府和络脉的变态反应,从而出现紫癜症状。

(3)食物、药物、其他因素等均可为诱发因素。

上述各种因素对特异性体质具有致敏作用,导致B淋巴细胞克隆活化,产生大量抗体[主要为IgA(少量为IgG、IgM、IgE)],从而引起自身免疫反应,形成免疫复合物。大量的IgA免疫复合物沉积在血管壁上,损伤小动脉和毛细血管,进而引起广泛的毛细血管炎,使毛细血管通透性增高,导致皮下组织、黏膜及内脏器官出血及水肿。

2. 中医病因病机　正气不足是发病的内因。若患儿正气不足,风热邪毒蕴于肌肤,热伤血络,或气阴亏虚,虚火上炎,血脉受损,血溢脉外,则致本病。离经之血经久不去,导致瘀血阻络,往往加重出血,使病情迁延。

过敏性紫癜的核心病机为血溢脉外,充斥玄府。

(1)风热伤络:外感风热之邪,蕴郁皮毛肌肉,致热伤血络,使血溢于脉外、渗于皮下,发为紫癜。

(2)血热妄行:多因湿热毒邪入血分,迫血妄行于脉外,泛溢肌肤,发为紫癜。

(3)脾气虚弱:脾主统血。脾虚则脾不统血,血溢脉外,发为紫癜。

(4)湿热痹阻:邪热与内湿相合而成湿热邪毒,若湿热邪毒流注四肢关节,阻滞经络,则关节肿痛;若湿热邪毒损伤血络,使血溢脉外,泛溢肌肤,则发为紫癜。

【过敏原】

(1)食物:牛奶、鸡蛋、海鲜等。

(2)药物:抗生素(青霉素、链霉素、红霉素、氯霉素)、磺胺类药、解热镇痛药等。

(3)环境:尘螨、花粉、昆虫、冷热刺激等。

(4)感染:细菌、病毒、寄生虫等感染。

【主要临床表现】

(1)皮肤症状:反复皮肤紫癜,多为略高于皮肤的红色或紫红色斑丘疹,压之不退色;皮疹多见于四肢、臀部,以下肢居多,对称分布。

(2)伴随症状:可伴有便血、尿血、腹痛或关节肿痛等;腹痛及关节肿痛可先于皮疹出现。

(3)辅助检查:IgA水平增高,白细胞总数和嗜酸性粒细胞数略增高。血小板正常(可与血小板减少性紫癜相鉴别)。出现伴随症状可结合相应检查。

【案例举隅】胡某,男,15岁。2022年12月11日初诊。

主诉:双下肢散在瘀点2周。

现病史:患儿近2周于外感痊愈后发现双下肢散在少许瘀点,未用药物。现双下肢散在少许瘀点,色红、略凸起,纳寐可,二便调。唇红干,舌红,苔黄腻,脉数。血常规示血小板正常。

既往史:湿疹、鼻衄。

中医诊断:紫癜。

证型:湿热痹阻。

西医诊断:过敏性紫癜。

治法:清热利湿,凉血止血。

处方:

白茅根 20g	葛根 12g	生栀子 10g	板蓝根 15g
浙贝母 15g	陈皮 10g	炒枳壳 10g	茯苓 10g
生薏苡仁 12g	甘草 6g	生地黄 12g	玄参 10g
生牡蛎 20g先煎	太子参 10g	升麻 6g	滑石 10g包煎

10剂,水煎服,C法服药。

药后未见紫癜。

案例分析:患儿于感冒痊愈后出现下肢散在瘀点,提示发病与感冒有一定关系。双下肢散在少许瘀点,结合血常规,诊断为过敏性紫癜;伴唇红干、舌红、苔黄腻、脉数等湿热之象,提示湿热迫血妄行于脉外,泛溢肌肤,辨其证属湿热痹阻,故笔者治疗时以清热利湿、凉血止血为法。同时因病发于冬季,而冬季天气以沉降、收藏为主,故在处方中加入升麻、葛根等,以复体内气机升降出入之秩序。经治疗后,患儿瘀点消退,随访至今,未再复发。

用药分析:

白茅根、葛根:解表热,清里热。

白茅根、生栀子:清热凉血,止血消炎,可清气血分、三焦热毒。

白茅根、滑石:清血分湿热,导热从小便而出。

板蓝根、浙贝母:清热化痰,解玄府郁热。

陈皮、炒枳壳:调畅三焦气机。

茯苓、生薏苡仁、甘草:清解血分湿热毒邪,改善过敏症状。

白茅根、生地黄、玄参:清血分之热,治疗紫癜、出血点,可改善局部过敏反应状态。

太子参、生牡蛎:补肺气,散郁结。

升麻、葛根:升清阳。冬季天气沉降太过,以此来升阳、升清。

第二章 肺系病证

第一节 小儿感冒

小儿感冒是一种因感受外邪,以发热恶寒、头身疼痛、鼻塞流涕、喉痒咳嗽为主要表现的儿科疾病。本病一年四季均可发生,以气候骤变时及冬春季节发病率较高。任何年龄小儿皆可发病,婴幼儿更为多见。本病是小儿最常见的疾病,相当于西医的急性上呼吸道感染等疾病。

《幼科释谜》解释感冒为"感者触也,冒其罩乎",是指感受外邪,触罩肌表全身,概括了病名及其含义。

【病因病机】

1. 西医病因病机　内邪与外邪相合,侵袭鼻腔内表:鼻腔黏膜、鼻咽部黏膜和咽喉黏膜等上呼吸道黏膜存在各种病原体,包括病毒、细菌和支原体等。以病毒感染为主,占原发上呼吸道感染的 90% 以上。首先,病毒数量最多,包括鼻病毒、冠状病毒、呼吸道合胞病毒、流感病毒、副流感病毒、腺病毒、柯萨奇病毒、埃可病毒、单纯疱疹病毒、EB 病毒等;其次是细菌,当病毒大量增殖、毒力增强,上呼吸道黏膜受侵袭而失去抵抗力时,细菌便乘虚而入,并发混合感染,最常见的细菌是溶血性链球菌,其次是肺炎球菌;支原体和细菌相似,多为继发。

笔者认为,温度与病毒活化程度有关。以鼻病毒为例,最适合鼻病毒生长的温度是 33~35℃。夏季天气炎热,外部环境的温度普遍在 30℃ 左右,宜于病毒的传播和生长。

对于儿童或婴幼儿来说,病毒邪气发起攻势之后,会波及邻近器官,如引起中耳炎、鼻窦炎、咽后壁脓肿、颈淋巴结炎等,也会向下蔓延,出现喉炎、气管炎、支气管肺炎等。

2. 中医病因病机　《伤寒论》开篇太阳,主讲寒,寒伤阳、伤腑;《温病条辨》开篇太阴,主讲温,温伤阴、伤脏。感受风寒或者感受风温、暑温,甚至感受疫邪,则肺卫失宣而发为本病。

外邪侵袭:肺主皮毛,外感邪风则容易出现发热、恶寒、头痛、喷嚏、咳嗽等病症,需疏风解表。风寒之邪,由口鼻或皮毛而入,束于肌表,郁于腠理,"郁阳为热",而致风寒感冒。风热之邪,侵犯肺卫,邪在卫表,致卫气不畅,不恶寒,发热重,则发为风热感冒。夏令冒暑,长夏多湿,暑为阳邪,暑多夹湿,暑湿之邪束于肌表,而致暑邪感冒。外感时疫毒邪,犯于肺胃二经,疫毒性烈,易于传变,故起病急,病情重。在此基础上,可有夹食、夹痰、夹惊之兼证。

注:首先,感冒可自愈,无论发热、咽痛等,均可不药而愈。但家长往往没有耐心允许患儿自愈,而予各种干预,如给予解热镇痛药、抗生素、抗病毒药等药物。此外,还容易弄错给药顺序。如感冒初起,发热、恶寒、咽痛,但血象不高,白细胞计数正常或偏低一点,却予抗生素(此时并没有细菌感染可针对,却可作用于大肠中定殖细菌),结果显示感冒症状未见改善,却出现泻泄或便秘等症状。此外,因益生菌群被抗生素干扰,出现菌群紊乱,导致正气愈加不足,感冒反复者越来越多,即成为"复感儿"。

值得注意的是,病毒也会引起炎症改变,如咽部充血、扁桃体肿大等,但与中医所说热证不尽相同,若用大量苦寒药同样损正,此为中医辨证论治的关键点。

【主要临床表现】

(1)一般症状:恶寒、发热、咳嗽、纳差、恶心、呕吐、咽痛、鼻塞、流涕、喷嚏、周身肌肉关节酸痛等。

(2)体征:咽部充血、扁桃体肿大、颈部淋巴结肿大等。

(3)疱疹性咽峡炎:高热、咽痛、流涎、呕吐,咽部红肿,咽腭弓、悬雍垂和软腭等处能看到灰白色疱疹、周围有红晕。

(4)咽结合膜热:高热、咽痛、咽部刺痛伴胃肠道症状,咽部可见白色点块状分泌物,颈部和耳后淋巴结肿大。

(5)全身症状严重,呈流行性者,考虑为时行感冒。

【案例举隅】

案例1:李某,男,4岁,2019年10月18日初诊。

主诉:发热1天。

现病史:患儿1天前暴饮暴食,外出着凉后出现发热,体温最高39℃,稍干咳,鼻塞,有涕,呕吐1次、非喷射性,呕吐物为不消化食物,未服用药物。现发热,体温38.8℃,有清涕,稍咳嗽,纳呆,二便调。

体格检查:神清,精神可,咽红,双侧扁桃体Ⅰ度肿大,无脓无疱疹,双肺呼吸音清、未闻及干湿啰音,心腹无异常,手心热,舌红苔厚腻,脉浮数。

辅助检查:血常规示 WBC 6.34×10^9/L,N% 60.9%,L% 25.9%,CRP<0.5mg/L。

中医诊断:小儿感冒。

证型:风热夹积。

西医诊断:急性上呼吸道感染。

治法:疏风清热,消食导滞。

处方:

葛根 8g	柴胡 8g	金银花 10g	连翘 10g
石膏 10g	杏仁 8g	浙贝母 8g	薄荷 4g^{后下}
陈皮 6g	炒枳壳 6g	焦山楂 10g	炒莱菔子 10g
甘草 3g	生姜 6g		

3 剂,水煎服,A 法服药。

药后热退、咳止、纳增。

案例分析:小儿脾常不足,又为纯阳之体,易积滞,易化热,若感受风热之邪,客于肺卫,致卫气失司,热郁肌腠,表里之气不通,则出现发热、纳呆、呕吐、舌红、苔厚腻、手心热等。本案患儿证属外感风热、内有积滞,治以疏风清热、消食导滞为主。

用药分析:

葛根、柴胡、石膏:既能解外感之表热,又能清阳明之积热。少阳、阳明合病,伴有积滞者,尤宜用之。

葛根、薄荷:善除上焦之风热,以及邪郁内表清窍。春秋外感常用之。

金银花、连翘:疏风清热。用于风温初起,兼能清上气道内表炎症。

杏仁、浙贝母:清热化痰,化上气道内表痰热。

陈皮、炒枳壳、炒莱菔子:调畅三焦气滞,宣上畅中,化中焦食积气滞。

焦山楂:消食导滞,兼能调味。

甘草:调和诸药。

生姜:助汗,调和胃气。

案例 2:李某,男,6 岁。2019 年 10 月 15 日初诊。

主诉:发热 1 周。

现病史:患儿 1 周前出现发热、恶寒、头痛、腹胀、纳呆、颈部淋巴结肿大,血常规示异型淋巴细胞百分比 >10%。诊断为"传染性单核细胞增多症",予中成药小儿咽扁颗粒、连花清瘟颗粒及西药对乙酰氨基酚(泰诺林)对症退热。2 天后仍发热,又静脉输注头孢类抗生素及利巴韦林等治疗 5 天。现发热,体温 38.5℃,午后热甚,有汗,面色淡漠,咽痛,精神困倦,纳呆,时有恶心,口渴不欲饮,大便黏滞不畅,小便少,扁桃体Ⅱ~Ⅲ度肿大,咽部充血,颈部左侧花生大淋巴结 2 个,胸腹部灼热,舌红,苔黄腻,脉滑数,腹部 B 超示肝脏轻度肿大。

中医诊断:小儿感冒。

证型:湿热夹滞。

西医诊断:EB 病毒相关性传染性单核细胞增多症。

治法:清热利湿,消积导滞。

处方:茵陈 10g 　　滑石 8g^包煎 　　黄芩 10g 　　浙贝母 10g

　　　通草 3g 　　　射干 10g 　　　连翘 12g 　　藿香 6g

　　　白豆蔻 6g 　　薄荷 6g^后下 　　石菖蒲 6g 　　炒枳实 10g

　　　熟大黄 6g 　　甘草 3g

3 剂,水煎服,A 法服药。

2019 年 10 月 16 日二诊:患儿按 A 法服药 5 次,药后热退,诸症减轻,大便欠畅,舌红,苔厚,淋巴结肿大同前。

处方:初诊方去石菖蒲、藿香、白豆蔻、通草,加陈皮 10g。6 剂,水煎服,C 法服药。

2019 年 10 月 22 日三诊:药后二便调,淋巴结缩小,血中异型淋巴细胞百分比恢复至正常范围,腹部 B 超示肝脏仍轻度肿大,舌红,苔白。

处方:二诊方去滑石、薄荷、炒枳实,加青皮 6g、鳖甲 10g、郁金 10g、柴胡 8g、炒枳壳 10g。7 剂,水煎服,C 法服药。

药后 B 超示肝脏已无肿大。

案例分析:EB 病毒感染所致感冒属于特殊类型的感冒。目前,西医针对 EB 病毒感染无特效药物,只可对症治疗,而针对慢性活动性 EB 病毒感染需要化疗、造血干细胞移植。从中医辨证来看,口渴不欲饮、咽部充血、胸腹部灼热、舌红、苔黄腻、脉滑数为湿热之象,精神困倦、纳呆、时有恶心、大便黏滞不畅为脾胃积滞之象,故辨证属湿热夹滞,应予辛散或宣散加消导之法,但误用清热寒凉之药,遏伏阳气,致积滞未除,表里气机失畅,故就诊时病机为湿热夹滞,郁于胃肠内表。

用药分析:

A. 首诊用药

茵陈、滑石:清利湿热。解外感湿热,除内表蕴热。

黄芩、浙贝母:清热利湿,祛痰止咳。解感冒湿热邪气蕴于内表,兼可散结。

射干、连翘:清热解毒,消痰利咽。清上焦之热毒,解内表之炎症。

藿香、薄荷:解表化湿。解在外之风热,清在里之湿热。

通草:利尿通淋,导湿热下行。

白豆蔻、石菖蒲:行气化湿,悦脾和中。

炒枳实、熟大黄:消积导滞,通腑泄热。

甘草:调和诸药。

B. 二诊用药

患儿药后湿热渐去,故去石菖蒲、藿香、白豆蔻、通草,加陈皮理气健脾,燥湿化痰。

C. 三诊用药

三诊症减,故去滑石,加青皮、炒枳壳以合陈皮疏肝理气,加鳖甲以软坚散结;因肝脏仍轻度肿大,故加柴胡、郁金以散肝经之气滞血瘀。药后 B 超示肝脏恢复正常。

案例 3:眭某,男,6 岁。2023 年 4 月 9 日初诊。

主诉:发热 1 天。

现病史:患儿昨日下午受凉后出现发热,最高体温 39.3℃,服用退热药布洛芬混悬液(美林)1 次;夜间咳甚,雾化布地奈德 2ml 1 次。现发热,体温 39.2℃,咳嗽,清涕量多,精神欠佳,纳差,寐安,二便调。舌红,苔黄中厚,咽红,扁桃体Ⅱ度肿大,双肺呼吸音清,手心热。

中医诊断:小儿感冒。

证型:风寒化热。

西医诊断:急性上呼吸道感染。

治法:解表散寒,疏风清热。

处方:
葛根 10g	柴胡 10g	生石膏 15g	芦根 12g
藿香 6g	荆芥 12g	黄芩 10g	板蓝根 15g
杏仁 10g	浙贝母 8g	陈皮 8g	连翘 12g
枳壳 10g	炒莱菔子 10g	淡竹叶 5g	甘草 3g
生姜 8g			

3 剂,颗粒剂,水冲服,A 法服药。

2023 年 4 月 15 日二诊:药后热退咳减,热退后未严格忌口。现咳嗽、咳痰,痰色黄白相间,偶有咽痛,纳差,食欲可,二便调,寐欠安。舌红,苔薄黄,咽红,双肺呼吸音清,手心热。

处方:
蜜桑白皮 12g	杏仁 8g	黄芩 8g	射干 6g
陈皮 6g	枳壳 6g	姜厚朴 4g	北沙参 12g
蜜百部 8g	甘草 4g	炒僵蚕 6g	白前 6g
竹茹 4g	板蓝根 12g		

6 剂,颗粒剂,水冲服,C 法服药。

药后咳止。

案例分析:本案患儿为春季感冒。春季风大,气温不稳定,小儿容易出现外感症状。本案患儿发热、咳嗽、清涕量多提示仍有风寒邪气表证,舌红、苔黄、咽红为已化热之象,精神欠佳、纳差、苔黄中厚、手心热提示有积热内滞里证。故首诊治疗以解表散寒、疏风清热为主,兼以消积导滞。药后热退,但失于护理,导致余邪复起,侵袭下气道内表,患儿以咳嗽、咳痰为主症,仍见黄白痰、舌红、苔薄黄、咽红等热象,故治以清肺化痰为主。从本案可见,家长在患儿生病期间的护理非常重要。

用药分析:

A. 首诊用药

柴胡、生石膏:患儿发热,外感热病,以此解之,兼能清咽喉内表炎症。

芦根、葛根:清热养阴。患儿高热,热病伤肺阴,故用之。

葛根、藿香:升阳除湿,治疗浊涕内蕴之咳嗽、清涕。

荆芥:祛风解表。

黄芩、浙贝母:清热利湿,祛痰止咳。

连翘、板蓝根:清上焦热毒,解咽喉炎症。用于退热、消炎。

杏仁、浙贝母:止咳化痰,宣发肺气。

陈皮、枳壳、炒莱菔子:通畅三焦气滞。患儿苔黄而厚,手心热,乃中焦积热、气滞之象,故用此。

淡竹叶:清上导下,导热下行。

生姜:解表散寒,温中,温肺止咳。外散风寒,内护脾胃。

甘草:调和诸药。

B. 二诊用药

蜜桑白皮、杏仁:泻肺与降气相参。二诊患儿以痰咳为主,故用此止咳喘、化痰浊。

黄芩、射干:清热、消痰、利咽。

陈皮、枳壳、姜厚朴:走上焦能止咳化痰,走中焦能消积化滞。

北沙参:养阴清肺,益胃生津。患儿病起于热病之后,用此顾护津液。

白前、蜜百部:散敛相合,可宣肺化痰,降气止咳。化早春之寒痰。

炒僵蚕、蜜百部:清肺家之风痰,兼可止咳。

板蓝根:清热解毒,凉血利咽,以解咽痛。

竹茹:清热化痰,合黄芩、射干以清肺热。

甘草:调和诸药。

案例4:杜某,女,7岁。2022年6月11日初诊。

主诉:间断性发热8天。

现病史:患儿8天前受凉、饮食不节后出现发热,最高体温39℃。就诊于外院,予静脉注射头孢曲松钠3天,热退。热退后出现恶心、呕吐,且呕吐严重导致脱水,遂于山西省某儿童医院静脉输注头孢和补液对症治疗2天,诸症减。3天前再次发热,最高体温38.5℃。现晨起体温37.4℃,伴乏力、神欠、纳差、便溏(1日1次)、寐欠安,舌红,苔少、苔心有剥苔,扁桃体Ⅱ度肿大,背、腹部触诊肤热,双肺呼吸音清,手心热。

中医诊断:小儿感冒。

证型:阴分伏热。

西医诊断:发热原因待查。

治法:气阴两清,透热转气,顾护脾胃。

处方:

葛根 10g	柴胡 8g	青蒿 10g	浙贝母 8g
连翘 8g	黄连 3g	生石膏 10g	滑石 6g^{包煎}
金银花 10g	陈皮 6g	藿香 6g	薄荷 4g
枳实 6g	姜厚朴 4g	焦山楂 10g	甘草 3g

3 剂,水煎服,A 法服药。

2022 年 6 月 19 日二诊:药后热退,现乏力、纳可、便溏(2 日 1 次)、寐安,舌红、苔薄白,扁桃体Ⅱ度肿大,双肺呼吸音清,手心热。

处方:

蜜桑白皮 8g	射干 6g	前胡 8g	黄芩 8g
浙贝母 8g	陈皮 6g	枳壳 6g	北沙参 10g
蜜百部 8g	甘草 3g	天竺黄 6g	连翘 8g
茯苓 8g	炒僵蚕 6g		

6 剂,水煎服,C 法服药。

药后病愈。

案例分析:本案病发于夏季,患儿间断性发热 8 天,其间曾用抗生素,热退后反复,伴脱水症状。首诊病机较为复杂,有外邪侵袭,也有药邪所伤,患儿就诊时整体状况欠佳(乏力、纳差、神欠),故首诊当以祛邪为第一要务,加之出现苔少、苔心有剥苔等阴虚内热之象,故加入清虚热药,同时用金银花、连翘透热转气,效佳。二诊时患儿虽热退,但整体状况尚欠,仍有乏力、扁桃体肿大,气道炎症尚未尽除,故治以宣畅气机、清热化痰为主。

用药分析:

A. 首诊用药

柴胡、青蒿:间断发热 8 天,经治疗效欠,考虑阴分伏热,故用之。

柴胡、葛根、生石膏:清解阳明热盛,和解少阳郁热。两解少阳、阳明。患儿因受凉而起病,待就诊时因失治误治,邪已入里。

浙贝母、生石膏:清肺家痰热,祛邪为主。

连翘、黄连:清湿解毒。患儿扁桃体肿大,提示热毒内滞于内表,黏膜炎症、增生,故以此解之。

金银花、连翘:清热解毒,疏散风热,消肿散结,有透热转气之功。

滑石、甘草:清解三焦湿热,甘草兼能调和诸药。

陈皮、枳壳实、姜厚朴:宣通三焦气滞,运脾和胃。

藿香、薄荷:解表化湿。舌苔中心有剥苔,缘于就诊前药物杂用,湿毒内蕴肠胃,故以此清解之。

焦山楂:消食导滞,兼有止泻之用。

B. 二诊用药

蜜桑白皮、射干、连翘:热虽退,但气道内表炎症尚未尽除,扁桃体仍肿大,故以此解之、散之。

黄芩、射干、浙贝母:清痰热蕴肺,疗上气道和支气管内表之炎症。

前胡:辛散苦降,性寒清热,善于疏散风热,降气化痰。

陈皮、枳壳:调畅气机。

北沙参、浙贝母、枳壳:针对扁桃体肿大、增生,同时能消咽喉炎症。

炒僵蚕、蜜百部:化风痰,通气道。

天竺黄:善开风痰,降热痰,清心火,镇心气,安惊悸,醒脾疏肝。

茯苓:健脾利湿,多用于疾病后期。

甘草:调和诸药。

案例 5:闫某,男,5 岁。2022 年 11 月 13 日初诊。

主诉:发热 1 天。

现病史:患儿昨日暴饮暴食、受凉后出现发热、流涕、喷嚏、鼻塞等症状,最高体温 38.2℃。自用小儿柴桂退热颗粒、布洛芬混悬液各 1 次,昨日大便 1 次、质溏。现发热、体温 38℃,交替流清涕、黄涕,喷嚏、鼻塞,今日未大便,纳差,寐安。舌红,苔黄中厚,咽红,扁桃体Ⅱ度肿大,手足凉,双肺呼吸音清。

既往史:惊厥、支原体肺炎。

中医诊断:小儿感冒。

证型:风热夹滞。

西医诊断:急性上呼吸道感染。

治法:疏风清热,消积导滞。

处方:

葛根 10g	北柴胡 8g	薄荷 6g	石膏 10g
浙贝母 8g	板蓝根 12g	藿香 6g	陈皮 8g
枳壳 8g	炒槟榔 8g	生姜 6g	甘草 3g
焦山楂 10g	芦根 10g	金银花 10g	黄连 3g

3 剂,颗粒剂,水冲服,A 法服药。

药后热退。

案例分析：本案病发于冬季,冬季脏腑本易积热。患儿饮食不节,暴饮暴食,导致内生积滞;积滞化热,攻于上焦,导致患儿出现发热、清涕、黄涕、鼻塞等症状。因此,治以疏风清热、消积导滞为主。药后热退、积消、窍通。

用药分析：

北柴胡、葛根、石膏:解表热,清里热。

北柴胡、葛根、薄荷:上焦热盛,外邪侵袭内表,故以此散之。

板蓝根、芦根、浙贝母:清肺热,通鼻窍,利咽喉。

陈皮、枳壳、炒槟榔:病起于积滞,伤食恶食,故当消导中焦,兼清积热。

陈皮、藿香:中焦积滞导致的纳差,以此复之。

葛根、黄连:化中焦积热,清肠道湿热。

金银花:疏散风热,兼清里热。

生姜:温中,顾护脾胃。

焦山楂:配合陈皮、枳壳、炒槟榔消积导滞。

甘草:调和诸药。

第二节　乳　　蛾

乳蛾是指以咽部喉核(腭扁桃体)肿大或伴红肿疼痛甚至溃烂为主症的急性非特异性炎症。本病起病快,发病急,相当于西医的扁桃体炎。

【病因病机】

1. 西医病因病机　扁桃体是小儿较为重要的免疫器官。扁桃体内部含有大量的淋巴组织和淋巴小结,比如 B 淋巴细胞、T 淋巴细胞和自然杀伤(NK)细胞。在正常情况下,小儿咽部黏膜和扁桃体隐窝会共生一部分细菌和病毒,内部的淋巴细胞和外部的细菌、病毒之间存在着动态的平衡。当受凉、饱食、劳累之后,病原体就会顺着扁桃体隐窝侵入扁桃体内部,并且大量繁殖,导致扁桃体内部的淋巴细胞增殖、集结,对扁桃体隐窝细菌和病毒的防御力减弱,最终导致扁桃体出现病变。

2. 中医病因病机　咽喉为肺胃之门户。外邪犯肺,必经咽喉,或素体胃热炽盛,复感外邪,致肺胃受病,热伏肺胃,上冲咽喉而致本病。

风热邪毒从口鼻而入,首冲咽喉;邪热入里或肺胃热盛,循咽喉上行;脾胃食积,食积化热,上攻咽喉;热病伤阴,或素体阴虚,均可致肺胃阴虚,虚火上炎,则喉核肿大,日久不消。

【主要临床表现】

（1）局部症状：扁桃体Ⅱ~Ⅲ度肿大、化脓，颌下淋巴结肿大，吞咽困难、疼痛，痛连耳部。

（2）全身症状：发热、高热、恶寒、头痛、纳差、乏力、全身不适、便秘等。

（3）体征：咽部黏膜充血，腭舌弓、腭咽弓充血肿胀，扁桃体红肿凸起，隐窝口有黄白色脓点等。

（4）血常规：白细胞计数升高，中性粒细胞数升高。

【案例举隅】

案例1：郝某，男，2岁。2022年6月4日初诊。

主诉：咽痛8天。

现病史：患儿8天前发热，外院以化脓性扁桃体炎收住入院，经抗生素（头孢曲松钠、阿奇霉素）、激素（甲泼尼龙琥珀酸钠）治疗后热退。现咽痛欠利，便溏、1日2次，夜间盗汗，纳欠佳，寐安。舌红，苔黄，扁桃体Ⅱ度肿大、可见脓性分泌物，双肺呼吸音清，手心热。

中医诊断：乳蛾。

证型：湿热蕴毒。

西医诊断：化脓性扁桃体炎。

治法：清热利湿，解毒散结。

处方：

连翘8g	黄连1g	茵陈8g	浙贝母6g
陈皮6g	藿香3g	茯苓6g	葛根6g
焦山楂8g	甘草3g		

6剂，颗粒剂，水冲服，C法服药。

药后咽痛止，脓点消。

案例分析：本案病起于夏季，患儿先有发热，他院以化脓性扁桃体炎收住入院，经抗生素、激素治疗后热退，现虽不发热，但咽痛欠利，检查见扁桃体肿大伴脓点，手心热，结合便溏、纳欠佳等脾胃湿热之象，当属湿热内蕴上焦、中焦，热毒致敏成炎，扁桃体炎性增生，治以清热利湿、解毒散结为主。

用药分析：

黄连、连翘：清中上焦湿热，兼可散结。湿热郁久，化毒、成炎、增生，故以此来清热、解毒、散结。

茵陈：清热利湿。

浙贝母：清热化痰排脓。

陈皮、藿香:患儿病久,痰湿、湿热内蕴中焦,故以此调护。

茯苓:健脾、利湿。

葛根:清热、透疹、透邪外出。

焦山楂:消积导滞,且焦用能疗便溏。

甘草:调和诸药。

案例 2:史某,女,9 岁。2022 年 10 月 17 日初诊。

主诉:咽痛 1 天,病程中发热 2 次。

现病史:患儿近半月发热 2 次,体温最高 39℃。先后静脉注射阿奇霉素、青霉素等抗生素治疗。3 天前停用青霉素,1 天前无明显诱因出现咽痛,自行口服阿莫西林 1 次,咽痛稍减轻。现咽痛、吞咽时甚,纳寐可,二便调。舌红,苔黄,扁桃体Ⅱ~Ⅲ度肿大,双肺呼吸音清,手心热。

中医诊断:乳蛾。

证型:热毒内蕴。

西医诊断:急性扁桃体炎。

治法:清热化痰,解毒散结。

处方:

葛根 12g	杏仁 12g	浙贝母 10g	炒牛蒡子 12g
金银花 12g	连翘 15g	板蓝根 15g	黄芩 12g
石膏 15g	陈皮 12g	炒枳壳 12g	荆芥 10g
甘草 4g	淡竹叶 6g	薄荷 6g^{后下}	芦根 15g

4 剂,水煎服,B 法服药。

药后咽痛止。

案例分析:病起于秋季,发病前患儿反复出现发热,经抗生素治疗后热退。本次发病无明显诱因出现扁桃体肿大,咽痛伴吞咽困难,自用阿莫西林后症状稍有减轻;此时,重点在于明确辨证,依据咽痛、扁桃体Ⅱ~Ⅲ度肿大诊断为乳蛾,舌红、苔黄提示热毒内蕴。在治疗过程中,还需关注整体气机的调畅,故合用杏仁、陈皮、枳壳等理气药;同时加入淡竹叶导热下行,使上焦热毒从小便而出。治以清热化痰,解毒散结为主。

用药分析:

黄芩、石膏:清肺之实热,疗咽痛。

葛根、芦根:滋阴清热,以治咽痛。

杏仁、浙贝母:清解咽部内表炎症。

金银花、连翘:解决咽部内表炎症、增生、肿大。

板蓝根、葛根:针对热毒蕴于内表肌腠。

芦根、炒牛蒡子:清热消肿。

陈皮、炒枳壳:调畅气机。

葛根、薄荷:清解内表炎症。

荆芥:透疹消疮。

淡竹叶:导热下行。

甘草:调和诸药。

案例 3:卢某,男,4 岁。2022 年 11 月 12 日初诊。

主诉:发热伴咽痛 3 天。

现病史:患儿 3 天前发热,服中药汤剂 2 天,服药期间未严格忌口,症状反复。现发热、体温 38.5℃,咽痛,纳可,大便偏干、1~2 日 1 次,寐安。舌红,苔白中厚,扁桃体Ⅱ度肿大、有脓点,咽红,双肺呼吸音清,手心热。

中医诊断:乳蛾。

证型:湿热内蕴。

西医诊断:化脓性扁桃体炎。

治法:清热解毒,消积利湿。

处方:

葛根 10g	柴胡 8g	薄荷 6g	浙贝母 8g
板蓝根 10g	黄芩 8g	生石膏 12g	陈皮 8g
枳壳 6g	炒莱菔子 10g	杏仁 6g	滑石 6g^{包煎}
甘草 3g	芦根 12g	黄连 3g	

3 剂,水煎服,A 法服药。

药后病愈。

案例分析:患儿扁桃体Ⅱ度肿大、有脓点,咽红,提示扁桃体和咽喉内表炎症明显、有增生和渗出,故诊断为化脓性扁桃体炎。冬季外感寒邪,饮食失宜,致内生湿热毒邪。扁桃体肿大、有脓点,舌红,咽红,手心热,便干,均为湿热内蕴之象。治以清热解毒,消积利湿为主。

用药分析:

葛根、柴胡、薄荷:葛根轻扬升散,解肌退热;柴胡辛散苦泄,解表退热;薄荷辛以发散,凉以清热,轻清凉散,宣散表邪。三药合用,清上焦热邪,消内表炎症。

葛根、柴胡、生石膏:葛根鼓舞脾胃清阳之气、生津止渴,柴胡疏散少阳半表半里之邪,生石膏善清阳明气分实热,合用共奏解肌退热、两解少阳阳明之功。

板蓝根、芦根:清热凉血,生津止渴。

黄芩、浙贝母:清热、化痰、利湿、散结。

黄连、黄芩:解咽喉湿热壅滞。

杏仁、滑石、芦根:清热利湿,甘寒清肺,流通气机。

陈皮、枳壳、炒莱菔子:消积导滞,调畅气机。

甘草:调和诸药。

案例4:赵某,女,5岁。2023年2月11初诊。

主诉:发热伴咽痛1天。

现病史:患儿昨日下午因天气骤变而出现发热,体温最高38.7℃,自用布洛芬退热2次,今晨服用对乙酰氨基酚10ml退热。现发热、体温39.2℃,咽痛,喷嚏,臀部肌肉酸痛,纳寐可,便干(今日未大便)。舌红,苔白中厚,扁桃体Ⅱ度肿大、有脓点,手心热。

中医诊断:乳蛾。

证型:表邪外束,湿热内蕴。

西医诊断:化脓性扁桃体炎。

治法:解表清热利湿,解毒散结溃脓。

处方:

葛根 10g	柴胡 8g	金银花 10g	连翘 12g
黄连 3g	黄芩 8g	石膏 12g	浙贝母 8g
陈皮 8g	枳壳 8g	炒莱菔子 10g	薄荷 6g^后下
甘草 3g	生姜 6g	藿香 6g	芦根 12g

3剂,水煎服,A法服药。

药后热退、肿消、脓止。

案例分析:患儿早春起病,扁桃体肿大、化脓,同时伴有发热,诊断为化脓性扁桃体炎。就诊前用过退热药,但效差。且护理差,候诊期间,患儿在外跑闹、玩雪,对疾病的恢复不利。本案患儿既有外表之风热邪气,又有内表之湿热蕴结,可谓郁热、湿热、实热杂至,中焦尚有积热。故治以解表清热利湿,解毒散结溃脓为主。

用药分析:

葛根、柴胡:既能使肌腠之邪从表解,又可使郁里之热得以透散,且清内表之郁热。

金银花、连翘:清扁桃体内表炎症,解毒散结。

黄连、黄芩:清解上焦炽盛之湿热。

石膏、浙贝母:针对扁桃体的炎症反应,能清内表之热,消内表之脓。

陈皮、枳壳、炒莱菔子:消积导滞,调畅三焦气机。

藿香、薄荷:清解阻滞咽喉的湿热。

葛根、芦根:清热解毒,滋阴润燥。

生姜:外解表邪,内温中焦。

甘草:调和诸药。

第三节　急性支气管炎(咳嗽)

急性支气管炎是发生于支气管黏膜的急性炎症,常累及气管。临床以咳嗽、咳痰为主要症状,多继发于上呼吸道感染之后,或为麻疹、百日咳、伤寒等急性传染病的一种临床表现。冬春季发病较多,3岁以内小儿多见。

本病属于中医"咳嗽"范畴。咳以声言,嗽以痰名,有声有痰谓之咳嗽。

【病因病机】

1. 西医病因病机　病因为多种病原微生物。能引起上呼吸道感染的病原体都可引起支气管炎。营养不良、佝偻病、免疫功能失调及特异性体质等均为本病的诱发因素。

急性感染早期的病理表现为支气管黏膜充血、肿胀,继而浅层纤毛上皮损伤、脱落,黏液腺肥大,分泌物增加,黏膜下层有炎症细胞浸润。

2. 中医病因病机　以感受外邪为主,病位在肺。风邪犯肺,致肺失肃降,肺气上逆则咳嗽。肺主通调水道,若肺失清肃,则肺不布津,津聚为痰则咳痰。风易兼夹他邪而为病,夹寒则伴见鼻塞声重、流清涕等风寒表证,夹热则伴见鼻咽干燥、流浊涕等风热表证,夹燥则伴见干咳少痰或无痰等风燥犯肺证,故临床有风寒、风热、风燥之不同。若咳嗽日久不愈,耗伤肺之气阴,则可转为内伤咳嗽。

需注意,在疾病后期,支气管黏膜和腺体有可能出现萎缩性改变,导致痰变少甚至无痰,此时可从风燥或阴虚燥咳角度来考虑。

【主要临床表现】

(1) 症状:咳嗽,呼吸道分泌物增多,痰由白色清稀渐转为黄色黏稠。

(2) 体征:肺部听诊呼吸音粗糙,可闻及干湿啰音,以不固定的中等水泡音为主。

(3) 伴随症状:如发热、呕吐、腹泻等。

(4) 辅助检查:血常规、胸部X线片等有相应阳性指征。

注:犬吠样咳嗽,提示小儿有喉炎或会厌炎的可能性,笔者常加通草。五更咳嗽,多属木叩金鸣,笔者常加平肝药物。患儿躺下就咳嗽,需要考虑胃食管反流性咳嗽,笔者常用柴胡、黄芩、白芍、半夏这一组合。

【案例举隅】

案例1:雷某,男,2022年6月5日初诊。

主诉:间断咳嗽3个月,加重4天。

现病史:患儿近 3 个月反复咳嗽,近 4 天咳嗽较甚,外院就诊考虑"支气管炎",予口服小儿咳喘灵口服液、蒲地蓝消炎口服液、鼻渊通窍颗粒及雾化布地奈德治疗 3 天,症状仍反复。现间断性痰咳,有涕,纳可,大便 1~2 日 1 次,寐安。舌红,苔黄,咽红,双肺可闻及湿啰音,手心热。

中医诊断:咳嗽。

证型:风热犯肺。

西医诊断:支气管炎。

治法:疏风清热,宣肺止咳化痰。

处方:

蜜桑白皮 10g	浙贝母 10g	连翘 10g	炒紫苏子 10g
射干 10g	黄芩 10g	天花粉 15g	陈皮 6g
枳壳 10g	姜厚朴 4g	蜜百部 10g	瓜蒌 12g
甘草 4g	北沙参 12g	生姜 3g	大枣 6g

7 剂,颗粒剂,水冲服,C 法服药。

药后咳止。

案例分析:本案患儿反复咳嗽,自春至夏。近 4 天咳嗽加重,曾用多种中成药治疗,症状反复。究其反复之因,与患儿整个气道长期处于炎症状态有关。痰咳、有涕、舌红、苔黄、咽红提示风热犯肺,加之反复咳嗽 3 个月,可知肺之气阴已伤,因此在治疗时既需要考虑疏风清热,还需要照顾到正气的恢复,使气道之正邪重新归于平衡。笔者在治疗时既要考虑疏风清热、宣肺止咳化痰,又需要调畅内表、气道玄府的气机,同时还要兼顾患儿久咳、长期用药对脾胃的影响(故加用生姜、大枣)。整体思辨方能药证相应。治以疏风清热、宣肺止咳化痰为主,兼以调畅气机,顾护脾胃。

用药分析:

蜜桑白皮、浙贝母:清肺热,化痰饮,改善下气道内表渗出症状。

连翘、射干、炒紫苏子:清痰热、除湿热,消肺部啰音,减少下气道内表渗出。

陈皮、枳壳、姜厚朴:疗呼吸道内表炎症,调畅三焦气机。

蜜百部:镇咳下气,"凡有咳嗽,可通用之"(《本草正义》)。

黄芩、射干:清肺家蕴热,解咽喉热毒。

天花粉、浙贝母:解气道内表炎症,消内表炎性增生。

瓜蒌、姜厚朴:清热化痰,燥湿除满,润肠通便。

北沙参、浙贝母、枳壳:治疗痰热内滞于气道内表所致炎症。

生姜、大枣:健脾温中,顾护脾胃。

甘草:调和诸药。

案例2:辛某,男,7岁。2022年8月7日初诊。

主诉:咳嗽10天。

现病史:患儿10天前出现咳嗽,昼夜均咳,未严格忌口,晚7点后仍进食。现咳嗽、痰咳、色白质稠,纳欠佳,自汗多,易疲乏,寐欠安,二便调。舌红,苔少,咽红,双肺可闻及湿啰音,手心热。

中医诊断:咳嗽。

证型:肺燥阴伤。

西医诊断:支气管炎。

治法:养阴清肺,化痰止咳。

处方:

浙贝母 10g	射干 10g	连翘 12g	苦参 8g
蜜枇杷叶 10g	陈皮 6g	炒枳壳 10g	姜厚朴 4g
瓜蒌 12g	杏仁 10g	蜜百部 10g	北沙参 12g
麦冬 10g	甘草 4g	淡竹叶 5g	乌梅 10g

7剂,颗粒剂,水冲服,C法服药。

药后病愈。

案例分析:患儿秋季痰咳,从症状来看,其咳痰质稠,兼燥象,与秋燥有关,故用方兼润肺燥。咳嗽已经10天,苔少、咽红、手心热等为阴伤之象,故需养阴润肺。患儿整体状况欠佳,如自汗、疲乏、寐欠安、纳欠佳等,故在清肺、止咳、化痰的同时要宣畅中焦气机;本案用陈皮、炒枳壳调畅气机,蜜枇杷叶、浙贝母化痰畅中。故治以养阴清肺、化痰止咳为主,兼调理中焦气机。

用药分析:

浙贝母、射干、连翘:解上呼吸道痰热郁滞,止咳化痰,清内表炎症。

连翘、苦参:解在表之湿热,散清窍之浊邪。

蜜枇杷叶、浙贝母:止咳化痰,兼能宣畅中焦。

陈皮、炒枳壳:畅达上焦、中焦气机,兼通肺表玄府气滞。

瓜蒌、姜厚朴:止咳化痰,清解肺部啰音。

杏仁、蜜百部:降上逆之肺气,通玄府之郁闭。

北沙参、麦冬:滋养肺卫之阴。

淡竹叶:导上焦之热下行。

乌梅:敛肺止咳,兼顾变态反应。

甘草:调和诸药。

案例3:尚某,男,5岁。2022年11月7日初诊。

主诉:咳嗽 9 天。

现病史:患儿 9 天前因咳嗽、发热就诊于山西省某儿童医院,给予头孢曲松钠静脉输注,效差。6 天前化验结果示支原体阳性,予口服阿奇霉素 3 天,效欠佳。现仍咳嗽,干咳为主、鼻塞、纳差、便秘、寐安。唇红而燥,舌红,苔黄中厚,咽红,扁桃体Ⅱ度肿大,手心热。

中医诊断:咳嗽。

证型:痰热犯肺。

西医诊断:支气管炎合并上呼吸道感染。

治法:宣肺止咳,清热化痰。

处方:浙贝母 8g　　蜜桑白皮 12g　　炒杏仁 10g　　辛夷 5g^{包煎}

　　　黄芩 10g　　　射干 6g　　　　陈皮 6g　　　　麸炒枳壳 10g

　　　知母 10g　　　炒莱菔子 10g　　姜厚朴 4g　　　北沙参 12g

　　　蜜百部 10g　　甘草 4g　　　　焦山楂 12g　　　淡竹叶 4g

　　　　　　　　　　　　　　　　　　6 剂,水煎服,C 法服药。

药后病愈。

案例分析:本案患儿咳嗽、发热、支原体阳性,冬季发病,属支原体感染导致的咳嗽,但予阿奇霉素治疗后效果不理想,反而出现了消化不良的症状,或与阿奇霉素对胃肠道的副作用有关。

患儿以咳嗽为主,唇红而燥、舌红、苔黄中厚、咽红为痰热犯肺之象,纳差、便秘、手心热为脾胃积滞之象,故治以宣肺止咳、清热化痰为主,兼以运脾消积。

需考虑:①是否有上呼吸道感染症状? 若有,则治疗时必须兼顾整个气道内表。②脾胃功能如何? 若差,需在用药时照顾到中焦运化。③是否给邪以出路? 无论是细菌、病毒还是支原体,在治疗时需要考虑到给邪以出路,如本案所用淡竹叶的功效。

用药分析:

浙贝母、蜜桑白皮、炒杏仁:既能清上气道内表炎症,又能消下气道内表炎症。本案患儿既有咳嗽等下气道症状,又有鼻塞等上气道症状,故用此药对。

浙贝母、辛夷:清解上气道内表炎症,通窍疗鼻塞。

浙贝母、北沙参:清热养阴,化痰散结。治疗燥咳、唇红干燥等症。

黄芩、射干:清热解毒。针对气道炎症渗出,局部红肿热痛,肺部啰音,可用之。

陈皮、麸炒枳壳、炒莱菔子:消积导滞。

陈皮、麸炒枳壳、姜厚朴:宣通上焦气机,消内表炎症。

知母、蜜百部、浙贝母:清下气道内表之痰热。

焦山楂:健脾胃,消积滞。

淡竹叶:清热泻火,导热下行,给邪以出路。

甘草:调和诸药。

案例4:陈某,男,5岁。2023年2月18日初诊。

主诉:咳嗽3天。

现病史:患儿3天前因饮食不慎复加外感而出现咳嗽,有痰,伴白黏涕,喷嚏。未用药治疗。现咳嗽、痰咳、白黏涕、喷嚏,纳寐可,平素喜趴睡,二便调。舌红,苔白,咽红,双肺可闻及啰音,手心热。

既往史:鼻炎。

中医诊断:咳嗽。

证型:风热袭肺。

西医诊断:支气管炎合并上呼吸道感染。

治法:疏风清热,宣肺止咳化痰。

处方:

葛根 8g	浙贝母 8g	生石膏 10g	炒杏仁 8g
板蓝根 10g	黄芩 8g	陈皮 6g	桑叶 6g
炒枳实 6g	姜厚朴 6g	炒莱菔子 10g	甘草 3g
蝉蜕 4g	蜜紫菀 8g	蜜桑白皮 10g	

7剂,水煎服,C法服药。

药后咳止。

案例分析:本案患儿病发于春季。春季风邪较甚,故加入蝉蜕疏风散热;咳嗽、鼻涕、喷嚏等症状,提示整个气道内表均受邪;平素喜趴睡、苔白、手心热,提示内有积滞、积热。因此,在治疗时需要关注到内表受邪和中焦积滞。若单纯用上焦药,则恐中焦愈败。故治以疏风清热、宣肺止咳化痰为主,兼行气畅中。

用药分析:

蜜桑白皮、葛根、浙贝母:主治外有风热,内有痰热,内外合邪,肺表被郁而咳嗽。

葛根、板蓝根:主治咳嗽、感冒。疗上下气道内表炎症。

桑叶、炒杏仁:宣肺降气,疏风清热,解内表邪滞、炎症。

生石膏、黄芩:清肺热,消炎症。

陈皮、炒枳实、姜厚朴:治中焦积滞化热上攻气道、咽喉。

炒莱菔子:味辛行散,尤善消食化积,行气消胀,降气化痰。

蝉蜕:应季而用,春季主风,外风内侵,以此来疏风散热。

蜜紫菀:能散春季之"郁痰",兼有润肺之功。

甘草:调和诸药。

第四节　上气道咳嗽综合征

上气道咳嗽综合征是指各种鼻炎、鼻窦炎、腺样体肥大、慢性咽喉炎、腭扁桃体炎等上气道疾病引起的以咳嗽为主要表现的临床综合征,过去称之为鼻后滴漏综合征。本病是引起慢性咳嗽的最常见病因之一,发病率占慢性咳嗽的 24.71%,是引起儿童尤其是学龄前与学龄期儿童慢性咳嗽的主要病因。

本病属中医"久咳""鼻窒""鼻渊""鼻鼽""慢喉痹"等范畴。

【病因病机】

1. 西医病因病机　本病为黏膜、纤维、淋巴等组织增生的病理反应。

各种因素首先影响到内表黏膜,从鼻黏膜、鼻咽部黏膜、咽喉黏膜、气管黏膜到支气管黏膜,自上而下,受到炎症刺激,互结于内表而出现上气道咳嗽综合征。其具体病机如下:

(1)鼻 - 鼻窦分泌物倒流,直接刺激咽喉、下呼吸道内表表面的咳嗽感受器,导致咳嗽。

(2)上气道内表的咳嗽感受器受到炎症刺激,导致咳嗽敏感性增高和神经高敏感,逐渐向下影响到下气道,引起咳嗽反射。

(3)鼻内表炎症,局部组织充血、水肿、渗出,受损伤内表炎性增生修复,从而出现局部腺体组织的增生和肥大,如腺样体肥大、腭扁桃体肿大、鼻息肉等。这些在炎症刺激下的局部痰核瘰疬不断刺激内表,令下气道黏膜亦有炎症反应而致咳。

(4)平素腺样体肥大、腭扁桃体肥大和舌根淋巴滤泡增生等,会使内表长期处于慢性炎症的刺激状态,而这种状态会向下影响到支气管内表,进而出现相关症状。

综上所述,上气道咳嗽综合征的病机复杂,但内表反复出现的炎症反应和变态反应是其根本病机。

2. 中医病因病机

(1)体质因素:儿童特禀体质是本病患儿的主体质,在此基础上多合并痰湿质和血瘀质。2023 年《儿童中医体质特征及调护专家共识》指出,特禀质患儿容易出现鼻塞、鼻流涕、咳嗽、喷嚏、喘息等症状,同时易患过敏性疾病。过敏和神经敏感为本病的一个重要内在病机。"痰"为本病极为重要的致病因素。此痰既包括肺、支气管产生的痰,也包括上气道痰浊滞窍、痰瘀互结之痰,故瘀血质也是本病患儿易患体质之一。

(2)外感邪气:小儿肺常不足,若风邪犯肺,则肺失肃降。风为百病之长,风邪可夹寒、夹热、夹燥而导致不同临床伴随症状。

（3）痰湿蕴肺：饮食失宜，贪食生冷油腻及各种含添加剂食品，导致痰热湿毒内生，上蒸鼻、咽喉，或阴虚、气虚，虚火上乘，熏灼鼻、咽喉；痰热、湿热和湿毒相合，与正气相搏，而生痰热瘀滞，壅塞鼻、咽喉、气管、支气管。

（4）肺气亏虚：久咳致虚，耗伤正气，因虚邪留，导致肺气虚或虚实夹杂。

上呼吸道玄府之中，痰瘀互结，郁滞化热，损伤局部组织，影响气血循行，阻滞于鼻窦、鼻窍、咽喉，则患儿出现鼻塞、咽部异物感、清嗓诸症。上气道玄府郁闭，则出现反复咳嗽的症状。

【主要临床表现】

（1）症状：持续咳嗽 >4 周，伴有白色泡沫痰（过敏性鼻炎）或黄绿色脓痰（鼻窦炎），咳嗽每于晨起或体位变化时为甚，肺部听诊可闻及啰音；鼻塞、流涕、喷嚏、咽干、异物感、反复清咽等。

（2）体征：腺样体肥大，腭扁桃体肥大，鼻息肉，舌根淋巴滤泡增生，咽后壁淋巴滤泡增生，有时可见鹅卵石样改变，或见黏液或脓性分泌物附着。鼻窦区可有压痛，鼻窦开口处可有黄白色分泌物流出。

【辅助检查】鼻喉镜检查或头颈部侧位片、鼻窦 X 线片或 CT。

【治疗】抗组胺药、白三烯受体拮抗剂及鼻用糖皮质激素等对过敏性鼻炎引起的慢性咳嗽有效；化脓性鼻窦炎引起的慢性咳嗽需要抗菌药治疗 2~4 周。

【案例举隅】张某，女，8 岁。2019 年 8 月 10 日初诊。

主诉：间断咳嗽月余。

现病史：患儿 1 个月前出现咳嗽、鼻塞、清涕多，先后口服小儿氨酚黄那敏颗粒、清肺止咳糖浆后诸症减。3 周前晨起痰咳重，鼻塞、脓涕量多，纳呆，大便不畅，予口服头孢类抗生素及清降片、川贝枇杷露等 1 周，疗效差。现晨起咳嗽频作，清嗓、痰稀色白，鼻塞重，涕浊量多，张口呼吸，纳呆，大便糊状、1 日 3 次。面色少华，肢倦乏力，口干不欲饮。

体格检查：鼻咽黏膜及喉核色暗红或黯淡、肥厚增生，咽后壁淋巴滤泡增生、有浊涕附着，舌淡苔腻，脉微弱。

辅助检查：鼻窦瓦氏位片示双上颌窦炎。

中医诊断：慢性咳嗽、鼻渊。

证属：肺脾气虚。

西医诊断：上气道咳嗽综合征。

治法：宣通肺窍，健脾化痰。

处方:辛夷 8g^{包煎}　　桑白皮 12g　　僵蚕 6g　　浙贝母 10g

　　连翘 10g　　射干 6g　　甘草 4g　　茯苓 10g

　　炒白术 10g　　姜半夏 6g　　太子参 10g　　五味子 6g

3 剂,水煎服,B 法服药。

2019 年 8 月 13 日二诊:药后咳嗽、鼻塞较前减轻,大便成形、1 日 1 次,黄涕未减,纳好转,小便调。舌尖边红,苔白腻。

处方:初诊方减茯苓、白术、半夏,加藿香 6g、胆南星 6g、皂角刺 10g。7 剂,水煎服,C 法服药。

2019 年 8 月 20 日三诊:药后咳止,偶有鼻塞,黄涕减少,余无不适。纳可,二便调。舌红,苔白。

处方:二诊方减藿香、胆南星、射干、桑白皮。5 剂,水煎服,C 法服药。

随访诸症消。

案例分析: 患儿长期定居南方,暑期来太原探亲,正值长夏季节,脾气易虚,加之过多服用小儿氨酚黄那敏颗粒,致汗多表虚,于是邪气趁虚而入,肺失宣降之能,后又盲目过服苦寒清泄之药,加重脾虚,酿湿成痰,阻滞肺气。本病既有上气道内表痰热瘀滞,又波及下气道内表,导致患儿咳嗽反复。治疗当以解内表之痰热郁滞,兼健脾化痰为主。

用药分析:

A. 首诊用药

辛夷、桑白皮、僵蚕、浙贝母、连翘、射干、五味子、甘草:笔者针对上气道咳嗽综合征的自拟方。其中,辛夷、桑白皮治疗风痰寒热郁肺,内犯鼻窍内表;连翘、射干、僵蚕能解下气道内表受邪,连翘、射干、浙贝母能缓解整个气道的内表炎症,两组药合用,清热化痰,消肿散结,缓解气道炎症和变态反应;五味子收敛固涩,有补益敛肺之功;再合甘草,调和诸药。

太子参、茯苓、炒白术、甘草:取《太平惠民和剂局方》四君子之意,益气健脾。针对患儿咳嗽时间较长,以"太子参"代"党参",因其药性平和,不温不燥,虽言补但力量柔和。用于脾胃气虚,痰湿中阻诸症。

姜半夏、茯苓、甘草:取《太平惠民和剂局方》二陈汤之意,燥湿化痰。用于咳嗽、咳痰之下气道痰湿,配合连翘、射干、僵蚕以止咳化痰。

B. 二诊用药

药后腹泻止,但仍鼻塞,涕时清时浊,晨咳重、痰多,咽部有分泌物倒流,舌尖边红,苔白仍腻,为脾虚肺郁、痰湿有化热之兆,故减茯苓、白术、半夏,加藿香、胆南星清鼻窍内表之痰热,入皂角刺以祛风化痰、散结消肿。

C. 三诊用药

服药 7 剂后咳止,仍偶有鼻塞、黄涕,故减藿香、胆南星、射干、桑白皮。5 剂后,诸证消失。

第五节　肺炎(肺炎喘嗽)

肺炎是指由不同病原体或其他因素(如吸入羊水、油类物质或过敏反应等)引起的肺部炎症;主要临床表现为发热、咳嗽、气促、呼吸困难和肺部固定性中、细湿啰音。肺炎为婴儿时期重要的呼吸系统常见疾病。

肺炎按病理分为大叶性肺炎、支气管肺炎和间质性肺炎;按病因分为病毒性肺炎、细菌性肺炎、支原体肺炎、衣原体肺炎、原虫性肺炎、真菌性肺炎、非感染性肺炎;按病程分为急性肺炎(病程 <1 个月)、迁延性肺炎(病程 1~3 个月)、慢性肺炎(病程 >3 个月);按病情分为轻症、重症;按临床表现典型与否分为典型肺炎、非典型肺炎;按发生的地点分为社区获得性肺炎、医院获得性肺炎。

其中,支气管肺炎是累及支气管壁和肺泡的炎症,为儿童时期最常见的肺炎,2 岁以内儿童多发。一年四季均可发病,北方多发生于冬春寒冷季节及气候骤变时。任何年龄均可患病,年龄越小,发病率越高。若能早期、及时治疗,预后良好。

本病属中医“肺炎喘嗽”范畴。肺炎喘嗽一词首见于《麻科活人全书》,原书意指麻疹变证的一个证候类型,以发热、咳嗽、痰壅、气促、鼻扇为主要临床特征。

【病因病机】

1. 西医病因病机　本病的最常见病因为细菌和病毒感染,也可为病毒和细菌混合感染。我国以细菌感染为主,且以肺炎链球菌感染多见;近年来,支原体、衣原体和流感嗜血杆菌感染有增加趋势。病原体常由呼吸道入侵,少数经血行入肺。

病理变化以肺组织充血、水肿、炎症细胞浸润为主。肺泡内充满渗出物,经肺泡壁通道向周围组织蔓延,呈点片状炎症病灶。若病变融合成片,可累及多个肺小叶或更为广泛。当小支气管、毛细支气管发生炎症时,可导致管腔部分或完全阻塞而引起肺气肿或肺不张。不同病原体导致的肺炎的病理改变亦不同:细菌性肺炎以肺实质受累为主;病毒性肺炎以肺间质受累为主,亦可累及肺泡。临床上,支气管肺炎与间质性肺炎常同时并存。

主要变化是,由于支气管、肺泡炎症引起通气和换气障碍,导致缺氧和二氧化碳潴留,从而产生一系列病理生理改变。

婴幼儿的呼吸系统本身受到生理解剖上的影响,如气管和支气管的管腔狭窄、黏液分泌少、纤毛运动差,肺弹力组织发育较差,不能及时将病原微生物排出体外;血管丰富,容易充血,肺间质发育旺盛,肺泡较少,含气量亦少,容易被黏液阻塞。同时,小儿免疫功能并未充分发育,故相较于成人,更容易出现肺炎。

2. 中医病因病机

(1)病因:本病的发病原因,外因责之于感受风邪(风热闭肺常见,风寒闭肺者较少或病程短暂),内因责之于肺脏娇嫩。当罹患他病影响及肺时,也可发生本病。

1)体质因素:需重点关注平素脾虚患儿,营养不良者;出生时体重低于2.5kg的低出生体重儿;免疫缺陷者;先天性心脏病患儿。这类患儿体质偏弱,心肺功能欠佳或自身免疫力偏低。从儿科临床来看,气虚质、阳虚质和痰湿质患儿易发生肺炎喘嗽。

2)饮食失宜:当下小儿挑食、厌食者多,家长的溺爱又会加重这种营养不均衡的状况,易使小儿营养不良;若小儿饮食不知节制,易出现饮食积滞、积滞化热;再加上气温骤变,冷热失调或劳累、疲惫,都会造成正气的相对不足,呈现出免疫力相对低下的状态。

3)痰热再刺激:肺脾为母子关系,若肺金受损,肺气不宣,则影响脾运化水液,使水液失于肺脾的输布,聚而成痰,痰郁化热,痰热互结,阻滞气道。热不清,则湿难消;湿不消,则热难清。因此,在肺炎发生过程中主要的病理产物痰热,也是重要的致病因素,会反过来刺激支气管、细支气管和肺间质的内表,影响肺炎的自愈进程。

4)药邪影响:肺炎伴随着发热、咳嗽、气喘,病势较急,易导致治疗时出现滥用中药和抗生素等情况。如在病程初期,盲目选择具有清热泻火、消积导滞等作用的药物,会加重小儿脾胃负担;或在未明确细菌或病毒感染时应用抗生素,既会影响患儿的脾胃功能,又因抗生素对肠道菌群的抗菌作用导致肠道菌群失调,进一步影响患儿的免疫力。

(2)病机:主要是肺气郁闭。

1)邪气犯肺:肺为华盖,清虚娇嫩。风邪无论由皮毛或口鼻而入,皆可犯肺。邪气闭肺,致肺失宣发肃降之令,故可见发热、恶寒、咳嗽等证候;风为百病之长,常夹杂其他邪气致病,故有风寒闭肺与风热闭肺等不同证候。

2)痰热毒郁:若邪在肺卫不解,化热入里,炼液成痰,致痰热互结,闭阻肺络,使肺气郁闭,则出现本病典型临床表现如发热、咳嗽、气促、鼻扇、痰鸣等。若毒热之邪郁闭于肺,肺热壅盛,灼津耗液,可见高热、咳剧、烦躁、喘促等。

3)正虚邪恋:本病后期,可因邪气渐退,正气耗伤,而出现正虚邪恋之象。因于邪热伤肺,致肺阴耗伤,余邪留恋者,则见阴虚肺热之证候;素体虚弱,或久咳伤肺,肺病及脾者,则见肺脾气虚之证候。

需注意,出现肺炎喘嗽前,一般会先有上气道炎症的表现。

【主要临床表现】

（1）症状：发热、咳嗽、痰壅、气促、鼻扇。

（2）体征：肺部体征早期不明显或仅有呼吸音粗糙，逐渐可闻及固定的中、细湿啰音。支原体肺炎患儿常表现出两个不一致：咳嗽重而肺部体征轻微；体征轻微但胸片阴影显著。

（3）辅助检查：胸片示肺纹理增强、紊乱，或肺组织密度增高或降低，也可表现为小片状或斑片状阴影，或出现不均匀的大片状阴影。血常规：因感染的病原体不同，指标亦有不同。病毒感染则白细胞计数多正常，C反应蛋白（CRP）正常；细菌感染则白细胞计数升高，中性粒细胞增多，C反应蛋白水平上升，且上升的程度和疾病的严重程度呈正相关。血常规可作为细菌性肺炎和病毒性肺炎的鉴别依据。怀疑肺炎支原体感染者，可做支原体抗体检测。

【案例举隅】高某，男，8岁。2022年10月9日初诊。

主诉：发热伴咳嗽6天。

现病史：患儿6天前无明显诱因出现发热、咳嗽，就诊于外院，胸片示大叶性肺炎，血常规示白细胞计数 15×10^9/L，中性粒细胞、CRP检测值偏高，支原体抗体1：80。予静脉注射阿奇霉素和口服连花清瘟颗粒治疗2天后，仍发热，加用头孢类抗生素及川贝枇杷露后仍效差。现发热，体温波动在38~39℃，咳嗽声重，痰多，无面红、目赤等，怕冷，无汗，口渴，只喝少量热饮，4天未大便，无腹胀痛，舌淡红，苔白腻，右肺可闻及湿啰音。

中医诊断：肺炎喘嗽。

证型：风寒闭肺。

西医诊断：大叶性肺炎。

治法：辛温开肺，化痰降逆。

| 处方：麻黄 6g | 桂枝 4g | 白术 10g | 杏仁 10g |
| 陈皮 10g | 姜半夏 10g | 炒枳实 8g | 瓜蒌 12g |

2剂，水煎服，A法服药。

2022年10月12日二诊：药后发热反复。就诊时患儿复热，未解大便。伴干呕、烦躁、舌苔微黄。

处方：上方加柴胡8g、黄芩10g。2剂，水煎服，A法服药。

2022年10月14日三诊：药后热退。现咳痰多，时有叹气，胸痞不适，略有恶心、纳呆、面色淡黄，舌苔黄腻。

| 处方：炙麻黄 6g | 杏仁 10g | 滑石 8g^{包煎} | 柴胡 8g |
| 黄芩 10g | 陈皮 10g | 炒枳壳 10g | 厚朴 6g |

浙贝母 10g　　　瓜蒌 12g　　　　半夏 6g　　　　白芥子 6g

生薏苡仁 10g　　甘草 3g

6 剂,水煎服,C 法服药。

随访,诸症除。

案例分析:本案患儿诊断为大叶性肺炎,在就诊前已发热 6 天。经过西医抗炎,并给予苦寒清热的中成药治疗。再次强调,西医的感染并不等同于中医的热证,前医晦于致病菌、炎症之论,不别六淫、不分表里、不晓虚实,而妄用苦寒清热之剂,加之护理不当,空调下室温偏低,不忌生冷饮食,致形寒饮冷则伤肺,是以药害、人为共同导致了就诊时"风寒闭阻中上二焦之证"。发热、恶寒、无汗,提示邪仍在表。虽口渴,但只喝少量热饮,虽 4 天未大便,但无腹胀,舌淡红,苔白腻,提示寒湿见症明显。故首诊治疗以宣散寒湿为要务,根据病情变化,圆机活法。二诊时发热反复,未解大便、干呕、烦躁、舌苔微黄,乃属太阳少阳合病,病邪有化热之象,故需兼以和解少阳。三诊时,既有少阳之证,又有中上二焦湿热郁阻,治以宣展气机、清热利湿为主。

用药分析:

A. 首诊用药

麻黄、桂枝、杏仁:取《伤寒论》麻黄汤之意,发汗解表,宣肺止咳。解风寒之邪郁于外表肌腠。

白术:既能燥湿,又能健脾益气。

陈皮、姜半夏:取《太平惠民和剂局方》二陈汤之意,辛温而化肺脾痰浊。

炒枳实、瓜蒌:理胸中痰热,调中焦气机。

B. 二诊用药

患儿药后热退,旋而复热,故在宣散寒湿的同时,和解少阳。

柴胡、黄芩:有清热利湿、透邪解表之功,清解少阳郁热。

C. 三诊用药

药后热退,风寒化热,滞于中上二焦,治以辛凉开肺为主。

炙麻黄、杏仁、滑石、甘草:取《伤寒论》麻杏甘石汤之意,宣肺、开表。

柴胡、黄芩:和解少阳,散三焦郁滞。

陈皮、炒枳壳、厚朴:止咳化痰,除呼吸道内表炎症,调畅三焦气机。

杏仁、生薏苡仁、滑石:取《温病条辨》三仁汤之意,宣畅气机,清利湿热。解内蕴之湿热。

浙贝母、瓜蒌:治痰热壅滞肺窍。

半夏、白芥子:温肺化痰,兼可利气散结;作用于肺间质,除皮里膜外之痰。

第三章　五官系疾病

第一节　鼻　窒

鼻窒是以经常性鼻塞为主要特征的疾病,为临床常见病,各种年龄均可发生。本病以鼻塞为主,伴随咳嗽、喷嚏、鼻涕不甚明显。《素问玄机原病式·六气为病》言"鼻窒:窒,塞也",又云"但见侧卧则上窍通利,下窍窒塞",指出了鼻窒的主要症状特点。西医学的慢性鼻炎、鼻-鼻窦炎等疾病可参考本病进行辨证治疗。

《素问·五常政大论》言:"大暑以行,咳嚏鼽衄鼻窒。"首见鼻窒病名。《片玉心书》言"风寒外感,则肺气壅闭而鼻塞",提出鼻塞的病因;《医宗金鉴·幼科杂病心法要诀》云"小儿脱衣偶为风冷所乘,肺先受邪,使气上逆,冲塞咽膈,发为咳嗽,嚏喷流涕,鼻塞声重,频唾痰涎",此鼻塞与感冒同因(肺受风冷,咳嗽鼻塞),属于感冒中的一个症状;《幼幼集成》曰"五气入鼻,藏于心肺,有病而鼻为之不利也。盖鼻为肺之窍,鼻塞者肺气不通于窍",指出鼻窒多伴有肺窍不通的症状,诸如咳嗽、喷嚏、鼻涕等,可统称为伤风鼻塞,与本节讨论的鼻窒症状相似但又有所不同。

【病因病机】本病多因伤风鼻塞反复发作,余邪未清所致。不洁空气、过用血管收缩剂滴鼻等亦可致本病。其病机与肺、脾二脏功能失调及气滞血瘀有关。

1. 病因

(1)内表邪气:鼻窒常起病于感受外邪之后,即内有伏邪,内外合邪而发。患儿内表受邪气(病毒、细菌、其他病原微生物增殖、毒力增强)侵袭,正邪交争,则诱发炎症,使鼻玄府内表局部充血、水肿、渗出明显,鼻甲肥大、肿胀,进而出现鼻窒、浊涕等。小儿鼻窦本为轻灵玄府,然筛窦发育较早,故2~3岁小儿即可出现鼻窦炎;随着年龄的增长,各窦逐渐发育,小儿患病的概率也逐年提升。

(2)体质因素:引起鼻窦内表炎症的主要病因是细菌感染,但临床中有一大部分患儿无细菌侵袭却表现出反复鼻窒的症状,此时可将其归因于鼻窦内表的变态反应,乃由更小的病原微生物通过类似过敏原的方式引发非感染性鼻窦内表炎症。因食物变态反应的发病率逐年提高,食物不耐受导致"食毒"入血,致敏成炎,或许与本病的发生有关。

（3）他病累及：反复呼吸道感染、腺样体肥大、扁桃体增生等，可致鼻、鼻咽部内表反复受到伏邪刺激，易生炎症而引发本病。

2. 病机

（1）肺经蕴热：伤风鼻塞反复发作，邪热伏肺，久蕴不去，致邪热壅结鼻窍，鼻失宣通，气机出入受阻而为病。

（2）肺脾气虚：久病体弱、病后失养、熬夜劳累、饮食不节等都可以造成正气不足，肺脾气虚，邪盛正衰，致鼻窍内表受邪气侵袭，出现炎症反应。

（3）气滞血瘀：伤风鼻塞失治，或外邪屡犯鼻窍，邪毒久留不去，壅阻鼻窍脉络，气血运行不畅而为病。

【主要临床表现】

（1）症状：鼻塞为主要症状。长期持续鼻塞，或间歇性、交替性鼻塞，鼻涕较少，或伴有头昏、记忆力下降、失眠、耳鸣、耳内闭塞感等。在病变早期，鼻塞不重时，患儿会表现出张口呼吸、气粗、夜间鼾眠等症状。

（2）体征：早期鼻黏膜色红或暗红，下鼻甲肿胀、表面光滑、触之柔软，鼻腔和中鼻道有黏性分泌物，咽后壁淋巴组织增生、有黏性分泌物附着。久病者见下鼻甲肥大，呈桑葚状或结节状，触之有硬实感，弹性差。多数伴有腺样体或扁桃体增生、肥大。

【案例举隅】

案例 1：降某，男，6 岁。2022 年 6 月 25 日初诊。

主诉：鼻塞月余。

现病史：患儿鼻塞月余，口服中药汤剂、鼻渊通窍颗粒、孟鲁司特钠咀嚼片治疗 1 周，效欠佳。续用吸入用布地奈德混悬液、硫酸特布他林雾化 10 余天，外用海盐水洗鼻，仍未见好转。现鼻塞，涕不多，纳可，寐欠安，入睡难，打鼾，大便 2 日 1 次，小便可。舌红，苔黄腻，咽红，扁桃体 Ⅱ 度肿大，双肺呼吸音清，手心热。

中医诊断：鼻窒。

证型：湿热内蕴。

西医诊断：慢性鼻炎。

治法：清热利湿，解毒散结。

处方：

浙贝母 8g	连翘 10g	金银花 10g	玄参 10g
陈皮 6g	枳壳 8g	滑石 6g^{包煎}	甘草 3g
蜜枇杷叶 6g	射干 6g	熟大黄 5g	僵蚕 6g

7 剂，水煎服，C 法服药。

药后症愈。

案例分析:本案患儿病发于夏季,暑湿当令,暑多夹湿。湿浊郁久化热,湿热循经上蒸鼻窍,熏蒸黏膜,壅遏清窍,故见鼻塞、流涕;患儿手心热,大便 2 日 1 次,提示内有积热;湿热蕴结咽喉可见扁桃体肿大,同时鼻窍和咽部内表炎症明显,肥大增生,影响通气功能,故而入睡打鼾;舌红,苔黄腻均为湿热内蕴之象。因此,在清热利湿、解毒通腑的基础上,散结通窍。

用药分析:

浙贝母、蜜枇杷叶:浙贝母苦泄,善开郁结,清热化痰,散结消痈;蜜枇杷叶味苦能降,性寒能清,可保肺金而肃治节,香而不燥,澄浊而廓中州。二药合用,可清肺胃之热,宣降肺胃之气。

金银花、连翘:金银花芳香疏散,散肺经热邪,透热达表;连翘可泻心经客热,去上焦诸热。二药相须为用,疏散风热,清热解毒,散结消肿,可治疗扁桃体肿大、炎性增生等。

玄参:清热解毒,滋阴降火。

陈皮、枳壳、熟大黄:清理中焦积热。

滑石、甘草:清利三焦湿热,甘草兼能调和诸药。

蜜枇杷叶、射干:治疗内表炎症。

僵蚕:味辛行散,能祛风化痰,散结通络,可治疗清窍玄府内痰、热、瘀互结所致鼻塞。

案例 2:宋某,男,10 岁。2022 年 9 月 10 日初诊。

主诉:鼻窒 1 个月。

现病史:患儿近 1 个月反复鼻塞,曾口服藿香正气水、蒲地蓝消炎口服液、抗病毒口服液,效欠佳。现鼻塞,晨起明显,偶有鼻衄,自汗,目痒,纳寐可,大便日 1~2 次。舌红,苔黄,咽红,双肺呼吸音清,手心热。

中医诊断:鼻窒。

证型:风热犯表。

西医诊断:慢性鼻炎。

治法:疏风解表,清热通窍。

处方:辛夷 8g^{包煎}　　葛根 10g　　　连翘 12g　　　板蓝根 12g

　　　　射干 10g　　　生石膏 15g　　蜜桑白皮 12g　陈皮 6g

　　　　浙贝母 10g　　枳壳 10g　　　炒莱菔子 10g　甘草 4g

　　　　乌梅 12g　　　木贼 6g　　　　防风 10g　　　白茅根 15g

　　　　　　　　　　　　　　　　　　　　　　　6 剂,水煎服,C 法服药。

药后症减。

案例分析：小儿脏腑娇嫩，肌肤疏薄，易为风邪所袭，而阳盛之体又易于化热。风邪化热，侵袭鼻窍，可见鼻塞症状；热邪炽盛，迫津外泄，可见自汗；舌红，苔黄，手心热，提示内有蕴热。本案患儿病起于立秋之后，而秋季鼻窒发病时常伴有过敏症状，如目痒，虽无打喷嚏、流清涕，但仍需考虑变态反应对黏膜的影响。故笔者临证用木贼、防风、乌梅标本同治。本病属内表受邪，玄府清窍被邪气所侵，故治以疏风解表、清热通窍。

用药分析：

辛夷、葛根、生石膏：治疗上气道内表受邪导致的炎性增生、肿大。

连翘、射干、板蓝根：清解上焦热毒，有解毒散结之功。

蜜桑白皮、浙贝母：清肺家实热。

陈皮、枳壳、炒莱菔子：行气滞，消食积，除胀满，散郁结，化痰浊。

木贼、防风：清解风热上攻目窍所致目痒。

乌梅、防风：乌梅味酸而涩，性收敛；防风辛温发散，气味俱升。二药相合，乌梅之酸涩助肺气之摄，防风之辛温助肺气之宣，既宣通气血，又收摄肺气，以达清解内表热毒之功。

白茅根：清热凉血止血，止鼻衄。

甘草：调和诸药。

案例3：任某，男，5岁。2022年12月3日初诊。

主诉：鼻塞2周余。

现病史：患儿反复鼻塞2周，自用复方金银花颗粒、鼻渊通窍颗粒，疗效欠佳。现鼻塞，涕少色黄、夹杂血丝，近7天鼻衄2次，夜间睡眠中张口呼吸、蹬被子、盗汗，纳寐可，二便调。舌红，苔薄黄，咽红，双肺呼吸音清，手心热。

中医诊断：鼻窒。

证型：肺经郁热。

西医诊断：鼻炎。

治法：清热通窍。

处方：

辛夷 5g	葛根 8g	浙贝母 8g	白茅根 10g
黄芩 10g	连翘 12g	川牛膝 4g	升麻 4g
陈皮 6g	枳壳 6g	淡竹叶 4g	蜜桑白皮 12g
甘草 4g	胆南星 4g		

7剂，颗粒剂，水冲服，C法服药。

药后鼻窍通畅，未衄。

案例分析：北方冬季，室外寒冷，室内温热，小儿日常出入，反复在冷热环境中交替，外寒易化热,加之室内温燥,故冬季鼻窒热证为多。《医学正传》云:"丹溪曰:鼻为肺之窍,固心肺上病而不利也,有寒有热。寒邪伤于皮毛,气不利而壅塞;热壅清道,气不宣通。"肺气郁结,则肺宣肃功能失调。邪伏日久,郁而化热,因而可见涕黄量少、夹杂血丝,舌红、苔薄黄等;邪伏日久不得出,损伤津液,则可见盗汗。辨证属肺经郁热,故治疗上以清热通窍为主。

用药分析:

辛夷、葛根:辛夷辛温,走气而入肺,能助胃中清阳上行而通于头,治头面目鼻之病;葛根甘辛性凉,轻扬升散,清热之中鼓动脾胃清阳之气上升。二药合用,可治疗浊邪上郁鼻窍之鼻窒。

蜜桑白皮、浙贝母:清肺热,化痰浊。

白茅根:透发脏腑郁热,凉血止血止衄。

黄芩、连翘:清上焦弥漫之热毒,解鼻窍郁滞之湿热。

川牛膝:逐瘀通经,引血下行,导血热从下焦而出。

升麻:解肌退热,升阳通经。与川牛膝相配,升清降浊,恢复气机升降出入。

陈皮、枳壳:调畅周身气机。

浙贝母、胆南星:清热化痰,解鼻窍内表内蕴之痰热。

淡竹叶:具"暖水瓶效应",使上焦之热从小便而出。

甘草:调和诸药。

案例 4:任某,女,8 岁。2023 年 4 月 23 日初诊。

主诉:鼻塞 1 周。

现病史:患儿 2 周前目痒,自用眼药水 7 天,疗效佳。痒止后鼻塞至今,未用药治疗。现鼻塞,黄涕量多,影响睡眠,纳可,寐欠安,大便干、2 日 1 次,小便可。舌红,苔白厚,咽红,双肺呼吸音清,手心热。

中医诊断:鼻窒。

证型:风热袭表,痰浊滞窍。

西医诊断:鼻 - 鼻窦炎。

治法:疏风解表,化浊通窍。

处方:辛夷 8g^包煎　　生石膏 15g　　浙贝母 10g　　连翘 12g

　　　板蓝根 12g　　蜜桑白皮 12g　　炒杏仁 10g　　陈皮 6g

　　　葛根 10g　　炒枳壳 10g　　瓜蒌 12g　　甘草 5g

　　　淡竹叶 6g　　蝉蜕 6g　　生姜 4g　　大枣 6g

7 剂,水煎服,C 法服药。

药后鼻窍通畅。

案例分析：小儿肺常不足,卫外力薄,易患外感。本案患儿发病前有目痒,即先期感受风邪,然风邪内蕴,郁而化热,风热之邪循经上犯清窍,故见鼻塞;鼻为肺之窍,黄涕量多,提示风热袭表,致肺金宣降失司,痰浊内蕴;大便干、手心热,提示肠胃积热,腑气不通。治以疏风解表,化浊通窍为主。

用药分析：

辛夷、生石膏、浙贝母:痰热闭阻上气道黏膜,导致患儿鼻窒、涕多,故用之。

连翘、板蓝根:针对上焦热毒炽盛,郁闭清窍玄府。

蜜桑白皮、浙贝母、葛根:散在表之风热,清在里之痰热。

陈皮、炒枳壳、炒杏仁:宣畅上焦和中焦气机郁滞,流通气机,升清降浊。

浙贝母、瓜蒌:解清窍、鼻窦之痰热互结。

蝉蜕:春季鼻窒,风邪内侵,以此药走肝经息风、疏风。此为应季而用。

生姜、大枣:健脾温中,顾护脾胃。

淡竹叶:清热泻火,导热下行。

甘草:调和诸药。

第二节　喉痹

喉痹是以咽部有异物感不适或红肿疼痛,喉底或有颗粒状突起为主要特征的咽部疾病。本病为临床常见多发病,可发生于各种年龄,病程可长可短,亦可反复发作。西医学的急慢性咽炎及某些全身性疾病在咽部的表现等,可参考本病辨证治疗。

喉痹一词首见于长沙马王堆帛书《阴阳十一脉灸经》。《黄帝内经》所载"三阳结谓之隔,三阴结谓之水,一阴一阳结谓之喉痹",论述了喉痹的成因。《保婴撮要》言:"小儿喉痹,因膏粱积热,或禀赋有热,或乳母七情之火,饮食之毒,当分其邪蓄表里,与症之轻重,经之所主而治之。……肝胆经风热也……肺经有热也……心与小肠经热也……脾胃经有热也……肾经有热也……"此所谓阴阳者,阴经从五脏,阳经顺六腑。太阴为肺、脾,病理产物主要有痰和饮;少阴为心、肾,主要病理产物是瘀;厥阴为肝,主要病理产物是滞;太阳为膀胱、小肠,主要病理产物为寒热邪气;阳明为胃、大肠,主要病理产物为积滞、积热;少阳为胆、三焦,主要病理产物为湿热。阴阳相结,则病理产物相合,或痰热互结,或湿热和瘀滞互结。

【病因病机】咽喉是十二经脉循行交汇之要冲,宜空宜通。诸脉失和,痹阻咽喉,其症不一,究其病由,或外邪侵袭,或火毒上攻,或痰瘀交阻,或阴阳气虚。《黄帝内经》云:

"一阴一阳结谓之喉痹。"阴经和阳经的病理产物相结于咽喉可致本病。外来邪气或内生邪气侵袭咽喉内表，引起咽喉局部充血、水肿、渗出，从而出现咽喉红、肿、热、痛诸症。咽喉与上气道和脏腑相通，无论是咽喉内表的伏邪还是空气中的邪气，皆可由外及内损伤内表；同时，胃肠积热，肝胆湿热，脏腑实热，均可循经上犯咽喉。故喉痹看似简单，实则病机复杂，凡病变过程中，涉及咽部症状者，皆可称之为喉痹。

1. 外邪侵袭　气候骤变，寒温不调，风邪乘虚侵袭。风热之邪壅遏肺系，致肺失宣降，邪热上壅咽喉，发为喉痹；风寒之邪阻遏卫阳，不得宣泄，壅结咽喉，亦可发为喉痹。

2. 肺胃热盛　外邪不解，壅盛传里，或过食辛热之品，致肺胃蕴热，加之复感外邪，内外邪热搏结，蒸灼咽喉而为喉痹。

3. 肺肾阴虚　温热病后，或劳伤过度，耗伤肺肾阴液，致咽喉失于滋养，加之阴虚水不制火，虚火上灼咽喉，发为喉痹。

4. 脾气虚弱　饮食不节，忧思或劳倦过度，损伤脾胃，或久病伤脾、过用寒凉，致脾胃虚弱，中焦升降失调，气血津液化生不足，咽喉失养，发为喉痹。

5. 痰凝血瘀　情志不遂，气机不畅，气滞痰凝，或脾虚生痰，久病生瘀，或喉痹反复，余邪留滞，闭阻经脉，致痰凝血瘀，结聚咽喉而为病。

【主要临床表现】

（1）症状：咽部疼痛、吞咽时尤甚，咽喉欠利，或咽部有异物感、哽哽不利，或出现咽干、咽痒、咽部微痛及灼热感等各种不适，可反复发作，病程较长。

（2）体征：咽黏膜充血、肿胀，咽后壁或有脓点；咽黏膜肥厚增生，咽后壁颗粒状突起，或见咽黏膜干燥。

【案例举隅】

案例1：彭某，女，7岁。2022年6月4日初诊。

主诉：咽干10天。

现病史：患儿咽干10天，晨起有黏鼻涕，纳寐可，大便3日1次。舌红，苔白中厚，咽红，双肺呼吸音清，手心热。

中医诊断：喉痹。

证型：郁热。

西医诊断：咽炎。

治法：清咽宣痹，行气消积。

处方：连翘10g　　板蓝根10g　　浙贝母10g　　葛根10g

　　　藿香5g　　　青蒿10g　　　炒紫苏子10g　蜜枇杷叶10g

　　　北沙参10g　　陈皮6g　　　麸炒枳壳10g　姜厚朴6g

瓜蒌 12g　　　　甘草 3g　　　　郁金 10g　　　　射干 10g

6 剂,水煎服,C 法服药。

药后病愈。

案例分析:咽喉上通于鼻,下连肺系,为呼吸出入之门户,其启闭之机全赖肺气宣肃。若肺气怫郁,则启闭失常,门户不利。本案患儿咽干 10 天,伴黏鼻涕,提示外邪侵袭肺卫,致肺气郁闭,壅遏咽喉,通调水道功能下降,使痰饮停聚于肺;肺与大肠相表里,若肺气壅塞,失于肃降,则引起腑气不通,肠燥便秘;舌红、苔白中厚、手心热提示内有积热,加之就诊时正值夏季,提示兼夹湿邪郁于咽喉内表。在辨证时着重关注上焦咽喉内表的郁热,治以清咽宣痹、行气消积。

用药分析:

连翘、浙贝母:清热化痰,散结消痈,治疗内表炎症导致的增生。

葛根、板蓝根:清气道内表炎症。

藿香、青蒿:清解气分湿热。

北沙参、浙贝母:解咽喉内表炎症,兼能润燥。

连翘、射干、炒紫苏子:治疗咽干、咽痛、咽部充血等症状。

蜜枇杷叶、射干:走咽部,清热毒,解内表炎症,消肿止痛。

陈皮、麸炒枳壳:调畅气机。

瓜蒌、姜厚朴:解咽部和上气道内表内蕴之痰湿,兼能消积、润肠、通便。

郁金:活血行气,解郁开窍,配合连翘、浙贝母清热活血、散结消痈。

甘草:调和诸药。

案例 2:许某,男,7 岁。2022 年 10 月 10 日初诊。

主诉:清嗓子 4 个月余,加重 1 周。

现病史:患儿反复清嗓子 4 个月余,近 1 周症状明显,自用复方金银花颗粒、开喉剑喷雾剂、蓝芩口服液、蒲地蓝消炎口服液、盐酸西替利嗪片等药治疗,效欠佳。现间断性清嗓子,叹气,口唇干,纳欠佳,入睡难,大便干、3 日 1 次。唇红,舌红,苔少,扁桃体Ⅱ度肿大,双肺呼吸音清,手心热。

中医诊断:喉痹。

证型:阴虚燥热。

西医诊断:慢性咽炎。

治法:清热利咽,滋阴润燥。

处方:葛根 10g　　　　柴胡 8g　　　　百合 12g　　　　白茅根 15g

北沙参 12g　　　　射干 10g　　　　浙贝母 10g　　　　连翘 12g

佛手 10g　　　炒枳壳 10g　　　瓜蒌 12g　　　甘草 4g

姜厚朴 4g　　　郁金 10g　　　炒苦杏仁 10g　　　旋覆花 4g

7 剂,颗粒剂,水冲服,C 法服药。

药后症无。

案例分析:从症状来看,喉痹的清嗓子与抽动症的清嗓子、吭咳较难区分,但二者又有相通之处。从病机上分析,因病程较长,且本案患儿发病于秋季,正值燥金当令,阳气内敛,致内表津液不足,咽喉失于滋养,而见间断性清嗓子;阴虚水不制火,虚火循经上炎,故见口唇干、唇红、舌红、苔少等;津液亏虚,肠道失润,则大便艰涩难下。笔者在治疗时加入了养阴清热之品,同时借鉴抽动症从肝风入手治疗之理,运用"柴胡、葛根""旋覆花、郁金"等药对;此为笔者治疗喉痹吭咳之特色。全方共奏调肝理脾,清热利咽,滋阴润燥之效。

用药分析:

柴胡、葛根:柴胡透解少阳半表之热,并能解郁升清阳;葛根升散阳明肌腠之热,并能透发斑疹,升阳止泻。二药合用,解肌退热,既能使肌腠之邪从表解,又可使郁里之热得以透散,以清咽喉内表之郁热。

北沙参、百合:治疗肺阴不足,燥热内生导致的喉痹。

射干、浙贝母、连翘:清解咽喉内表炎症、郁热。

白茅根、北沙参:清热养阴润燥,治疗内表炎症导致的咽部充血、咽干不利等。

佛手、炒枳壳:调畅肝脾气滞。

瓜蒌、姜厚朴:清热化痰除湿,清解胃肠道内表积热,有消积通便之功。

旋覆花、郁金:旋覆花辛开苦降,去五脏间寒热,除水,补中,下气;郁金辛苦寒,主血损下气,清心解郁。二药相伍,可清热开郁,降逆下气。

炒苦杏仁:味苦降泄,除肺热,利肺气,主"喉痹下气"。

甘草:调和诸药。

案例 3:卢某,男,10 岁。2022 年 12 月 10 日初诊。

主诉:间断性清嗓子月余。

现病史:患儿清嗓子月余,伴吭咳,双手蜕皮,偶有打嗝,盗汗,时有脐周腹痛,脾气急躁,纳差,挑食,寐安,大便 2 日 1 次,小便可。舌红,苔白,咽红,双肺呼吸音清,手心热。

辅助检查:腹部彩超示肠系膜淋巴结肿大。

中医诊断:喉痹。

证型:肝脾不和。

西医诊断:慢性咽炎。

治法:疏肝理脾,清热解毒利咽。

处方:

葛根 10g	柴胡 8g	苦参 8g	板蓝根 15g
徐长卿 15g	浙贝母 10g	生石膏 12g	滑石 8g^{包煎}
防风 10g	白芍 10g	佛手 10g	炒枳壳 15g
甘草 4g	生姜 6g	大枣 15g	炒僵蚕 10g

7 剂,水煎服,C 法服药。

药后症无。

案例分析:本案患儿起病于冬季,常因冷空气刺激出现类变态反应的症状。小儿肝常有余,禀体肝旺,肝邪为热扇烁,娇脏又复挟痰挟风,以致清嗓子反复发作;肝失疏泄,则脾气急躁;小儿脾常不足,木横侮土,脾失运化,气机阻滞,故见脐周腹痛、打嗝、挑食等;病程日久,邪毒耗伤阴液,则盗汗、双手蜕皮(此类症状与食物不耐受所致胃肠病相似,从机制上来看属变态反应)。故治疗不仅从肝风角度入手,还从变态反应角度加入防风、白芍、徐长卿等,共奏疏肝理脾、清热解毒利咽之功。

用药分析:

葛根、柴胡:解肌退热,既能使肌腠之邪从表解,又可使郁里之热得以透散。

苦参、徐长卿:患儿平素双手蜕皮,兼脐周疼痛,提示湿毒致敏,窜行三焦,故用之。

生石膏、浙贝母:清上焦郁热、肺热。

板蓝根、葛根:清解气道内表炎症。

生石膏、滑石:生石膏辛可解肌,寒可泻热,为清泻肺胃气分实热之要药;滑石上能利毛腠之窍,下能利精溺之窍,为荡热燥湿之剂。二药配伍,可除咽喉内表炎症。

防风、白芍:防风辛温发散,可祛风止痒,胜湿止痛;白芍酸敛肝阴,养血柔肝。二药配伍,可泻木安土,方克有济,缓急止痛,同时可清解变态反应导致的气道内表炎症。

佛手、炒枳壳:调肝脾,解咽喉气滞。

生姜、大枣:调和营卫,固护中气。

炒僵蚕:味辛行散,可行达表里,搜风剔邪,开痰行滞。

甘草:调和诸药。

案例 4:武某,女,12 岁。2023 年 3 月 26 日初诊。

主诉:间断性清嗓子 1 年,加重 1 周。

现病史:患儿近 1 年反复清嗓子,未用药治疗。现无规律清嗓子,纳寐可,夜间睡眠中张口呼吸,二便调。舌暗红,苔白,咽红,扁桃体Ⅱ度肿大,双肺呼吸音清,手心热。

既往史:扁桃体炎、腺样体肥大。

中医诊断:喉痹。

证型:痰瘀互结。

西医诊断:慢性咽炎。

治法:祛风化痰,通络利咽。

处方:胆南星6g 浙贝母10g 射干10g 石菖蒲10g

连翘12g 葛根12g 柴胡10g 郁金10g

陈皮10g 炒枳壳10g 旋覆花6g^{包煎} 炒僵蚕10g

瓜蒌12g 茯苓10g 甘草5g 姜厚朴6g

7剂,水煎服,C法服药。

2023年4月5日二诊:药后症减。现偶有清嗓子,纳寐可,二便调。舌红,苔白,扁桃体Ⅰ度肿大,手心热。

处方:浙贝母10g 射干10g 石菖蒲10g 葛根12g

柴胡8g 郁金10g 陈皮10g 炒枳壳10g

炒僵蚕10g 瓜蒌12g 茯苓10g 甘草5g

生白芍10g 百合12g 生栀子10g 蜜枇杷叶10g^{包煎}

7剂,水煎服,C法服药。

药后症无。

案例分析:叶桂指出:"久发、频发之恙,必伤及络;络乃聚血之所,久病必瘀闭。"若小儿咽炎日久不愈或失治误治,则痰饮停聚,致经脉不畅,气血涩滞,使得痰瘀互结,留滞喉核,则咽嗌不利;"久病入络",痰瘀互结,影响气血运行,可见舌暗红。首诊用药以祛邪为主,如反复吭咳,着眼于风痰犯肺,治以祛风化痰。二诊时症状减轻,扁桃体肿大改善,故在祛风化痰、通络利咽的基础上滋养肺阴。

用药分析:

A. 首诊用药

胆南星、浙贝母:治疗风痰、痰热内阻于咽喉内表。

射干、连翘:解咽喉内表炎症。

柴胡、葛根:解肌退热,既能使肌腠之邪从表解,又可使郁里之热得以透散。

郁金、石菖蒲:郁金苦寒,凉血清心,行气解郁;石菖蒲辛温,开窍豁痰,化浊开胃。二药配伍,一气一血,一温一寒,豁痰行气,宣痹止痛。

陈皮、炒枳壳:调畅气机。

旋覆花、炒僵蚕:化咽喉风痰。

瓜蒌、姜厚朴:清热化痰,燥湿除满,润肠通便。

茯苓:健脾利湿。

甘草:调和诸药。

B. 二诊用药

射干、浙贝母:清咽喉内表痰热。

柴胡、葛根:同首诊用药。

郁金、石菖蒲:同首诊用药。

百合、蜜枇杷叶:治疗阴虚肺燥之咽干、咽红。

陈皮、炒枳壳:同首诊用药。

炒僵蚕、郁金:炒僵蚕可息风止痉,化痰定惊,通络散结;郁金凉心热,散肝郁,可行气解郁、泄血破瘀、开窍。二者相须为用,可治疗风痰瘀血闭阻咽喉。同时、本案正值春季,加入祛风痰药亦属应季用药。

瓜蒌:清热化痰,润肠通便。

生白芍、甘草:酸甘化阴,治疗阴虚所致肌肉不自主抽动。本案主要用于缓解患儿清嗓子症状。甘草兼能调和诸药。

生栀子:通利三焦,泻火除烦。

茯苓:健脾利湿。

第四章 脾胃系病证

第一节 小儿口疮

小儿口疮以齿龈、舌体、两颊、上腭等处出现大小不等淡黄色或灰白色溃疡,局部灼热疼痛,或伴发热、流涎为特征。本病以2~4岁婴幼儿多见,一年四季均可发病,无明显的季节性,可单独发生,也可伴发于其他疾病(如急性感染、腹泻)、久病体弱和维生素B、维生素C等缺乏时,预后良好;体质虚弱者,可反复出现,迁延难愈。

《黄帝内经》所载"岁金不及,炎火乃行,生气乃用……民病口疮,甚则心痛",指出口疮的成因总归为火;《小儿卫生总微论方》所载"风毒湿热,随其虚处所著,搏于血气,则生疮疡……若发于唇里,连两颊生疮者,名曰口疮",首提口疮病名及其病因病机和特点;《活幼心书》所载"心脾胃热蒸于上,舌白牙根肉腐伤,口角承浆分两处,有疮虽异治同方",阐明了口疮可发于未病之前,可生于已病之后,由血气盛实,心脾蕴热,或客热在胃,熏逼上焦,而成其疮,治以宣热拔毒,使无炎炽,自然作效;《幼科释谜》所载"小儿口内白烂于舌上,口外糜溃于唇弦,疮少而大,不甚痛,常流清水,此脾胃虚热上蒸,内已先发而后形于外也",指明了虚证口疮的特点。

【病因病机】

1. 西医病因病机

(1)病因

1)有害病原微生物侵袭口腔内表:口腔作为消化道的门户,拥有一个独立、复杂、多样的微生态系统。口腔中的微生物种类超过700种,其中益生菌对于维持口腔生态平衡起着至关重要的作用;正是因为有益菌和有害病原微生物之间的动态平衡,使得口腔微生态处于健康和稳定的状态。小儿口腔黏膜嫩薄,一旦平衡被打破,有害病原微生物直接侵袭口腔内表,造成内表感染,出现局部炎症。

2)食源性有害物质侵袭口腔内表:随着食品添加剂种类的增多,食物或添加剂本身会成为新的致病因素。小儿在咀嚼过程中,食物充分与黏膜接触,其中具有黏膜刺激性的食物颗粒会刺激口腔内表,致使内表产生炎症。

（2）病机：西医学认为，本病常由细菌、病毒、真菌等感染导致。近年来，细菌感染导致的口疮已经十分少见。病毒感染以单纯疱疹病毒Ⅰ型感染为主，临床称之为单纯疱疹性口炎，可见口腔内出现单个或成簇小疱疹，迅速破溃后形成黄白色溃疡，多见于1~3岁婴幼儿，传染性较强，常在集体托幼机构引起小流行。真菌感染主要以白念珠菌感染为主，临床称之为鹅口疮，多见于新生儿以及久病体弱的婴幼儿；腹泻、营养不良、长期使用广谱抗生素或类固醇激素的患儿易患此病。其发病机制为致病因素对口腔黏膜或黏膜下皮层的直接损伤。

2. 中医病因病机　小儿口疮多由风热乘脾、脏腑积热、正气不足所致。病位主要在心脾肾；病机关键为心脾肾三经素蕴积热，或阴虚火旺，复感邪气熏蒸口舌；邪气来源较多，有食物中的刺激性成分，有口腔中固有的伏邪，有脏腑内生之郁热。邪气刺激口腔内表，或郁热内蒸后，循经上炎，熏灼口舌，发为小儿口疮。

（1）风热乘脾：外感风热之邪，由肌表侵入，内应于脾胃。风热邪毒从外而入，内侵脾胃，然脾开窍于口，齿龈属胃，若风热挟毒上攻，则可见口腔黏膜破溃。若夹湿热，则兼口舌糜烂。

（2）脏腑积热：小儿脾常不足，脾胃发育未臻完善，饮食不知自节，加之调护失宜，喂养不当，易出现暴饮暴食之象。口疮多由"心脾积热"所致，而心脾积热既与小儿对饮食的欲望和饮食过程中的满足感有关，又与饮食不节，恣食肥甘厚腻、辛辣炙煿之品，蕴而内生积热有关。饮食易给小儿带来情志上的变化，从而内生"郁热"；除心脾之郁热外，肺之痰热、肝之湿热、肾之虚热皆可循经上炎，熏蒸口舌齿龈，腐蚀肌膜，而致溃烂生疮。

（3）正气不足：凡小儿饮食不慎，进食生冷、油腻、刺激性食物，致口腔局部正气不足，进而出现邪盛正虚之证，变生口疮。同时，小儿平素学习压力大、熬夜疲惫、脾气急躁、心情悲伤、过度运动，皆可导致正气亏虚，引发口疮反复不愈之症。

【主要临床表现】

（1）症状：口腔内齿龈、舌体、两颊、上腭等黏膜处出现黄白色溃疡，大小不等，甚则满口糜腐，疼痛流涎，痛甚拒食，口气臭秽，可伴发热，婴幼儿常表现为啼哭烦躁、流涎。

（2）体征：齿龈、口腔内黏膜见黄白色溃疡面或见环状疱疹。

【案例举隅】柴某，男，9岁。2022年6月11日初诊。

主诉：反复口疮5年，加重3天。

现病史：患儿反复口疮5年，平素嗜食肥甘厚腻，易高热。现患儿近3日口疮加重，灼热疼痛，不欲饮食，口气臭秽，鼻塞流黄涕，鼻衄，偶有咳嗽，手足心汗出，纳寐可，大便干、日1行，小便可。舌红，苔黄腻，咽红，双侧扁桃体Ⅰ度肿大，双手掌心潮红，大小鱼际处有红色斑点。

中医诊断:小儿口疮。

证型:风热蕴脾。

西医诊断:复发性口腔溃疡合并上呼吸道感染。

治法:疏风解表,清热解毒,通腑泄热。

处方:

生石膏 15g	防风 6g	藿香 4g	生栀子 10g
浙贝母 10g	连翘 12g	蜜桑白皮 12g	炒杏仁 10g
陈皮 10g	炒枳实 8g	姜厚朴 6g	瓜蒌 12g
前胡 10g	甘草 4g	茵陈 12g	竹茹 6g

7剂,水煎服,C法服药。

药后症无。

案例分析:中医理论认为"脾开窍于口",小儿脾常不足,且易出现"积常有"的状态,故小儿口疮多与脾胃相涉。患儿大小鱼际处常有红色斑点,提示患儿体质敏感,有对食物不耐受的情况;患儿病程较长,平素嗜食肥甘,口疮反复发作,口气臭秽,大便干结,提示其脾胃升降失序,运化失调,中焦壅滞,日久化生伏火,是以伏火循经上扰,熏灼口唇,肉腐成疡。伏火不散则郁极即发,随时而作,迁延缠绵难愈。积热蕴结于内,易受外邪侵袭,故见咳嗽、鼻塞、流黄涕等症。结合患儿舌红、苔黄腻、咽红肿,辨证为风热蕴脾,治以疏风解表、清热解毒、通腑泄热。

用药分析:

藿香、生栀子、防风、生石膏:取《小儿药证直诀》泻黄散之意。藿香芳香悦脾、理气和中,生石膏、生栀子泻脾胃积热,防风散脾经伏火,用以治疗肠道湿热、食毒致敏成炎导致的口疮,解决因食物不耐受导致的诸多变态反应。

连翘、浙贝母:连翘苦寒,苦能清泄,寒能清热,为"疮家圣药",长于清心火,散上焦风热,解疮毒,消痈肿结聚;浙贝母苦寒,开泄力胜,长于宣肺化痰止咳,又善开郁结,清热散结消痈。二药为对,清热解毒消痈之力益彰,治疗口腔内表溃疡、口疮。

蜜桑白皮、炒杏仁:清肺热并宣畅上气道内表气机。

陈皮、炒枳实:疏利周身气机,俾气下则痰喘止,气行则痰满消,气通则痛刺止,气利则后重除。

瓜蒌、姜厚朴:燥湿化痰,宣通玄府,消积通便。

炒杏仁、前胡:疏风解表,清肺化浊,止咳。

茵陈:清利脾胃肝胆湿热,使邪从小便而解。

竹茹:清热化痰,凉血止血,止鼻衄。

甘草:调和诸药。

第二节 小 儿 厌 食

小儿厌食是指小儿较长时期食欲不振,甚至厌恶进食的病证,多与脾胃受纳、运化功能失调有关。现代医学认为,锌缺乏和维生素 B 缺乏影响小儿味蕾细胞更新和唾液磷酸酶的活性,致舌黏膜增生、角化不全,使小儿的味觉敏感度下降,从而食欲不振、厌食。一般多采取诊断学治疗,根据年龄服用锌或维生素 B 族制剂,若有效即可诊断为维生素 B 或锌缺乏症。排除微量元素缺乏后,仍厌食、纳差者,多考虑功能性消化不良。

本病可发生于任何季节,但夏季暑湿当令之时,易使脾气困遏,致症状加重。各年龄儿童均可发病,以 1~6 岁多见。城市儿童发病率较高,患儿除食欲不振外,一般无其他明显不适,预后良好。但长期不愈者会气血不充,易感受外邪,合并贫血,或缓慢消瘦,逐渐转为疳证。

【病因病机】小儿厌食的病因有先天因素及后天因素,病变脏腑主要在脾胃,病机关键为脾胃失健,纳化失和。胃司受纳,脾主运化,脾胃调和,方能知饥欲食,食而能化。小儿脾胃稚嫩,食积常有,致脾虚湿盛,日久湿从热化,变生湿热,若湿热之邪蕴于胃肠内表,既阻碍水谷精微物质的吸收,又影响糟粕传导的过程,导致湿浊蕴结胃肠,弥漫三焦,致积而不化,滞而不导,纳化失和。

1. 先天因素　先天胎禀不足,脾胃薄弱之儿,往往生后即表现出不欲吮乳;若后天又失于调养,则脾胃怯弱,导致长期乳食难以增进。

2. 后天因素

(1)喂养不当:家长缺乏育儿知识,盲目投以滋补厚腻之品,或滥服补品,损伤脾气;也有在婴儿期未按期添加辅食者,然婴儿在不同的年龄段对辅食有不同的敏感期,若错过辅食的添加阶段,易出现厌食,或断乳后不能适应普通饮食;或小儿生活无规律,进食不按时,纵其所好,贪食零食,饮食偏嗜,饥饱无度,均可造成脾胃损伤。

(2)病传药害:小儿稚阴稚阳之体,发病容易,传变迅速,若屡患他病,迁延伤脾;或误用攻伐,峻加消导;或过用苦寒损伤脾阳;或过用温燥耗伤胃阴;或病后未能及时调理,均可使受纳运化失常,形成厌食。

(3)外邪直中:湿为阴邪,脾为至阴之脏、喜燥恶湿,若地处潮湿或夏伤暑湿,脾为湿困,可使受纳运化失常,而致厌恶进食。

(4)情志失调:小儿心怀惊惧,或变换环境,或家长对其要求过高、多加限制,均能使其情志抑郁,气机不畅,形成厌食。

【主要临床表现】

(1) 症状:以厌恶进食为主要临床表现。其他症状也以消化功能紊乱为主,如嗳气恶心,强迫进食或多食后脘腹作胀、甚至呕吐,大便不调,面色欠华,形体偏瘦等。亦有不少患儿除厌食外,其他症状很少。若患儿形体显著消瘦,则已转为疳证。

(2) 体征:病久可有形体偏瘦,余无明显体征。

【案例举隅】

案例1:高某,男,3岁。2022年6月26日初诊。

主诉:纳差1年,咳嗽1个月。

现病史:患儿近1年因反复上呼吸道感染住院,出现纳差等症状。现厌食、纳少、食欲差,伴咳嗽1个月,咳痰不利,夜间咳甚,寐欠安,夜间盗汗,大便干、呈球状、2日1行,小便可,舌红,苔黄厚,咽红,双肺呼吸音粗,手心热。

中医诊断:小儿厌食、咳嗽。

证型:脾失健运,肺失宣肃。

西医诊断:功能性消化不良合并支气管炎。

治法:运脾开胃,疏风清热,宣肃肺气。

处方:桑叶 6g	浙贝母 6g	连翘 8g	射干 6g
炒杏仁 6g	陈皮 6g	枳壳 6g	姜厚朴 3g
瓜蒌 10g	蜜百部 6g	甘草 3g	炒鸡内金 10g
焦麦芽 10g	乌梅 6g	苦参 6g	藿香 4g

7剂,水煎服,C法服药。

2022年7月10日二诊:药后诸症减轻,偶有咳嗽,纳增,寐可,大便干、2日1行,小便可。舌红,苔黄厚,咽红,双肺呼吸音清,手心热。

处方:浙贝母 6g	射干 6g	连翘 8g	白茅根 10g
陈皮 6g	炒枳壳 6g	炒槟榔 6g	炒杏仁 6g
甘草 3g	炒鸡内金 10g	焦山楂 6g	火麻仁 6g

7剂,水煎服,C法服药。

药后纳增咳止。

案例分析:小儿反复呼吸道感染,多为脾虚肺弱所致。小儿肺常不足,卫外力薄,易受外邪侵袭,而见咳嗽、咳痰等症状;脾常不足,运化失司,易夹滞而出现纳差、厌食、大便干结等症状,故首诊在清气道内表炎症的同时,加用理气、消积、健脾、开胃之品,治以运脾开胃,疏风清热,宣肃肺气。二诊时患儿咳嗽明显好转,故调整药物比例,加大健脾开胃药物的占比。值得注意的是,在本案的治疗中,患儿的厌食始终与中焦积滞密切相关,故前后两诊均着眼于内伤食滞,在此基础上疏风宣肺、运脾开胃,收效甚佳。

用药分析:

A. 首诊用药

桑叶、炒杏仁:桑叶轻清发散,长于疏表邪、散风热、凉血润燥、清肝明目;杏仁宣肺平喘,降气祛痰。桑叶以散为主,杏仁以降为要。二药相伍,治风热郁于气道内表的咳嗽。

浙贝母、射干、连翘:疗气道内表炎症。

陈皮、枳壳:疏理气机,调畅中焦。

瓜蒌、姜厚朴:消积导滞,润肠通便。

蜜百部、苦参:蜜百部润肺止咳,苦参清热燥湿,一润一燥,燥中寓润,润燥兼备,互制其短而展其长,共奏祛湿毒、止咳嗽之功。

藿香、乌梅:治肠道寒热错杂,湿毒内侵肠道内表导致的厌食、纳差。

炒鸡内金、焦麦芽:运脾开胃消食。

甘草:调和诸药。

B. 二诊用药

陈皮、炒枳壳、炒槟榔:清胃肠积滞,有开胃进食之功。

陈皮、炒枳壳、炒杏仁:理中焦食积,宽胸除胀,宣降肺气。

浙贝母、射干、连翘:同首诊。

白茅根:清肺胃之热。

火麻仁:润肠通便。

焦山楂:化食积,行结气,健胃宽膈。

炒鸡内金:消食健胃。

甘草:调和诸药。

案例2:陈某,男,10岁。2022年7月11日初诊。

主诉:纳差月余。

现病史:患儿纳差月余,未用药治疗。现患儿形瘦,面色萎黄,纳差,不思进食,食量减少,口气臭秽,时有腹痛,寐欠安,喜趴睡,大便质黏、1~2日1行,小便黄少。舌红,苔黄厚腻,咽红,手心热。

中医诊断:小儿厌食。

证型:脾胃湿热。

西医诊断:功能性消化不良。

治法:清热化湿,醒脾开胃。

处方:

白茅根 15g	胡黄连 3g	浙贝母 10g	藿香 4g
防风 5g	炒枳实 12g	佛手 10g	炒槟榔 6g
熟大黄 6g	银柴胡 8g	生白芍 10g	甘草 3g
醋鸡内金 15g	淡竹叶 6g		

7剂,颗粒剂,水冲服,C法服药。

2022年8月27日二诊:药后诸症减轻。近1周无明显诱因而症状反复。现厌食,纳差,寐欠安,易辗转,大便质干、1~2日1行。舌红,苔黄,咽红,手心热。

处方:

白茅根 15g	胡黄连 3g	浙贝母 10g	枳壳 10g
佛手 10g	炒槟榔 6g	熟大黄 6g	银柴胡 8g
白芍 10g	甘草 3g	醋鸡内金 15g	淡竹叶 6g
生姜 3g	大枣 6g	花椒 6g	

7剂,颗粒剂,水冲服,C法服药。

药后诸症消。

案例分析:小儿食积常有,日久量变转质变,出现食积难化,运化受损,水湿内停,湿郁化热,最易伤阳,而脾为太阴湿土、喜燥恶湿,脾阳易为湿所伤,若脾阳被抑,不能运化升清,气机不畅,故而纳差、不欲食;宿食停聚中焦,可见口气臭秽、腹痛、喜趴睡等症。结合大便黏滞、舌红、苔黄厚腻、咽红,辨证属脾胃湿热,治以清热化湿、醒脾开胃。

用药分析:

A. 首诊用药

银柴胡、胡黄连:清虚热,除疳热,善清大肠湿火蕴结。

藿香、防风:治疗对食物不耐受导致的厌食。

防风、浙贝母:祛肠道之风痰积滞,针对腹痛、趴睡而设。

佛手、炒枳实:疏肝理脾,调气化滞。其消导之力较与枳壳配伍更胜。

炒槟榔、熟大黄:炒槟榔善行胃肠之气,消积导滞,缓泻通便;熟大黄泻下攻积,荡涤肠胃,推陈致新。二药相伍,通导阳明,泄热通便。

生白芍、甘草:生白芍味酸,得木之气最纯;甘草味甘,得土之气最厚。二药相合,酸甘化阴,滋阴通便,缓急止痛。

醋鸡内金:消食健胃。

淡竹叶:主归心经而能清心火除烦,入胃经而泻胃火止渴。心胃有热则无食欲,宜用此导热从小便而出。

白茅根:上可清肺,中可清胃,下除膀胱之热,清解脏腑郁热之功明显。

B. 二诊用药

佛手、枳壳:调节中焦气滞,清理胃肠积滞。

白芍、花椒:治疗积滞腹痛。

生姜、大枣:益脾温中。

余药同首诊。

案例3:田某,男,4岁。2023年1月15日初诊。

主诉:纳差年余。

现病史:患儿纳差、食少年余。现纳差,食欲不振,口淡乏味,多食则脘腹饱胀,寐欠安,喜趴睡,有睡前喝奶粉习惯,二便调。舌红,苔白中厚,咽红,扁桃体Ⅱ度肿大,手心热。

中医诊断:小儿厌食。

证型:脾虚夹滞。

西医诊断:功能性消化不良。

治法:健脾开胃,消积导滞。

处方:芦根10g　　陈皮6g　　　炒枳壳8g　　炒莱菔子10g

　　　黄连2g　　　炒鸡内金10g　炒谷芽10g　焦山楂10g

　　　甘草3g　　　淡竹叶4g

5剂,颗粒剂,水冲服,C法服药。

药后胃开纳增。

案例分析:本案患儿纳差、食少年余,病程日久。小儿属稚阴稚阳之体,脏腑柔弱,脾常不足,易受损伤,致脾胃呆滞,运化失常,故见纳差、口淡乏味、脘腹饱胀等症;患儿寐差、喜趴睡、手心热,提示有积滞;结合舌红、苔白中厚、咽红肿,当属脾虚夹滞证。患儿脾常不足,运化力弱,若滥施补益,则碍滞脾胃;虽有食滞,又不可妄加攻克,以免损其正气。同时,本案病发于冬季,故用药不可过于苦寒,虽用黄连,但使用剂量小,且小剂量黄连有健脾胃之功。

用药分析:

芦根:《金匮玉函经》言其可治"五噎膈气烦闷,吐逆不下食",《玉楸药解》言其有"除呕下食"之功。

陈皮、炒枳壳、炒莱菔子:陈皮、炒枳壳宣畅气机,炒莱菔子上能降气化痰、下能消食除胀,合用可行气滞、消食积、除胀满、化痰浊。

黄连:小剂量黄连有健脾胃的作用,兼能清胃肠积滞湿热。

炒鸡内金:消食健胃。

炒谷芽、焦山楂:消积导滞,健脾开胃。

甘草:调和诸药。

淡竹叶:泻心经之热,除烦开胃。

案例 4:郭某,男,11 岁。2023 年 3 月 25 日初诊。

主诉:纳差 3 年余。

现病史:患儿纳差 3 年余,身高和体重均不达标,曾于其他医疗机构服用中药调理,效欠佳。现纳差,食欲不振,挑食,面色不华,形体消瘦,神疲肢倦,性情急躁,寐安,大便干、2 日 1 行,小便黄。舌红,苔白厚,咽红,手心热。

中医诊断:小儿厌食。

证型:肝脾不和。

西医诊断:功能性消化不良。

治法:疏肝健脾,理气助运。

处方:

砂仁 6g	白茅根 15g	滑石 6g^{包煎}	佛手 10g
炒枳壳 10g	胡黄连 3g	炒谷芽 10g	炒鸡内金 15g
熟大黄 6g	甘草 3g	柴胡 6g	薄荷 6g
生山药 10g	山楂 10g		

10 剂,水煎服,C 法服药。

2023 年 4 月 9 日二诊:药后厌食改善,纳增,寐安,二便调。舌红,苔白,咽红,手心热。

处方:初诊方去胡黄连、滑石,加龙胆 4g、淡竹叶 5g。10 剂,水煎服,C 法服药。

药后症消纳增。

案例分析:"木之性主于疏泄,食气入胃,全赖肝木之气以疏泄之,而水谷乃化"(《血证论》)。肝疏泄功能正常,则脾胃冲和,气机升降出入有序,气血津液运行正常,故脾胃以肝木为用,方能遂其纳化、升降等作用。本案患儿病程日久,喂养不当,损伤脾胃,致脾失运化,故而厌食。脾胃损伤日久,气血生化乏源,不能养肝柔肝,肝脾不和则脾气暴躁;患儿面色不华,形体消瘦,大便秘结,结合舌脉,辨证属肝脾不和。治以疏肝健脾,理气助运。

用药分析:

A. 首诊用药

砂仁、白茅根:砂仁化湿醒脾,行气温中,为"醒脾调胃要药";白茅根味甘而不腻膈,性寒而不碍胃,利水而不伤阴,善清血分之热。二药相伍,一气一血,清透郁热,醒脾开胃。

砂仁、胡黄连:清解中焦湿热、积热、虚热。

白茅根、滑石：上能清水源，下可通水道，荡涤六腑之邪热，使其从小便而解。

佛手、炒枳壳：解肝脾之气滞，强中焦胃纳脾运。

柴胡、薄荷：治疗对食物不耐受导致的纳差，同时兼有疏肝理气之功，多于春季加用。

熟大黄、山楂：既能下胃肠有形之积滞，又能消食健脾，顾护胃气。

炒谷芽：消食、健脾、开胃。

炒鸡内金：宽中健脾，消食磨胃。

生山药：质润液浓，不热不燥，补而不腻，作用和缓，可补脾胃，助消化。

甘草：调和诸药。

B. 二诊用药

龙胆：专泻肝胆之火，主治惊痫邪气、小儿疳积。凡属肝经热邪为患，用之神妙。

淡竹叶：清心导热，增强食欲。

余药同首诊。

第三节　积　　滞

积滞是指由于内伤乳食，停聚中焦，积而不化，气滞不行，从而影响胃纳脾运导致的病证。临床以不思乳食，脘腹胀满，嗳气酸腐，甚至吐泻酸臭乳食或便秘，舌苔厚腻为特征。小儿各年龄段均可发病，但以婴幼儿最为多见，一般预后良好，但少数患儿因积久不消，迁延失治，影响营养及生长发育，形体日渐羸瘦，可转化为疳证，故有"积为疳之母，无积不成疳"之说。

【病因病机】积滞的主要病因病机为喂养不当、乳食不节，损伤脾胃，致脾胃运化功能失调，或脾胃虚弱，腐熟运化不及，使乳食停滞不化。病位在脾胃，基本病机为乳食停聚不消，积而不化，气滞不行。

1. 病因

（1）胃纳过度：笔者在临床反复强调，19 点以后不要给小儿进食。但很多家长难以做到，有的小儿放学晚，有的家长下班晚，很难在 19 点前结束晚餐。饮食不知节制，偏食嗜食，暴饮暴食，或过食肥甘厚味、煎炸炙煿之品，或贪食生冷坚硬难化之物，或强行喂食，或喂食过晚等，久而导致脾胃受伤，宿食停聚，积而不化，则成积滞。

（2）脾运不及：若禀赋不足，脾胃虚弱；或病后失调，脾气亏虚；或过用寒凉攻伐之品，致脾胃虚寒，腐熟运化之力不及，致饮食积滞，湿浊内生，困脾伤阳。

2. 病机

（1）乳食壅积：小儿乳食不知自节，饥饱不知自调，若喂养不当，可损伤脾胃，若脾胃受伤,则受纳运化失职,升降失调,乳食停滞,积而不消,乃成积滞。

（2）积滞化热:乳食中阻,湿邪易停,积滞内停,蕴而生热,则湿热困脾,使脾气壅遏,致气机升降出入失调,清阳不升,浊阴不降,食物消化不全,乃成积滞。内生湿热蕴结中焦,可见伤食恶食、腹胀满;下注大肠,可见腹部热痛、泻下腐化之物;外蕴肌肤,可生疱疹瘙痒。若不及时治疗,积热循经上犯肺、咽喉内表,则易生咳嗽、咽喉肿痛诸症。

（3）脾虚夹积:小儿素体脾虚不足,脾胃运化之力薄弱,若乳食不当则致停蓄不消,多形成虚中夹实的积滞。

【主要临床表现】

（1）症状:以不思饮食,食而不化,脘腹胀满,嗳腐吞酸,大便溏泄,酸臭或臭如败卵,或便秘为特征。可伴有烦躁不安、夜间哭闹或呕吐等症。

（2）体征:腹部触诊可有上腹部及脐周压痛。

【案例举隅】

案例1:宋某,男,5岁。2022年6月20日初诊。

主诉:腹痛3天。

现病史:患儿腹痛3天,体温37.3℃,就诊于山西省某儿童医院,给予口服健脾养胃颗粒、布拉式酵母菌散等,效欠佳。现患儿时有腹痛,以脐周为著,吸鼻子,喑哑,无发热,精神欠佳,纳差,寐可,大便干,小便黄。舌红,苔黄腻,咽红,手心热。

既往史:高热惊厥。

中医诊断:积滞。

证型:积滞化热。

西医诊断:功能性消化不良。

治法:清热导滞,消积止痛。

处方:

葛根8g	藿香4g	浙贝母8g	连翘10g
黄连3g	滑石6g^{包煎}	陈皮6g	姜厚朴4g
焦山楂10g	木香5g	生白芍8g	甘草3g
蜜桑白皮10g	芦根10g	蝉蜕4g	枳实6g

4剂,水煎服,B法服药。

药后体温正常,积滞消退。续服4剂,水煎服,B法服药。药后体温正常,积滞消退。

案例分析:本案患儿主要表现以腹痛为主,自用中成药、益生菌等治疗,效果欠佳,乃积滞不化,蕴久化热,热结肠胃,传导失职,腑气不通所致。饮食积滞,脾失健运,气机不畅,则纳差;食积化热,耗伤津液,则手心热、小便黄、大便干;舌红、苔黄腻均为食积化热之征。因六腑以通为顺,故治疗以消导为先,但应注意小儿为稚阴稚阳之体,虽有热有滞,但不应妄投峻攻峻泻之品,以免积消伤阴。患儿出现体温升高,虽未发热,但有发热之趋势,兼有吸鼻子、喑哑等邪热侵袭呼吸道内表之症状,故针对"将热"之苗头,进行预防性用药,如"浙贝母、连翘""黄连、滑石"等药对,既能清热消积,又能解内表炎症。面对可能要发热的患儿,笔者常用 B 法服药,收效明显。

用药分析:

葛根、藿香:葛根解肌退热、益胃生津、除烦渴,藿香解表燥湿,二药合"辛以润之"之旨,功在开腠理,芳香条达,轻清鼓舞,悦脾助胃,理气而更行其津液。

浙贝母、连翘:上疗咽喉和鼻窍内表炎症导致的鼻塞、喑哑等症状,下疗胃肠道内表炎症导致的腹痛症状。

黄连、滑石:其效与砂仁、黄连、滑石合用相类,主要用于治疗中焦积滞化热,侵袭肠道内表。

陈皮、枳实、姜厚朴:治中焦食积、气滞。

木香:行气止痛,健脾消食。

焦山楂:消食健胃,行气散瘀。

生白芍、甘草:敛阴柔肝,缓急止痛,治肌肉痉挛导致的腹痛,甘草兼能调和诸药。

蜜桑白皮:清肺热,疗喑哑,通鼻窍。

芦根:清热泻火,导热下行。

藿香、蝉蜕:藿香化湿止呕,芳香宣透;蝉蜕轻清宣泄,善于走表。二药合用,宣透郁滞之湿热,疏通表里,引邪达外。

案例 2:李某,女,8 岁。2022 年 8 月 21 日初诊。

主诉:痞满 3 天。

现病史:患儿平素喜肉食,近 3 日出现痞满,口气臭秽,脾气急躁,纳多,食欲强,寐欠安,大便干、日 1 次,小便可。舌红,苔白厚,咽红,手掌潮红。

中医诊断:积滞。

证型:肝胃不和。

西医诊断:功能性消化不良。

治法:清肝泄热,通腑消痞。

处方:龙胆 3g	生栀子 6g	白茅根 10g	藿香 3g
滑石粉 6g^{包煎}	陈皮 6g	炒枳壳 6g	青蒿 8g
防风 5g	浙贝母 6g	熟大黄 5g	姜厚朴 4g
黄连 2g	甘草 3g	焦山楂 10g	

6 剂,水煎服,C 法服药。

药后病愈。

案例分析:患儿手掌潮红、脾气急躁,考虑与肝经湿热有关;平素喜肉食,易致饮食停滞,使脾胃受损,受纳运化失职,但食欲强,说明胃纳尚可,而脾运不及;积食滞胃,浊气上逆,可见口气臭秽;饮食停聚中焦,化腐生热,滞伤胃气,使腑气不通,致痞满、大便干、寐欠安、苔白厚等。辨证属肝胃不和,治以清肝泄热、通腑消痞为主。本案病发于秋季,然秋季多风疾成敏,故笔者在治疗时加入消炎止敏药对,如黄连、藿香,以截断胃肠过敏之源。

用药分析:

黄连、藿香:藿香辛温,善理中州湿浊,为醒脾快胃、振动清阳之品;黄连苦寒,清热燥湿。二药相伍,一寒一温,清热化湿,鼓舞脾胃,主治肠道寒热错杂之积滞腹痛、炎症过敏等。

生栀子、龙胆:龙胆苦寒,上泻肝胆实火,下清下焦湿热;生栀子助龙胆清泻肝胆实火。二药合用,通过苦寒直折,使火降热清。

白茅根、滑石粉:导中焦之湿热下行,给湿热之邪以出路。

陈皮、炒枳壳、姜厚朴:疗中焦食积、气滞,除消化道内表炎症。

熟大黄、焦山楂:除中焦饮食积滞,开胃进食。

藿香、青蒿:除脾胃、肝胆湿热。

防风、浙贝母:除胃肠道内表之邪气。

甘草:调和诸药。

案例3:姜某,男,7岁。2022年11月12日初诊。

主诉:口气臭秽2天。

现病史:患儿口气臭秽,晨起明显,胃脘胀满,纳多,寐欠安,大便干、2~3日1次,小便可。唇红,舌红,苔白,扁桃体Ⅰ度肿大,手心热。

既往史:腺样体肥大。

中医诊断:积滞。

证型:食积化热。

西医诊断:功能性消化不良。

治法:清热导滞,消积化浊。

处方:

柴胡 8g	薄荷 6g后下	连翘 15g	黄连 3g
浙贝母 10g	陈皮 12g	枳壳 12g	炒槟榔 10g
熟大黄 6g	甘草 4g	炒杏仁 8g	石膏 15g

7剂,水煎服,C法服药。

药后无口臭。

案例分析:"口臭,由五脏六腑不调,气上胸膈"(《诸病源候论·唇口病诸候·口臭候》)。饮食积滞,郁而化热,致腑气不通,胃火上冲,熏蒸食道内表,故出现口臭;气机阻滞,升降纳运失常,可见胃脘胀满;食积化热,耗伤津液,则可见唇红、手心热、大便干、扁桃体肿大等;积热内扰心神,则夜寐不安。治以清热导滞、消积化浊为主。在治疗上,诸药合用,既能清泄上焦之热,还能燥湿解毒,使上焦之火或从表解,或从下泄,总以因势利导、祛邪外出为目的,体现了"其上者,因而越之""火郁发之"的治则。

用药分析:

柴胡、薄荷:治饮食积滞,侵袭内表,致敏成炎,兼能清新口气。

黄连、连翘:解湿热侵袭肠道内表造成的郁热及炎症。

陈皮、枳壳:消中焦食积,理三焦气滞。

炒槟榔、熟大黄:消积滞,清积热,通肠腑。

柴胡、炒杏仁、石膏:积热内犯阳明、少阳,以此两解之。

石膏、浙贝母:清上焦痰热、湿热。

甘草:调和诸药。

案例4:郭某,男,10岁。2023年2月4日初诊。

主诉:纳差伴恶心8天。

现病史:患儿恶心、纳差,自用化积口服液有效。现患儿纳差,伴恶心,胃脘不适,身热,口渴,晨起连声喷嚏,寐安,大便有未消化食物,小便黄。舌红,苔黄中厚,咽红,双肺呼吸音清,手心热。

中医诊断:积滞。

证型:饮食内阻。

西医诊断:功能性消化不良。

治法:清热消积,和中降逆。

处方:白茅根 15g	黄连 3g	防风 10g	浙贝母 10g
柴胡 6g	滑石 6g^{包煎}	陈皮 10g	炒枳壳 15g
姜厚朴 6g	焦山楂 15g	炒麦芽 10g	茯苓 15g
生姜 5g	大枣 15g	白芍 10g	甘草 6g

10剂,水煎服,C法服药。

药后无症状。

案例分析:胃家有热难留食。本案患儿饮食不节,蕴久化热,热伤胃逆则纳差、恶心;宿食停聚中焦,运化不及,致积滞糟粕内停,可见舌红、苔黄中厚、咽红、手心热等。

本案虽以恶心为主诉,但治疗时需要从积滞着手,以消导为主,俾积滞除则哕自止。患儿病起于春季,根据季节选用药对柴胡、陈皮、枳壳,以条达少阳气机,此为应季之用。

用药分析:

白茅根、滑石:流通气机,治疗湿热自肠道内表侵及血分所致积滞。

黄连、防风:取自藿香、黄连、防风中的两味,主要用于清解肠道内表湿热、食毒,疗寒热错杂。

防风、浙贝母:治疗风痰侵袭胃肠内表所致积滞诸症。

柴胡、陈皮、炒枳壳:调畅表里气机,消积导滞。

炒枳壳、姜厚朴、焦山楂:其功效同枳实、厚朴、山楂,主要用于中焦食积,积滞化热诸症。

焦山楂、炒麦芽:消食化积,清热利湿。

茯苓:健脾利湿。

生姜、大枣:温中健脾。

白芍、甘草:缓解膈肌痉挛。

第四节　小 儿 便 秘

小儿便秘是指大便干燥坚硬、秘结不通、排便次数减少、间隔时间延长,或虽便意频繁而排出困难的发生于小儿的一种病证。小儿便秘为小儿常见的临床证候,可见于任何年龄,一年四季均可发病,一般预后良好。由于排便困难,部分小儿可发生食欲不振、睡眠不安,或可由于便时努力,引起肛裂、脱肛或痔疮。若便秘长期未能得到适宜治疗,尚可影响患儿生长发育及身心健康。

西医将便秘分为器质性便秘和功能性便秘两大类,其中功能性便秘是指未发现明显器质性病变而以功能性改变为特征的排便障碍,约占小儿便秘的90%以上。本节主要论述功能性便秘。

【病因病机】

1. 西医病因病机　西医认为,小儿功能性便秘的病因较为复杂,可能与饮食不足、食物成分不当、肠道功能异常、胃肠动力异常、遗传因素、精神因素、胃肠激素分泌和调控异常及某些代谢因素、药物作用等有关。大便的性质与食物的成分密切相关,若进食蛋白质多、碳水化合物少,则肠内分解蛋白质的菌群数量会超过发酵菌,这就会导致肠道内容物发酵不足,大便呈偏碱性的状态,而碱性大便偏干燥,容易干结导致便秘;维生素D服用过量、铅中毒也可导致顽固性便秘。同时,肠道表面亦有内表,若患儿平素生活不规律,不按时大便,以至于没有形成排便的条件反射,最终导致肠肌松弛而便秘;若患儿因便秘长期使用泻药或因发热而频繁灌肠,也可致肠壁内表肌肉松弛,使内表不固,肠道蠕动乏力。

2. 中医病因病机 小儿便秘的常见病因有肠道积滞、邪热伤津、体质因素、气血阴津亏虚等;病位在大肠;病机关键为大肠传导失司,与脾、肝、肾三脏相关。脾胃升降失常,或肝气失疏致胃失和降,或肾气失煦致脾胃升降无力,均可影响大肠传导而形成便秘。

(1)肠道积滞:小儿脾常不足,饮食不知自节,若喂养不当,致脾胃损伤,运化失常,饮食停滞中焦,积滞蕴结而使肠腑传导失司,则引起便秘。

(2)邪热伤津:小儿易感温热时邪,邪热稽留,或肺热下移大肠,或恣食炙煿辛辣之物,灼津伤阴,或胎热素盛,肠道燥热等,均可致肠胃积热,燥热内结伤津,使肠道津少失濡,传导不利,粪质干燥坚硬,难于排出而便秘。正如《婴童百问》言:"小儿大肠热,乃是肺家有热在里,流入大肠,以致秘结不通,乃实热也。"《诸病源候论》言:"脾胃为水谷之海,水谷之精华化为血气,其糟粕行于大肠。若三焦五脏不调和,热气归于大肠,热实,故大便燥涩不通也。"

(3)体质因素:湿热体质患儿易便秘。无论外感、内伤,小儿诸病易生积滞,若积滞从阳化热,使湿热困肠,致肠道内表被郁,传导失司,则易便秘。

(4)气血阴津亏虚:小儿素体气血阴津亏虚,或疾病损伤,或因病过用发汗、通利、燥热之剂,均可导致气血阴津不足,然气虚则传导无力,血阴津亏虚则肠道失润,使大便下行不利,糟粕难行而致便秘。

【主要临床表现】

(1)症状:粪便干燥、坚硬、排出困难,排便次数减少、间隔时间延长,或虽排便间隔时间如常,但排便艰涩或时间延长,或便意频频,难以排出或排净。轻者仅大便初头干硬,重者大便坚硬,状如羊屎,或粪便粗大堵塞马桶。伴有腹胀、腹痛、食欲不振、排便哭闹等,可因便秘而发生肛裂、便血、痔疮。

(2)体征:部分患儿左下腹部可触及粪块。

【案例举隅】

案例1:彭某,男,3岁。2022年7月17日初诊。

主诉:便秘2年,加重1个月。

现病史:患儿自添加辅食后出现便秘2年,1个月前因咳嗽致便秘加重。现大便干、1~2日1次,偶有便血,唇干、鼻衄,纳差,挑食,寐安,小便可。舌红,苔白中厚,咽红,手心热。

既往史:湿疹。

中医诊断:小儿便秘。

证型:腑气不通。

西医诊断:功能性便秘。

治法:宣降肺气,润肠通便。

处方:火麻仁 6g　　炒紫苏子 10g　　杏仁 6g　　白茅根 10g

　　　胡黄连 3g　　　地榆 6g　　　　甘草 3g　　陈皮 6g

7 剂,颗粒剂,水冲服。

服药方法:前 3 天,每天 1 剂,每剂分 2 次服用。若用药后大便通畅,则改为每天晨起服药 1 次且服用半剂。若半剂药仍能维持大便通畅,则改为 2 天半剂。其用药以大便得通为度。

药后便通。

案例分析:本案患儿反复便秘 2 年,因咳嗽致便秘加重。《薛生白医案》谓:"肺为气化之源,又寄养于脾土也。"肺与大肠相表里,肺主宣发,将脾胃输送的营养成分和水分输送至全身,滋润五脏六腑。肺气宣肃是大便通畅的前提,若肺气不得宣肃,就无法正常运化津液,使大肠得不到濡润,糟粕不能变化而出,则造成便秘。故用火麻仁、杏仁、炒紫苏子,承天气下降,导燥便外出;同时伴衄血、便血,提示鼻腔内表及胃肠道内表受湿热毒邪刺激,故加用清热凉血止血药。综合来看,本案患儿年龄较小,脏腑轻灵,随拨随应,加之便秘患儿特有的服药和护理方案,收效颇佳。

用药分析:

炒紫苏子、杏仁、火麻仁:炒紫苏子辛温,能降泄肺气而助大肠传导;杏仁苦温,有"提壶揭盖"之意;火麻仁润肠通便。三药相伍,辛开苦降,治疗肺气不利,肠燥便秘。

白茅根:清热凉血止血,止鼻衄。

胡黄连:开胃进食,清热利湿,兼有通便之功。

地榆:凉血止血,治便血。

陈皮:理气和中。

甘草:调和诸药。

案例 2:崔某,男,4 岁。2022 年 8 月 21 日初诊。

主诉:排便困难 2 年余。

现病史:患儿排便困难 2 年余,平素常用开塞露通便,曾服中药治疗有效,但停药则反复。现大便干、呈条状、2 日 1 次,腹胀满,口干口臭,自汗出,纳欠佳,挑食,寐欠安,呓语,小便短赤。舌红,苔黄厚,咽红,手心热。

中医诊断:小儿便秘。

证型:肠胃积热。

西医诊断:功能性便秘。

治法:泄热导滞,润肠通便。

处方:火麻仁 6g　　胡黄连 2g　　陈皮 6g　　枳壳 8g

　　　厚朴 4g　　　熟大黄 4g　　炒酸枣仁 10g　浮小麦 10g

　　　甘草 3g　　　炒鸡内金 10g　杏仁 8g　　大枣 6g

10 剂,颗粒剂,水冲服。

服药方法:前 3 天,每天 1 剂,每剂分 2 次服用。若用药后大便通畅,则改为每天晨起服药 1 次且服用半剂。若半剂药仍能维持大便通畅,则改为 2 天半剂。其用药以大便得通为度。

2022 年 9 月 12 日二诊:药后便秘症状缓解。现大便初头硬、后软,自汗,纳差、挑食,寐欠安,睡中张口呼吸,舌红,苔白中厚,手心热。

处方:上方加炒紫苏子 10g。15 剂,颗粒剂,水冲服。

服药方法:根据首诊用量,每 2 天半剂,以大便得通为度。

药后大便规律、通畅。

案例分析:本案患儿自 2 岁开始反复便秘,长期使用开塞露不但使患儿产生排便依赖,导致习惯性便秘,还可造成肛门内表损伤,诱发肠道炎症等。肠胃积热,劫灼津液,致肠道津液枯燥,故大便干、腹胀满;积热熏蒸于上,故口干口臭;热盛于内,迫津外泄而自汗出;热移膀胱可见小便短赤。治疗时主要从润肠通便和津液平衡的角度来考虑,时值秋季,秋气肃降,病久症顽,故化用小承气汤泄热通便;以火麻仁、杏仁、胡黄连等泄热通腑,润肠通便;用甘麦大枣汤来止汗出,润脏躁,返津回肠。结合便秘患儿的服药和护理方案,初诊用药得效,二诊时加炒紫苏子,继续服药并维持每日通便,终养成自主排便习惯。

用药分析:

A. 首诊用药

火麻仁、杏仁:与笔者自拟药对火麻仁、杏仁、紫苏子功效相似,主要用于宣降肺气,润肠通便。

胡黄连:除疳热,有开胃进食之功,同时因其性沉降,有清下焦湿热之功,故又有通便之能。

陈皮、枳壳、厚朴:治中焦和下焦气机郁滞。

枳壳、厚朴、熟大黄:其功用与枳实、厚朴、大黄相似,主要用于阳明腑实、大便燥结之证。

炒酸枣仁:养心益肝,安神敛汗,生津。

浮小麦、甘草、大枣:润脏躁,止自汗。

炒鸡内金:消食健胃。

甘草:调和诸药。

B. 二诊用药

火麻仁、杏仁、炒紫苏子:宣肺降气。在首诊火麻仁、杏仁的基础上加炒紫苏子,则宣肺、润肠、通便之功更著。

余药同前。

案例3:刘某,男,1岁。2022年12月10日初诊。

主诉:大便干3个月余。

现病史:患儿自添加辅食后出现大便干,发育较同龄人缓慢。现形体消瘦,大便干结、呈羊粪状、3日1次,喜揉眼睛、耳朵,近1个月夜间啼哭不止,纳差,寐可,小便可。唇红,舌红,苔白厚,咽红,手心热。

既往史:外耳道湿疹。

中医诊断:小儿便秘。

证型:肠敏便秘。

西医诊断:功能性便秘。

治法:清肠利湿解毒,消食健胃通便。

处方:白芍 5g	火麻仁 3g	防风 3g	藿香 2g
炒鸡内金 5g	甘草 2g	大枣 6g	陈皮 3g
胡黄连 1g	麸炒枳壳 5g		

10剂,颗粒剂,水冲服。

服药方法:前3天,每天1剂,每剂分2次服用。若用药后大便通畅,则改为每天晨起服药1次且服用半剂。若半剂药仍能维持大便通畅,则改为2天半剂。其用药和贴敷均以大便得通为度。

药后夜啼止、大便通,用便秘贴辅助可维持通便。

案例分析:本案患儿便秘起于冬季,冬主封藏,本就易于便秘,加之患儿有对食物不耐受的情况,肠道内表受食毒影响,致敏原由胃肠而入,影响肠道内表津液分泌和蠕动,导致便秘反复;腑气不通,秽浊熏蒸于上,则唇红、舌红;肠胃湿浊蕴结中焦,胃津匮乏,纳食不香,致形体消瘦;湿热阻滞,扰动心神而见夜间啼哭不止。治疗当以清肠利湿解毒、消食健胃通便为法。

用药分析:

白芍、甘草:酸甘化阴,化生津液,润肠通便。甘草兼能调和诸药。

防风、藿香:患儿揉眼睛和耳朵,提示有过敏症状,以此来治疗肠道内表的湿毒。

炒鸡内金:消食健胃。

火麻仁:润肠通便。

陈皮、麸炒枳壳:调畅气机。

胡黄连:清肠道疳热、虚热,有消积之功,又有通便之能。

大枣:补中益气,养血安神,疗患儿夜啼。

案例4: 路某,男,10岁。2023年4月16日初诊。

主诉: 大便干4个月余。

现病史: 患儿大便干4个月余,就诊于山西省某儿童医院,给予口服乳果糖口服溶液、凝结芽孢杆菌活菌片、复方胰酶散7天,小儿秘通合剂4天,每天使用开塞露通便;治疗期间便畅质软,停药后反复。现大便干结、4~5天1次,偶有便血,纳寐可。舌红,苔白、有剥脱,咽红,手心热。

既往史: 花粉过敏。

中医诊断: 小儿便秘。

证型: 阴血亏虚。

西医诊断: 功能性便秘。

治法: 养血滋阴,润燥通便。

处方:

当归10g	生白芍10g	白茅根15g	胡黄连3g
火麻仁10g	炒枳壳10g	香橼10g	炒杏仁10g
甘草6g	地榆10g		

10剂,水煎服。

服药方法: 前3~5天,每天1剂,每剂分2次服用。若用药后大便通畅,则改为每天晨起服药1次且服用半剂。若半剂药仍能维持大便通畅,则改为2天半剂。口服药用完后,可以用便秘贴辅助通便。其用药和贴敷均以大便得通为度。

本次用药后,不用开塞露也能在中药的辅助下通便,巩固治疗后规律排便。

案例分析: 本案患儿便秘4个月余,口服乳果糖、活菌片、胰酶散、中成药和外用开塞露可使大便通畅,但停药后便秘反复。从肠道微环境角度来讲,并没有真正建立起新的、健康的排便规律和习惯,所以停药后会有反复。故本案治疗的关键在于让患儿在打破便秘规律的同时,建立健康排便秩序。这就体现了便秘患儿服药方法的重要性,其用药的目的是维持大便的通畅,这种通畅是基于自然条件下,菌群的重建,肠道内表主动分泌津液和推动大便排出。肾主水而司二便,若肾阴不足,肠道失濡,干涸坚涩,致大便干结;阴虚内热,蒸腾津液则舌红、苔剥脱;阴虚火旺,下注直肠内表,可见便血。辨证属阴血亏虚,治以养血滋阴、润燥通便。

用药分析:

当归:养血和血,止便血,兼能通便。

生白芍、甘草:酸甘化阴,润肠通便。

白茅根:清热凉血,既能疗便血,又能防止治疗期间出现便血情况。

胡黄连:消积健脾,兼能通便。

火麻仁、炒杏仁:宣通肺与大肠之气机,润肠通便。

香橼、炒枳壳:与佛手、枳壳功效相似,调肝脾气滞;春季应季用药,理中焦气滞、食积。

地榆:凉血止血,解毒敛疮。本案中,功用与白茅根相同。

第五节　小儿呕吐

小儿呕吐是指因胃失和降、气逆于上,胃中乳食上逆经口而出的发生于小儿的一种病证。有声有物谓之呕,有物无声谓之吐,有声无物谓之哕。本病发病无年龄及季节限制,但临床以婴幼儿多见,好发于夏秋季节。本病经积极治疗,一般预后良好。严重或长期呕吐,可伤害胃气、耗伤津液,日久致脾胃虚损、气血化源不足而影响生长发育,致疳证、血虚等。

【病因病机】

1. 西医病因病机　现代医学认为,误服毒性物质、摄入细菌污染的食物、食物过敏、情绪波动和各种因素引起的变态反应,均可引起胃黏膜的炎症和损伤。呕吐中枢位于延髓背外侧,当受到刺激后会发生呕吐。小儿咽喉内表、胃肠道内表、泌尿生殖系统内表和肝胆系统内表的感染刺激可通过神经系统传入呕吐中枢,从而反射性使胃肠发生逆蠕动,并伴随腹肌的强力收缩,导致呕吐。

2. 中医病因病机　引起小儿呕吐的原因很多,但不外乎其脏腑娇嫩,脾胃虚弱,脾升胃降的生理功能易于紊乱。常见原因有外邪犯胃、内伤饮食、胃中积热、脾胃虚寒、肝气犯胃、惊恐等,均可导致客阻、火炎、胃虚、气乱。病变部位主要在胃,与肝脾二脏密切相关。基本病机为胃失和降,气逆于上。

(1)客邪犯胃:小儿脏腑娇嫩,易为外邪所中,或其他内生诸邪所客,若邪气客犯于胃,则胃之通降受其阻塞、伤损,加之胃气驱邪外出,故胃气上逆,反降为升而呕吐。

（2）乳食积滞：小儿脾胃本薄弱，若喂养不当，饮食过多，宿食停聚胃脘，壅塞中焦，则气机升降失调，胃气上逆而发生呕吐。

（3）火热炎上：胃喜清凉而恶热，若过食辛热之品，或食滞化热，或素有积热，或外感温热之邪致胃中有热，而成火热炎上之势，不仅阻塞胃气和降，反使胃气冲逆上升而吐，此即"诸逆冲上，皆属于火"。

（4）气机逆升：情志不舒、气机不畅，肝气犯胃，胃失和降，或暴受惊恐，惊则气乱，气乱则逆，挟胃气上行而呕吐。

小儿呕吐应以八纲辨证为主，结合脏腑辨证，分清虚、实、寒、热、食积、气郁、外感等。寒呕者，胃脘虚寒，吐势徐缓，声音微弱，朝食暮吐，暮食朝吐，呕吐物清冷味淡，夹不消化食物。热呕者，胃脘实热，吐势较猛，声音壮厉，呕吐物酸馊腐败。伤食呕吐者，脘腹胀满，舌苔白厚，呕吐不消化、气味酸臭之乳食。肝气犯胃之呕吐，呈发作性，呕吐酸水或嗳气频频，伴精神郁闷。暴受惊恐之呕吐，呕吐清涎，伴惊惕不安。

【主要临床表现】

（1）症状：乳食等从胃中上涌，经口而出，嗳腐食臭，恶心纳呆等；需要关注呕吐物的性状（如颜色、气味、形态）等。重症呕吐者，有阴伤液竭之象。

（2）体征：可有胃胀满，肠鸣音活跃或亢进等。

【案例举隅】冯某，男，12岁。2022年7月12日初诊。

主诉：呕吐1天。

现病史：患儿因饮食不慎，呕吐2次，口服藿香正气胶囊而效欠佳。现恶心呕吐，吐出胃内容物，伴未消化食物残渣，脐上有痉挛性疼痛，无发热，纳寐可，大便质稀、1日4~5次，小便少。精神欠佳，舌红，苔白厚，咽红，腹软无压痛，手心热。

中医诊断：小儿呕吐。

证型：饮食内停。

西医诊断：功能性消化不良。

治法：消食化滞，和胃降逆，缓急止痛。

处方：葛根 12g　　藿香 6g　　芦根 15g　　滑石 8g^{包煎}

　　　黄连 4g　　　木香 6g　　陈皮 10g　　炒枳实 8g

　　　姜厚朴 6g　　甘草 3g　　焦山楂 15g　生白芍 10g

　　　姜半夏 6g

4剂，水煎服，B法服药。

药后呕吐止、腹痛消。

案例分析：本案患儿主因饮食不慎，致食积内停，浊气上逆，出现恶心呕吐症状；未消化食物刺激胃肠道内表,致气机阻滞,升降纳运失常,则胃脘疼痛、大便溏泄。患儿舌红、苔白厚、手心热,提示内有积滞,但腹软无压痛,提示肠道没有宿便。故治以消食化滞,和胃降逆,缓急止痛。

用药分析:

葛根、藿香:清肠道湿热,解内表邪滞,芳香化湿止呕。

芦根、滑石:芦根可清透肺胃实热,消荡郁烦,除烦下食;滑石可利小便,荡肠胃积聚寒热,通九窍六腑津液。二药相伍,清肺胃实热,荡涤肠腑,除烦止渴。

葛根、黄连、木香:葛根辛凉解肌,生津止渴,升阳止泻;黄连苦寒直折,清热燥湿,厚肠止泻;木香辛温芳香,健胃消食,行气止痛。三药合用,一辛凉,一寒折,一温散,调升降,理寒热,共奏清肠道湿热、解内表邪气之效。

陈皮、炒枳实、姜厚朴:消中焦食积,行三焦气滞。

焦山楂:消食化积,行气散瘀,兼能止泻止痢。

生白芍、甘草:生白芍可达营分,甘草可和脾阳。二者相伍,使脾阳动而营阴通,则血能养筋而缓急止痛。

姜半夏:既能降逆止呕,又能消痞散结,散中焦邪滞。

第六节　小儿泄泻

小儿泄泻是以大便次数增多、粪质稀薄或泻下如水样为主症的一种小儿常见脾胃系疾病。本病发病年龄以婴幼儿为主,其中6个月至2岁的小儿发病率最高,1岁以内约占半数。一年四季均可发病,以夏秋季节发病率最高。本病轻证若治疗得当,预后良好;重证则预后较差,可出现气阴两伤,甚至阴竭阳脱;久泻迁延不愈,则易转为慢惊风或疳证。

早在《黄帝内经》中便有多种泄泻的记载,提出感受风、寒、暑、湿、热等外邪或饮食不节均可导致泄泻。《小儿药证直诀》所载"脾病,困睡,泄泻,不思饮食",明确了小儿泄泻的病位在脾。《活幼心书》将泄泻分为"冷泻、热泻、伤食泻、水泻、积泻、惊泻、风泻、脏寒泻、疳积酿泻"。《片玉心书》指出"泄泻皆属于湿,其症有五,治法以分利、升提为主"。《丹溪心法》提出治疗泄泻"惟分利小水最为上策"。《医宗金鉴》所载"惊泻因惊成泄泻,夜卧不安昼惕惊,粪稠若胶带青色,镇惊养脾服通灵",指出惊泻治以镇心抑肝,先以益脾镇惊散定其惊,次以养脾丸理其脾,庶可愈矣。《医宗必读》总结出9种治疗泄泻的方法,分别为淡渗、升提、清凉、疏利、甘缓、酸收、燥脾、温肾、固涩,而后世对泄泻的治疗大多不离其左右。

【病因病机】小儿泄泻的病因以感受外邪、伤于饮食、脾胃虚弱等多见,病位主要在脾胃;病机关键为脾困湿盛,升降失司,水反为湿,谷反为滞,小肠清浊不分,合污下降。古人先贤把泄泻进行了细致的分类,我从玄府微观的视角,将病因及病机分为以下几类。

1. 病因

(1)邪侵内表:小儿胃肠道的胃酸浓度偏低,排空较快,故对胃肠内的病毒、细菌的杀灭力较弱,导致肠道内表易有邪伏,而病原微生物多随污染的食物或饮水进入消化道,能否引起肠道感染,取决于内表正气是否充足。

常见的伏邪有病毒、细菌和致敏物质。天气转凉后的伏邪,80% 由病毒感染内表引起,常见的病毒主要为轮状病毒、星状病毒、诺如病毒、柯萨奇病毒和埃可病毒等。其中,秋冬季节的婴幼儿伏邪主要由轮状病毒感染所致。细菌性腹泻的伏邪主要为大肠杆菌。能引起腹泻的大肠杆菌主要有 5 组,分别是致病性大肠杆菌、产毒性大肠杆菌、侵袭性大肠杆菌、出血性大肠杆菌和黏附 - 集聚性大肠杆菌。此外,食物中的某些物质,起到了类似过敏原的作用,导致肠道内表敏感,如牛奶、大豆制品、食品添加剂等,引起患儿过敏性腹泻。

(2)饮食不当:小儿消化系统发育尚未成熟,胃酸和消化酶分泌较少,酶的活性偏低,不能适应食物种类和食量的较大变化,故喂养不当可引起腹泻。此类患儿多为人工喂养,喂养不定时,饮食量多少不一或突然改变食物品种,或过早喂大量淀粉或脂肪类食品。喂养的食物中含有高果糖、山梨醇,如果汁等,可出现高渗性腹泻;患儿对乳糖不耐受,乳糖酶缺乏或活性过低,导致肠道对糖的消化吸收不良,从而引起腹泻。

(3)冷热刺激:气候突变、突然进食冷饮、腹部受凉等使肠蠕动加快,天气过热时消化液分泌减少等,都可能诱发消化功能紊乱而产生腹泻。

(4)药邪所伤:长期服用广谱抗生素,导致肠道内表受刺激而蠕动加快,同时易致肠道菌群失调(梭状芽孢杆菌和白念珠菌大量繁殖),从而引起本病。

2. 病机　腹泻的病机主要为伏邪刺激内表和肠道整体饮食结构的不合理。简述如下:

(1)伏邪侵袭内表,诱发肠道炎症:正常情况下,小儿肠道菌群对于入侵的病原微生物有拮抗作用,正邪之间保持着平衡。一旦菌群紊乱,正邪平衡被打破,无论是病毒、细菌还是过敏原,均可刺激黏膜内表,进而导致营卫气血失和,引起一系列病理变化——肠腔内出现大量不能吸收的具有渗透活性的物质,导致"渗透性腹泻";肠腔内电解质分泌过多,导致"分泌性腹泻";肠腔内表炎症致液体大量渗出,引起"渗出性腹泻";肠道受冷热刺激,蠕动异常,导致"肠道功能异常性腹泻";刺激物刺激肠道内表,诱发"过敏性腹泻"等等。

（2）饮食刺激内表,加快肠道蠕动:若进食的时间、食量、食物成分、食物结构不恰当,影响到肠道菌群结构,可导致小儿的消化过程受到影响,使大便偏酸性,进而导致肠道末端的菌群向上游动和繁殖,令食物发酵和腐败;在这个过程中分解产生的短链有机酸导致肠腔内的渗透压增高,渗出物增多;此外,酸败物质持续刺激肠道内表,导致内表蠕动加快,从而出现腹泻。

【主要临床表现】

（1）轻证泄泻:起病可急可缓,大便次数增多(每日数次至10余次),大便稀、时有少量水、黄色或黄绿色、可有少量黏液,伴呕吐、纳差、低热等,无明显脱水及全身中毒症状。

（2）重证泄泻:常急性起病,也可由轻证加重转化而成,每日10余次,食欲低下,常伴呕吐、脱水、电解质紊乱及全身中毒症状,如发热、烦躁、精神萎靡、嗜睡,甚至昏迷、休克。

【案例举隅】马某,男,7岁。2021年9月20日初诊。

主诉:腹泻伴胸闷乏力3天。

现病史:患儿病初有发热、咽痛、呕吐、腹泻等症状,当地医院诊断为病毒性肠炎、轻 - 中度脱水,予静脉补液等对症支持治疗,3天后发热、呕吐止,出现面色淡黄,神疲乏力,胸闷,时有叹气,头晕乏力,纳呆,大便质稀,小便可。舌质红,苔黄厚,脉细弱、时有结象。心脏听诊示心音较弱,节律不齐;心电图示Ⅱ度房室传导阻滞,偶发室性期前收缩;心肌酶谱异常。

中医诊断:小儿泄泻、胸痹。

证型:湿热内阻,痹阻心脉。

西医诊断:病毒性心肌炎。

治法:清热利湿,解毒化浊,活血通络。

处方:杏仁 10g　　生薏苡仁 10g　　白豆蔻 6g　　滑石 8g^包煎

　　　陈皮 10g　　枳壳 10g　　厚朴 6g　　姜半夏 6g

　　　石菖蒲 6g　　郁金 10g　　瓜蒌 12g　　甘草 3g

　　　　　　　　　　　　　　　　　　　　　　　7剂,水煎服,C法服药。

2021年9月27日二诊:药后泄泻、胸闷、叹气、头晕消失。疲倦乏力,汗多,纳寐可,大便秘结,舌红,苔少。心电图:仍偶发期前收缩。

处方:太子参 10g　　麦冬 10g　　五味子 6g　　生牡蛎 15g^先煎

　　　苦参 6g　　火麻仁 10g　　桑椹 10g　　佛手 10g

枳壳 10g　　　　炙甘草 8g　　　　生姜 5g　　　　大枣 10g

7 剂,水煎服,C 法服药。

药后诸症消失,心电图亦恢复正常。

案例分析:患儿同时具有腹泻和胸闷症状,已诊断为病毒性肠炎。在导致病毒性肠炎的病毒中,最常见的是轮状病毒,还有柯萨奇病毒和埃可病毒,而后两种是引起病毒性心肌炎的主要病毒。心电图示 Ⅱ 度房室传导阻滞,心肌酶谱异常,据此可明确诊断为病毒性心肌炎。病毒性心肌炎归属中医"心悸""胸痹"范畴。古代医家认为,心悸多由正气虚损,温热毒邪乘虚侵犯心脉而发,并可产生瘀血、痰浊等,属本虚标实之证。本案患儿先有发热、咽痛、腹泻等外邪侵袭、邪热内蕴的实证表现,继而湿浊困重,阻滞气机,则见神疲乏力、头晕;舌红、苔黄厚乃湿热兼夹之征象;湿热毒邪伤及气阴,则见胸闷、短气等虚证表现。故辨为湿热内阻、痹阻心脉证,当先予三仁汤加减以清热利湿、解毒化浊、活血通络而祛其实,后再予生脉散加减(善后调理补其虚)。

用药分析:

A. 首诊用药

杏仁、生薏苡仁、白豆蔻:既可宣利上焦肺气,又可调畅中焦脾气,下可使湿热从小便而去,具有清利消化道和呼吸道内表湿热之功。

陈皮、枳壳、厚朴:善清消化道内表炎症,通行三焦气滞,行气宽中,利湿除满。

石菖蒲、郁金、姜半夏:石菖蒲辛温,开窍豁痰,化浊开胃;郁金苦寒,行气解郁,祛瘀止痛。二药合用,一气一血,一寒一温,宣痹止痛,豁痰行气。再加姜半夏燥湿化痰,消痞散结,宽胸理气。兼能缓解气道高反应。

瓜蒌:清热化痰,宽胸散结,散胸中痰湿郁滞,清下焦湿热蕴结。

滑石、甘草:清利三焦湿热,并导湿热下行。

B. 二诊用药

太子参、麦冬、五味子:主治湿热后期,热病伤阴,气阴两虚诸症。

生牡蛎:质体重坠,味咸而涩,长于益阴潜阳,收涩止汗。

苦参:清热燥湿,利九窍,除伏热肠澼,改善肠道内表过敏状态。

火麻仁:润肠通便。

桑椹:滋阴补血,生津润燥。患儿脾胃渐复,以此润下,不伤正气。

佛手、枳壳:疏肝理脾,调气化滞。

生姜、大枣:针对患儿脾虚湿滞,有温中补虚之功。

炙甘草:调和诸药。

第五章　心肝系病证

第一节　新生儿黄疸（胎黄）

新生儿黄疸又称"新生儿高胆红素血症"，临床以胆红素在新生儿体内积聚引起的皮肤、黏膜和巩膜黄染为特征，因与胎禀因素有关，故又称"胎黄"或"胎疸"。本病包括生理性黄疸和病理性黄疸两大类，其中生理性黄疸不需要治疗，病理性黄疸包括血清胆红素水平升高的一系列疾病，如各种新生儿溶血性黄疸、肝细胞性黄疸、胆汁淤积症、胆道闭锁术后胆管炎等，严重者可引起胆红素脑病（核黄疸），损害神经系统，遗留后遗症或致死亡。我国 50% 的足月儿及 80% 的早产儿可见黄疸，新生儿黄疸占新生儿期疾病的 30%~50%。

生理性黄疸于新生儿出生后 2~3 天出现，4~5 天达高峰，其中足月儿在 2 周内消退，早产儿可持续 3~4 周。病理性黄疸于新生儿出生后 24 小时以内出现，持续加重或黄疸退而复现，持续时间为足月儿 >2 周、早产儿 >4 周，伴肝脾大，精神倦怠，不欲吮乳，大便或呈灰白色。

胎疸见于隋代《诸病源候论》："小儿在胎，其母脏气有热，熏蒸于胎，致生下小儿体皆黄，谓之胎疸也。"明代《育婴家秘》所载"湿热食伤总发黄，是名疸病属纯阳，热宜寒治湿宜利，食积还从消导良"，对黄疸的证治作了补充。清代《医宗金鉴》所载"黄疸一证，乃湿热郁久，外发肌肤而然也……其中又有阴阳之别：如面红、口渴、尿赤、色亮、身热者，乃脾家湿热，此阳黄也；口不渴而色暗黄，身冷如冰者，乃脾肾寒湿，此阴黄也"，区分了阳黄和阴黄，至今对临床都有重要的指导意义。

【病因病机】

1. 西医病因病机

（1）新生儿肝炎：多由宫内病毒感染引起，常见的病毒有乙型肝炎病毒、巨细胞病毒、风疹病毒、单纯疱疹病毒及 EB 病毒等。

（2）新生儿败血症：常见的病原体为细菌、真菌、病毒或原虫等。早期症状不典型，表现为进奶量减少，发热或体温过低，病理性黄疸，哭声低，嗜睡或烦躁不安等；若出现肝脾肿大、出血倾向、休克等，应高度怀疑本病的发生。

（3）胆汁淤积症：主要指1岁以内患儿由于各种原因导致胆汁生成、分泌和排泄异常，引起的以黄疸、粪便颜色变浅、肝脾肿大、结合胆红素和胆汁酸水平升高为主要临床表现的疾病。主要由感染、先天性代谢异常和胆管梗阻等原因引起，其中胆道闭锁术后胆管炎为造成胆汁淤积的重要原因之一，占我在临床接诊的黄疸患儿的50%左右。

（4）胆道闭锁术后胆管炎：先天性胆道闭锁是一种肝内外胆道出现阻塞并导致淤胆性肝硬化，而最终发展为肝衰竭的先天性疾病。目前，针对该疾病的治疗主要依靠肝门空肠吻合术，以纠正发育不良的胆道系统。胆管炎是胆道闭锁肝门空肠吻合术后最常见且较难处理的并发症之一，表现为不同类型的发热，体温>38.5℃，大便颜色变淡、呈白陶土色，小便呈深黄色；血常规示白细胞计数明显升高，以中性粒细胞增多为主；B超检查可见肝内胆管壁增厚、粗糙。其发病机制尚未完全清楚，多种因素如肠道细菌的上行感染、肝内胆管发育异常及手术损伤、肠道内容物反流等都可影响其发生发展。胆管炎会导致胆管闭塞、胆汁淤积，进而损害肝功能，出现或加重肝纤维化，是引起不良预后的重要因素之一，需要积极治疗。

2. 中医病因病机　本病主要由先天胎禀湿蕴，或后天感受湿邪（湿热或寒湿）引起。湿热或寒湿之邪，蕴结于中焦脾胃，侵袭胆道内表，阻滞气机，则使肝失疏泄，胆汁外溢，发为胎黄。病位在脾、胃、肝、胆。此外，发病原因还有胆道闭锁术后继发胆管炎，机制如下：胆道闭锁多属"阴黄"范畴，但肝门空肠吻合术改变了正常的解剖关系，易导致腑气上逆，加之患儿术后需长期使用激素，多引发食欲旺盛，积滞不化，进而损伤脾胃，谷气郁蒸，土壅木郁，胆汁淤积，郁而化热，致使湿热积滞阻塞胆管、肠道，腑气上逆，肠内容物反流，引起肠道微生物逆行感染，表现出黄疸进行性加重，出现高热、纳呆、呕吐、腹胀、苔黄腻、小便黄等；中医辨证属少阳阳明合病，为本虚标实之急症，当遵中医"急则治其标""六腑以通为用，以降为顺"的治疗原则。

【临床主要表现】

（1）症状：皮肤黄染为首发症状及显著特点，出现早，发展快，黄色明显，也可消退后再次出现，或黄疸出现迟，持续不退，日渐加重，皮肤颜色与胆汁淤积的程度有关。大便颜色变浅、呈陶土色或灰白色，尿色变深、呈黄色。伴精神倦怠、嗜睡、喂养困难、激惹、烦躁、发育落后、营养不良。

（2）体征：皮肤、巩膜黄染，部分患儿肝脾可见肿大。

【案例举隅】聂某，女，3个月。2018年7月8日初诊。

主诉：皮肤黄染3个月，伴发热3天。

现病史：患儿出生后即诊断为先天性胆道闭锁，行肝门空肠吻合术后予常规药物治疗,3 天前出现发热,体温最高 38.8℃,热峰 1~2 次 /d,纳呆,腹胀,大便色白、1 日 1 次,小便呈深黄色。

体格检查:巩膜黄染、全身皮肤暗黄,腹部膨隆,腹壁无静脉显露。腹软,肝肋下 1.5cm 可触及,脾未触及。舌尖边红,苔厚偏黄,指纹紫滞。

辅助检查:血常规示白细胞计数 18×10^9/L,中性粒细胞百分比 61%,血小板计数 513×10^9/L。上腹部彩超可见肝内胆管壁增厚、粗糙。

中医诊断:新生儿黄疸。

中医辨证:胆经郁热。

西医诊断:胆道闭锁术后胆管炎。

治法:清肝利胆,通腑降逆。

处方:

柴胡 6g	黄芩 6g	枳实 3g	大黄 3g
茵陈 8g	栀子 6g	芦根 10g	陈皮 6g
葛根 8g	金钱草 8g	炙甘草 3g	生姜 3g
鸡内金 6g	焦山楂 6g	焦槟榔 6g	

3 剂,颗粒剂,水冲服,A 法服药。

2018 年 7 月 10 日二诊:药后热退,纳可,腹胀好转,大便转黄、呈淡黄色、日 3~4 次,小便黄。

处方:上方去葛根、芦根,大黄改用熟大黄。7 剂,颗粒剂,水冲服,C 法服药。

2 周后,黄疸尽退。

案例分析:本案患儿为先天性胆道闭锁行肝门空肠吻合术后继发胆管炎,临床常规应用抗生素治疗。该患儿术后长期使用激素,表现为食欲旺盛,导致脾胃受损,积滞不化,谷气郁蒸,胆汁疏泄受阻,郁而化热,致使湿热积滞阻塞胆管、肠道,腑气上逆,从而出现发热、腹胀、大便呈白色。六腑以通为用、以降为顺,故治以和解少阳、清肝利胆、通腑降逆为主。

用药分析:

柴胡、黄芩、葛根:和解少阳郁热,清利三焦积滞,兼消胆道内表炎症。

枳实、大黄:消导阳明腑实。因本案患儿大便不秘,故不用厚朴。

陈皮、枳实:行中焦气滞,导积热下行。

茵陈、栀子、芦根:笔者平素常用药对茵陈、栀子、蒲公英,以清肝胆和三焦之湿热。本案患儿年龄小,伴发热,故以甘寒之芦根易苦寒的蒲公英。

柴胡、茵陈、金钱草:主治肝胆湿热,疏泄失常,胆汁内郁。

生姜:性温,于清热利湿药中有顾护脾胃之功,兼有止呕作用。

鸡内金、焦山楂、焦槟榔:消导中焦积滞,清化阳明湿热。

炙甘草:调和诸药,兼以扶正。

第二节　夜　啼

夜啼是以婴儿入夜啼哭不安,时哭时止,或每夜定时啼哭,甚则通宵达旦,但白天如常为临床特征的一种病证。多见于新生儿及6个月内的小婴儿,四季均可发病。病程长者,不仅使小儿自己长久不得安宁、影响身心健康,也使患儿父母不得安宁、影响工作和学习。

啼哭是新生儿及婴儿表达要求或痛苦的方式,也是婴儿时期一种良好的呼吸运动,适量啼哭有利于生长发育。当婴儿有各种不适时(如饥饿、口渴、尿布潮湿、衣被过热或过冷等),可啼哭不止,当解除原因后,啼哭自然停止,此时不属病态。

《诸病源候论》所云"小儿夜啼者,脏冷故也",是我国现存文献对本病的最早记载;《小儿药证直诀》所载"夜啼,脾脏冷而痛也,当与温中药",进一步将夜啼的病因归为脾脏寒;《活幼心书》提出了不同的观点,认为"夜啼四证惊为一,无泪见灯心热烦,面莹夹青脐下痛……"提示心烦热也能出现夜啼;《片玉心书》说夜啼直视为肝热,夜啼面赤为心热,夜啼四逆腹痛为脾寒,并把夜啼分为惊啼、热烦啼、腹痛啼和神不安啼。

【病因病机】本病的病因包括先天因素和后天因素两方面。先天因素责之于孕母素体虚寒或孕母性情急躁,遗患于胎儿;后天因素包括腹部受寒,体内积热,暴受惊恐。病位主要在心脾。病机为惊恐,惊则神不安而啼;心热,热则烦而啼;脾寒,寒则痛而啼。

1. 暴受惊恐　心藏神、肝藏魂、肺藏魄,脏和则神气安和,魂魄宁静,夜寐安稳。小儿本神气怯弱,智慧未充,虚神得阳则安,若猝见异物,或闻听怪声,暴受惊恐,惊则伤神,恐则伤志,扰动心神,惊忤魂魄,入夜更致虚神不安,神志不宁,夜啼不止。

2. 心经蕴热　昼属阳主动,夜属阴主静。小儿阳常有余,阴常不足,易受阳热所扰,若孕母脾气急躁,或平素恣食辛燥之物,或过服温热药物,蕴蓄之热遗于胎儿;出生后将养过温,受火热之气熏灼,令体内积热,心火上炎,心神不安而啼哭不止。心经蕴热,心火过亢,阴不能制阳,故夜间不寐而啼哭不安。

3. 脾寒气滞　孕母素体虚寒、恣食生冷,致小儿胎禀不足,脾寒内生。或因护理不当,腹部中寒,或用冷乳哺食,寒伤中阳,凝滞气机,不通则痛,因痛而啼。夜间属阴,脾为阴中之至阴,阴盛则脾寒愈甚,寒滞气机,故入夜腹中作痛而啼。

【临床主要表现】

(1)症状:多见于新生儿或婴儿,入夜啼哭,不得安睡,时哭时止,或每夜定时啼哭,甚则通宵达旦,连夜不止,少则数日,多则累月。白天嬉笑如常,全身一般情况良好,排除由外感发热、口疮、肠套叠、寒疝等疾病引起的啼哭。

（2）体征：各项体征无异常。

【案例举隅】 任某，男，2 岁。2023 年 3 月 4 日初诊。

主诉：夜间啼哭半年余。

现病史：患儿近半年无明显诱因出现夜间啼哭，稍闻异声即惊醒，醒后哭闹不休，安抚后可缓解，每夜 3~4 次，纳可，寐欠安、易辗转，大便畅、1~2 日 1 次，小便调。舌红，苔黄厚，手心热。

中医诊断：夜啼。

证型：痰火扰神。

西医诊断：儿童夜惊症。

治法：清热化痰，清心泻脾，凉肝止惊。

处方 1 号：陈皮 4g　　　姜半夏 4g　　　茯苓 3g　　　升麻 3g

　　　　　柴胡 6g　　　蝉蜕 4g　　　枳壳 4g　　　天竺黄 3g

　　　　　栀子 3g　　　甘草 3g　　　佛手 4g

　　　　　　　　　　　　　　　　　　　　　3 剂，颗粒剂，水冲服，D 法服药。

处方 2 号：淡竹叶 4g　　　栀子 3g　　　黄连 3g　　　藿香 4g

　　　　　天麻 4g　　　佛手 4g　　　枳壳 3g　　　乌药 4g

　　　　　柴胡 4g　　　黄芩 3g　　　甘草 3g

　　　　　　　　　　　　　　　　　　　　　6 剂，颗粒剂，水冲服，D 法服药。

2023 年 3 月 12 日二诊：药后诸症好转，夜醒次数减少，醒后不啼哭，纳可，二便调。舌红，苔薄黄，手心热。

处方：1 号方同前，2 号方去佛手、加陈皮 4g。各 6 剂，颗粒剂，水冲服，D 法服药。

药后夜啼止。

案例分析： "小儿夜啼有数证：有脾寒，有心热，有神不安，有拗哭。此中寒热不同，切宜详辨。"（《幼幼集成》）小儿神气怯弱，智慧未充，若乍见异物或突闻异样声响，常致惊恐不安，是以惊则气乱，胆气升发受扰，则脾胃升降失司，致痰浊中阻，扰乱心神，而见夜间哭闹、易醒；小儿为少阳之体，易体内蓄热，加之脾胃纳化失职，阻滞气机，胃气上逆，则可见寐时易辗转、手心热、舌红苔黄厚等。但这并不是造成夜啼的根本原因，无论是心经蕴热还是暴受惊恐，均与心、肝密切相关。需注意，对于夜啼的治疗，可采用早晚各一方的治疗方案，因患儿每晚啼哭，白天如常，故早晚用药有区别。本案首诊 1 号方为早餐后服用，以健脾消积、清热化痰、调畅气机为主，兼以凉肝息风止惊。因夜啼较甚，故首诊 2 号方着重于清心定惊，清热安神。早、晚用药各有侧重，其定惊止啼之药物组合不会影响到患儿白天的精神状态;这很有必要,也是本案的特色。二诊时,药后夜啼减轻,晚上虽醒但已不啼哭,此时 1 号方不变,而 2 号方因首诊得效,故将佛手改为陈皮,使药性更为平和,以奏调畅气机之功。

用药分析:

A. 首诊用药 1 号方

陈皮、姜半夏、茯苓:健脾消积,和胃降逆,燥湿化痰。

升麻、柴胡:升麻以引阳明清气上行为主,柴胡以升少阳清气为要;升麻行气于右,柴胡行气于左。二药相合,一左一右,升提之力倍增。

陈皮、枳壳:调畅气机。

天竺黄、栀子:善开风痰,清心火,镇心气,安惊悸,醒脾疏肝,主治惊风夜啼。

佛手:疏肝解郁,理气快膈,和胃化痰。

蝉蜕:疏散肝经风热,凉肝息风止痉,主治小儿天吊惊痫瘛疭、夜啼心悸。

甘草:调和诸药。

B. 首诊用药 2 号方

淡竹叶、栀子:小儿夜啼,心经有热者,用此清心定惊,导热下行。

黄连、藿香、栀子:清泻心脾积热,芳香辟秽安神,用于湿热阻滞脉络,扰及脏腑玄府者。

天麻:治肝风夜啼,用以平肝阳、息肝风。

佛手、枳壳:调肝脾气滞。

乌药:快气宣通,疏散凝滞,外解表而理肌,内宽中而顺气。

柴胡、黄芩:清解少阳郁热。

甘草:调和诸药。

第三节 癫 痫

癫痫是由多种原因引起的一种慢性、反复发作性脑部疾病;以脑内神经元反复异常放电引起突然、暂时性脑功能失常,临床出现发作性意识、运动、感觉、精神或自主神经功能障碍为特征。由于发病原因不同,放电的部位、范围及强度有别,因此临床表现亦复杂多样。本病可发生于任何年龄,半数以上起病于 10 岁以内。小儿癫痫的患病率为0.3%~0.6%。一般认为,男性发病稍多于女性。其预后与病因、发作类型、发作频率、起病年龄及治疗是否合理等多种因素有关。

小儿癫痫始载于《五十二病方》,论述了"婴儿病痫"的病证特点,并介绍了雷丸药浴的治疗方法;《黄帝内经》首次记载"胎中受惊"致痫的病因;《诸病源候论》认为

"风""惊""食"均可致痫;治疗方面,《金匮要略》以风引汤"除热瘫痫";《奇效良方》《医林改错》《直指小儿方》等分别提出涤痰汤、通窍活血汤、镇惊丸等方剂,至今仍在临床广泛使用。

【病因病机】

1. 西医病因病机 目前,癫痫的病因分为 6 类:遗传性、结构性、感染性、代谢性、免疫性和病因不明。部分患儿癫痫发作可有明显的诱因,如发热、过度换气、睡眠不足、饥饿或过饱,以及情绪刺激、视觉刺激、听觉刺激、触觉或本体觉刺激等。

2. 中医病因病机 小儿癫痫的病因包括先天因素、后天因素及诱发因素,病位在心肝脾肾;病机为先天禀赋不足或后天调摄失宜致痰浊内生,遇有诱因,则气机逆乱,痰随气逆,蒙蔽清窍,引动肝风。《小儿病源方论》所载"蓄气而作搐,结气而成痫""小儿多因惊怖而风冷之气蓄于咽喉间,抟于心肺,传入肝胆,其气上不能升,下不能降,使津液上滞,不得流行,故痰涎壅闭而作搐矣。如腹中气逆,囟门肿陷,则难愈。治法先去痰涎,次固元气,元气盛则津液行,血气流转,自然不搐",表明内风结气成痫,风痰内闭脑窍玄府,诸般症状纷呈,以豁痰息风为主要治则。

(1)先天因素:父母体弱或素有痫疾,或孕期调护失宜,或胎产损伤,或母惊于外、胎感于内,致胎儿受损,肾精不足,若有所犯,气机逆乱,引发癫痫。

(2)痰浊内伏:痰与癫痫密切相关,若饮食所伤或他病影响,致小儿脾胃受损,运化失常,聚水为痰,进而痰阻气机升降之路,阴阳之气不相顺接,痰浊上逆,蒙蔽清窍,而作癫痫。

(3)惊风频发:外感温毒之邪,化热化火,生风生痰,风火相扇,痰火交结,则发为惊风,若惊风频发,风邪与伏痰相搏,上扰神明,闭阻经络,则续发痫疾。

(4)瘀血阻络:产时受伤或颅脑损伤,均可致血络受损,瘀浊停积,阻滞经络,蒙蔽清窍,发为癫痫。

【临床主要表现】

(1)症状:突然仆倒,不省人事,口吐涎沫,牙关紧闭,两目上视,四肢抽搐,项背强直,瞳孔散大,对光反射迟钝或消失。具有反复性、发作性、自然缓解性等特点。若 1 次癫痫发作持续 30 分钟以上,意识不能恢复,则称为癫痫持续状态。发作前可有头晕、胸闷、惊恐、恶心、心神不宁等先兆症状;部分患儿有发热、疲劳、睡眠不足、情绪刺激及视听觉刺激等诱因,可并发健忘、痴呆等。

(2)脑电图:出现棘波、尖波、棘慢复合波、尖慢复合波、棘波节律等,发作期可以看到一个从开始到结束的具有演变过程的异常发作性脑电图异常事件,可以是全导弥漫性的(全面性发作)或者局灶性的(局灶性发作)。但应注意,5%~8% 的健康儿童可以出现脑电图癫痫样异常放电,由于没有临床发作,此时不能诊断癫痫,但应密切观察,临床随访。

【案例举隅】宫某,女,7岁。2023年2月4日初诊。

主诉:发作性愣神2年。

现病史:患儿2年前无明显诱因出现愣神,就诊于山西省某儿童医院,诊断为癫痫(失神发作),规律口服丙戊酸钠治疗2年,效欠佳。现间断性愣神发作,脾气急躁,纳差,寐可,二便调。舌暗红,苔白厚,咽红,手心热。

中医诊断:痫证。

证型:痰热阻窍。

西医诊断:癫痫(失神发作)。

治法:清热豁痰通络,平肝息风止痉。

处方:白茅根12g　　滑石6g^{包煎}　　生栀子10g　　龙胆6g

天麻8g　　石菖蒲6g　　茯苓10g　　炒枳壳10g

生白芍10g　　浙贝母10g　　甘草4g　　天竺黄10g

柴胡6g　　香橼10g

12剂,水煎服,C法服药。

后继续予中药汤剂治疗至今,随访癫痫未发作。

案例分析:癫痫的发病主要责之于痰。痰蒙清窍,清窍不利则失神发作,痰降气顺则发作渐止。肝风内动,风痰胶结,郁久化热,诸邪杂至,故见脾气急躁、舌暗红、咽红。小儿脾常不足,且脾为生痰之源,故患儿纳差、苔白厚、手心热,均为脾运失健之征。因此,拟清热豁痰通络、平肝息风止痉法治之。癫痫虽难治,但治之得法亦有良效。

用药分析:

白茅根、滑石、生栀子:"疗惊必先豁痰,豁痰必先祛风,祛风必先解热"(《幼科铁镜》)。三药相伍,清解三焦郁热,使邪从小便而解。

生栀子、龙胆、生白芍:清肝火,泻心火,平肝风,敛肝阴,凉血解毒,主治癫痫。

柴胡、生栀子、龙胆:龙胆苦寒,善泻肝胆实火;生栀子入三焦经,泻火解毒,助龙胆直折火势;柴胡疏肝解郁,其性升散,有"火郁发之"之意。三药合用,主治惊痫邪气。

天麻、石菖蒲:平肝息风,芳香开窍,安神宁志,兼有化湿、豁痰、辟秽之效。

香橼、炒枳壳:疏肝理脾,顺气豁痰,以达治痰先理气、气顺痰自消、痰消风自灭的目的。

天竺黄:清热化痰,清心定惊。

茯苓:既能化痰、利水,又能健脾、宁心。

浙贝母:清热化痰。

甘草:调和诸药。

第六章　肾系病证

第一节　小儿遗尿

小儿遗尿又叫小儿遗溺、小儿尿床，是指 5 周岁以上小儿在睡眠状态下不自主排尿≥2 次 /w，持续 3 个月以上的一种病症。其病因复杂，在临床上最常见的是原发性单纯性遗尿症，多见于 10 岁以下小儿。

早在《黄帝内经》中就有"下焦溢为水，膀胱不利为癃，不约为遗溺""约下焦，实则闭癃，虚则遗溺"的记载。《诸病源候论》所载"遗尿者，此由膀胱有冷，不能约于水故也……膀胱为津液之腑，既冷气衰弱，不能约水，故遗尿也"，认为小儿遗尿系虚寒所致，常用温补之法。《证治准绳》认为小便为津液之余，膀胱为津液之腑，肾与膀胱俱虚，而冷气乘之，故不能拘制其水，出而不禁，谓之遗尿。近代医家金厚如提出小儿遗尿与肺气虚、肾阴不足、心火下移小肠有关；刘弼臣认为参与尿液形成的肺、脾、肾三脏与小儿遗尿关系密切；刘韵远认为小儿遗尿多为下焦寒证、虚证，以温肾祛寒、固肾缩尿之法治之。

【病因病机】小儿遗尿多与肾和膀胱的气化功能失常有关，其中尤以肾气不足、膀胱虚寒最多见。病位主要在膀胱，与肾、脾、肺密切相关。病机为三焦气化失司，膀胱约束不利。

1. 下元虚寒　小儿先天禀赋不足或素体虚弱，导致肾气不足，下元虚寒，气化功能失调，不能约束水道而遗尿。

2. 肺脾气虚　肺主敷布津液，脾主运化水湿，肺脾二脏共同维持正常水液代谢，若肺脾气虚则水道制约无权，津液不藏而成遗尿。

3. 肝经湿热　湿热之邪蕴郁肝经，导致疏泄失职，湿热下注，移热膀胱，令膀胱失约而致遗尿。

小儿遗尿病因不清，与先天性隐性脊柱裂有一定的关系。我在临证中发现，小儿遗尿与鼻窒或腺样体肥大导致的缺氧密切相关。

【临床主要症状】

（1）症状：5 周岁以上小儿遗尿，多见于夜间熟睡之中，轻者数日 1 次，重者每日必遗或一夜数次。持续时间长短不一，可呈一时性，亦可持续数日或数月后消失，而后又反复出现。没有其他明显临床症状。

（2）辅助检查:部分患儿腰骶部 X 线片显示隐性脊柱裂。

【案例举隅】丁某,女,6 岁。2022 年 9 月 12 日初诊。

主诉:遗尿月余。

现病史:患儿近 1 个月来无明显诱因出现遗尿,未用药治疗。现睡中遗尿,醒后方觉,每晚必遗尿,伴涕后吸,睡中张口呼吸,纳寐可,二便调。舌红,苔白,咽红,手心热。

既往史:湿疹,牛奶过敏。

中医诊断:小儿遗尿。

证型:膀胱实热。

西医诊断:遗尿症。

治法:宣上畅下,泻火止遗。

处方:辛夷 6g^{包煎} 　浙贝母 8g　　白茅根 12g　　栀子 8g

　　　黄连 3g　　　陈皮 6g　　　炒枳壳 8g　　甘草 4g

　　　淡竹叶 5g　　芦根 12g

7 剂,水煎服,C 法服药。

配用遗尿贴 2 周,药后遗尿止。

案例分析:"膀胱不利为癃,不约为遗溺。"(《素问·宣明五气》)遗尿和膀胱气化有关,与鼻窒或腺样体肥大导致的缺氧亦密切相关。缺氧致气机失调,膀胱开合失权,不能制约水液,则为遗尿。故治以宣上畅下,泻火止遗,且以清热为主,以调畅气机为辅,佐以宣肺辛散之品,旨在有升、有降、相和、相济,从而达到调节气机的作用,使其开阖有度,则遗尿自止。同时针对遗尿患儿,配合外用遗尿贴效果更佳。遗尿贴可以通过穴位刺激,改善患儿对膀胱充盈刺激的敏感度。

用药分析:

辛夷、浙贝母:辛夷辛温发散,芳香通窍,性上达,外能祛除风寒邪气,内能升达肺胃清气;浙贝母苦泄清热解毒,化痰散结消痈。二药相伍,上解气道内表清窍炎症,下清膀胱玄府湿热浊邪。

白茅根、栀子:白茅根善透发脏腑郁热,栀子清泻三焦火邪、泻心火而除烦,合用可清上气道内表及膀胱内表炎症。

黄连、栀子:清解三焦热毒。

陈皮、炒枳壳:调畅三焦气机,清解中焦积滞。

淡竹叶、栀子:清热利湿解毒,泻心火而除烦。

芦根:清热泻火。

甘草:调和诸药。

第二节　小 儿 淋 证

小儿淋证的常见症状有尿频、尿急、尿痛,可伴有血尿和遗尿。本病相当于西医的小儿泌尿系感染等疾病,多发于学龄前小儿,尤以婴儿时期发病率最高。女童发病率高于男童。本病经过恰当治疗,预后良好。

《黄帝内经》即论述"水泉不止者,是膀胱不藏也";《医宗金鉴》曰"诸淋皆缘寒热湿,下移膀胱溲无时,水道涩滞常作痛,寒热石血随证医",认为风寒侵袭或湿热下注,乘入膀胱,致水道涩滞,欲出不出,淋漓不断,甚至窒塞其间,令儿尿痛。然诊病必辨为寒为热,为石为血,分别论治,方可达水道宣通,其淋自愈。近代医家徐小圃提出小儿淋证以热淋多见,因湿热下注膀胱或壅结下焦,致膀胱气化不利,而出现五淋诸症。

【病因病机】

1. 西医病因病机　小儿泌尿系感染的发病率仅次于呼吸道感染、消化道感染。本病的诊治难点在于婴幼儿起病以全身症状为主,如发热、呕吐、腹泻等无特异性,尿频、尿急、尿痛等泌尿系症状一般2岁以后才逐渐明显。急性感染时,中药、西药均有效,重点在于反复发病者与泌尿系畸形密切相关,风险在于肾瘢痕的形成。故对婴幼儿不明原因的发热,都要及时进行尿液检查,反复感染者要进一步做相关检查找出病因,旨在早期矫治以减少肾损害。

(1)膀胱、尿路内表炎症:病原体侵入尿路,在尿液中生长繁殖,侵袭尿路内表,导致内表充血,上皮细胞肿胀,黏膜下组织充血、水肿和白细胞浸润。严重患儿可有点状或片状出血。

(2)膀胱输尿管尿液反流:小儿本身输尿管短,括约肌乏力,易致小儿在排尿时因输尿管关闭不全而出现反流,且细菌会随着尿液反流上行而引起感染。同时还容易引起反流性肾病及肾瘢痕形成。

2. 中医病因病机　本病的病位在肾与膀胱,主要病机为膀胱气化功能失常。淋证的病因,多为湿热之邪蕴结下焦,也可为脾肾气虚,膀胱功能失常,或病久不愈,损伤肾阴而致阴虚内热。

(1)湿热下注,内表困遏:女童尿道短且外口显露,男童包茎积垢,皆易受湿热毒邪的影响,致膀胱和尿道之内表受湿热所困,而致淋证。此外,小儿因便秘或憋尿,导致下焦湿热浊邪蕴蒸,侵袭内表而致淋证。

(2)脾肾气虚,正气不足:小儿先天不足,素体虚弱,致脾肾气虚——肾气虚则下元不固,气化不利,开阖失司;脾气虚则中气下陷,运化失常,水失制约。同时,小儿肾与膀胱尿路的内表平素有伏邪,若脾肾气虚,正气不足,则伏邪处于相对亢盛的状态,是以邪盛正衰,导致淋证。

（3）阴虚内热:素体阴虚,或尿频日久不愈,湿热久恋,损伤肾阴,虚热内生,虚火客于膀胱,膀胱失约而致淋证。

【主要临床表现】

（1）婴幼儿:排尿时哭闹,尿布恶臭,有顽固性尿布疹或会阴红斑。可伴发热、精神不振、烦躁、呕吐、腹泻等。

（2）年长儿:尿频、尿急、尿痛,血尿或遗尿等。可伴有发热、寒战、周身不适等。

（3）辅助检查:尿常规见白细胞增多、白细胞管型、脓细胞,或见少量蛋白尿。

（4）无症状菌尿:常规尿液筛查时发现健康儿童存在有意义的菌尿,但无任何淋证的症状,女童多见。需要考虑尿路是否畸形和既往尿路感染史,其尿路内表多为大肠杆菌。

【案例举隅】常某,男,8岁。2023年2月11日初诊。

主诉:尿频20余天。

现病史:患儿20天前在三亚玩水、受寒后出现尿频,口服中药汤剂(不详)治疗有效。回太原后就诊于某三甲西医医院,诊断为小儿泌尿系感染,予三金片治疗,效欠佳。现患儿尿频,点滴量少,色清,每日10余次,睡前为甚,伴咽痒、干咳,烦躁,纳可,寐欠安,大便3~4日1次。舌红,苔黄厚,咽红,手心热,脐周热。

辅助检查:①尿常规示尿液红细胞39个/μl;②下腹部彩超未见异常。

既往史:荨麻疹。

中医诊断:小儿淋证。

证型:膀胱湿热。

西医诊断:小儿泌尿系感染。

治法:清热利湿,通利膀胱。

处方:瞿麦10g　　苦参6g　　黄柏8g　　柴胡8g

小茴香4g　　浙贝母10g　　射干10g　　白茅根15g

陈皮10g　　炒枳壳10g　　生栀子10g　　甘草6g

桔梗6g　　蝉蜕6g　　炒杏仁10g　　通草3g

7剂,水煎服,C法服药。

2023年2月18日二诊:药后尿频次数减少。现偶咳,尿量少、色清,纳差,寐安,二便调。舌红,苔白中厚,咽红,手心热。

处方:柴胡8g　　石菖蒲6g　　石韦10g　　连翘12g

板蓝根12g　　浙贝母10g　　陈皮10g　　炒枳实8g

姜厚朴6g　　炒鸡内金15g　　天花粉15g　　天麻8g

甘草 4g	葛根 10g	炒僵蚕 10g	桔梗 6g

12剂,水煎服,C法服药。

药后患儿无尿频症状。

案例分析: 小儿淋证多见于婴儿及学龄前小儿,与小儿大脑皮质发育尚未完善有关。中医认为,膀胱有贮尿和排尿的功能,若膀胱约束无能,气化失宣,则导致尿频、尿不尽、尿液点滴量少。若气化失司,影响津液蒸化,变生湿浊,郁久化热,湿热蕴结,则见烦躁、便秘、舌红、苔黄厚等。患儿玩水、受凉后发病,提示20天前或已经出现过短暂的外感表证,但表证现已侵入气道内表,主要以干咳、咽痒为主。首诊治疗在清热通淋的同时,加入治疗上焦内表炎症的药物;1周后,患儿症状有所减轻,但咳嗽仍有,提示需加强对咳嗽症状的关注,若气道内表的炎症不能及时解除,很可能会影响到尿路感染的治疗,故笔者在二诊时加入清解内表风痰邪气的药物。二诊后患儿咳止、淋消,取效颇佳。

用药分析:

A. 首诊用药

瞿麦、生栀子:清泻三焦郁火,清利膀胱邪热,通利大肠秽浊,将清热泻火与利湿泻浊相合,引湿热浊邪从二便而去。

瞿麦、白茅根:瞿麦苦寒,可降心火,利小肠,逐膀胱邪热;白茅根入膀胱经,可清热利尿,导热下行。二药合用,共奏清利膀胱湿热之功。

苦参、黄柏:二药味苦性寒,气降不升,清热燥湿,泻火解毒,治疗湿热下注膀胱。

陈皮、炒枳壳:调畅三焦气机。

柴胡:升举阳气,能引清气上行而顺阳道,复膀胱之清升浊降。

小茴香:温中快气之药,可理气和胃,散寒止痛。

射干、浙贝母:治疗气道内表炎症。

炒杏仁、桔梗:炒杏仁降气止咳,桔梗宣肺祛痰、利咽排脓;二药相配,一升一降,恢复肺之气机升降。

蝉蜕:主在表之风热,兼能利咽。

通草:利尿通淋。

甘草:调和诸药。

B. 二诊用药

柴胡、葛根:清少阳、阳明郁热。

石韦:主治淋证,上能清肺,下能利尿。

天麻、石菖蒲:可通窍祛风,除膀胱玄府之风邪。

连翘、板蓝根:清解内表热毒。

浙贝母、天花粉：治疗支气管内表炎症。

陈皮、炒枳实、姜厚朴：针对中焦积滞内生，三焦气滞不通。

炒鸡内金：消食健胃。

炒僵蚕：僵而不腐，得清化之气为最，轻浮而升，故能祛风化痰，息风解痉，散结通络。

桔梗、炒枳实、甘草：清解上气道内表炎症，化痰行气。甘草兼能调和诸药。

第三节　性　早　熟

性早熟是指青春期特征提早出现的一类生长发育异常的内分泌疾病。我国将女童在8岁以前、男童在9岁以前出现第二性征发育定义为性早熟。性早熟可分为促性腺激素依赖性性早熟（也称中枢性或真性性早熟）和非促性腺激素依赖性性早熟（又称周围性或假性性早熟）。真性性早熟都是同性性早熟，并起源于下丘脑 - 垂体 - 性腺轴的活动。在假性性早熟中，出现部分第二性征，但未激活正常下丘脑 - 垂体 - 性腺轴之间的相互作用。

性早熟的发病率约为 0.6%~1.7%，男女发病率之比为 1∶4，80%~90% 的女性患儿为特发性真性性早熟，而男童真性性早熟属特发性者仅约 40%，故对男童性早熟尤应注意探索原发疾病。

【病因病机】

1. 西医病因病机

（1）病因

1）饮食因素：患儿过食可致肥胖，而肥胖是性早熟的危险因素之一。平素常服用滋补品、含激素较高的食品（如鱼类养殖时添加的避孕药、牛奶中的激素等）、动物性食品（高蛋白饮食）、油炸食品、反季节水果和蔬菜（为提高产量，一棵果树成长中可用十几种激素，食用的果品催熟剂、膨大剂、防腐剂，运输过程中的保鲜剂等），经常吃快餐，饮用含防腐剂的饮料，大量食用含色素食品，都会促进性早熟。服用含锌元素较高的食品，也会导致性早熟（锌元素有纠正厌食的作用，同时又被称为"性激动剂"，若小儿厌食者过度食用锌元素制剂会促进性发育）。塑料包装并加热食品也令儿童易出现性早熟（柔软的塑料所添加的增塑剂，是一种有毒的塑料软化剂；若温度超过 65℃，塑料盒或塑料袋中的增塑剂会析出并融入食物）。

2）生活因素：作业负担重导致的晚睡，平素看电视、电脑或开灯睡觉等不良习惯，引起内源性同步因子褪黑素分泌减少，致使性激素拮抗性增加。长期如此，小儿会出现性发育启动的性早熟症状。

（2）病机：现代医学认为，性早熟的发病机制复杂，与神经内分泌系统功能密切相关；青春期第二性征的发育受下丘脑 - 垂体 - 性腺轴（HPGA）的调节。真性性早熟缘于小儿 HPGA 提前发动,致卵泡刺激素、黄体生成素、性激素浓度提前升高,配子开始形成;假性性早熟非受控于 HPGA,有第二性征的发育和性激素水平的升高,但患儿的 HPGA 并未启动,反而受到体内存在的性激素的负反馈抑制,无性腺的发育成熟。

2. 中医病因病机　中医认为,肾与人体的生长、发育及生殖功能的成熟有密切的关系。小儿属稚阴稚阳之体,肝常有余,肾常不足,易使阴阳平衡失调,阴虚火旺、相火妄动,肝郁化火,令"天癸"早至,乳房发育。临床中发现,饮食习惯对性早熟的发生也有影响。喜咸者最易性早熟,其次为喜油腻、喜甜食、喜辛辣、喜寒凉,而平素清淡饮食者最不易患此病。其病变部位主要在肾、肝二脏。

【主要临床表现】

(1)症状:女童以乳房发育为主,伴乳核形成,乳头增大,阴道分泌物增多,阴唇发育,色素沉着,皮下脂肪增多,出现女性体型。男童先睾丸增大,继而阴茎增粗,阴囊皮肤褶皱增加、着色,出现阴毛、痤疮、胡须、喉结等,甚至夜间遗精,伴身高增长加速。

(2)辅助检查:血清黄体生成素、卵泡刺激素、雌二醇、催乳素、睾酮等激素水平,随着性早熟的进程而明显升高。真性性早熟患儿骨龄(非优势手包括腕关节的 X 线片)大于实际年龄。MRI 或 CT 可协助排除中枢神经系统或肾上腺器质性病变,重点观察下丘脑及垂体部位。

【案例举隅】闫某,女,7 岁。2023 年 2 月 5 日初诊。

主诉:左侧乳房硬结 2 个月余。

现病史:患儿近 2 个月来左侧乳房发育,偶有触痛,可触及结节样硬结,就诊于省级三甲医院,建议口服大补阴丸,效果欠佳。现左侧乳房发育,右侧乳房可触及结节样硬结,汗多,口唇干裂,脾气急躁,纳差,寐欠安,睡眠少,二便调。唇红,舌尖边红,苔黄,扁桃体Ⅱ度肿大,手心热。平素常饮羊奶粉,喜食零食、巧克力等。

中医诊断:性早熟。

证型:肝郁化火。

西医诊断:性早熟。

治法:疏肝理脾,滋阴降火,化痰散结。

处方:
柴胡 6g	薄荷 5g	陈皮 6g	炒枳实 6g
竹茹 4g	夏枯草 10g	玄参 10g	浙贝母 10g
生牡蛎 20g	醋青皮 6g	茯苓 10g	泽泻 10g
甘草 3g	滑石 6g^{包煎}	连翘 12g	生地黄 10g

12 剂,水煎服,C 法服药。

2023 年 2 月 18 日二诊:药后症状改善。纳寐可,二便调。舌红,苔薄黄,扁桃体Ⅱ

度肿大。

处方：柴胡 6g　　　陈皮 6g　　　枳实 6g　　　竹茹 4g

　　　夏枯草 10g　　玄参 12g　　　浙贝母 12g　　牡蛎 15g^{包煎}

　　　醋青皮 6g　　　茯苓 10g　　　泽泻 10g　　　甘草 3g

　　　连翘 15g　　　醋龟甲 12g^{先煎}　盐橘核 10g　　盐荔枝核 10g

　　　　　　　　　　　　　　　　　　　　　12 剂，水煎服，C 法服药。

2023 年 3 月 5 日三诊：药后双侧乳房发育有所改善，纳寐可，二便调。舌红，苔薄黄，咽红，手心热。

处方：二诊方继进。12 剂，水煎服。服药方法：服 2 天，休 1 天。

药后双侧乳房基本恢复正常。

案例分析：询问病史得知，本案患儿喜饮羊奶粉、喜食零食、巧克力等，营养过剩，精血过早充盛，冲任血海提前满溢，故第二性征提前出现，乳房发育，且可触及结节样硬结。血海提早充盈，内蕴生热，致肾阴不足，相火上扰心神，故见寐差、睡眠少；肾阴不足，阴不潜阳，相火妄动，而见汗多、口唇干裂、唇红等症；小儿肝常有余，若肝失疏泄，气机郁滞，肝气乘脾，则见脾气急躁、纳差。面对这类患儿时，一定要以医者实际诊断的结论为主，不可单纯听家长描述。首诊以疏肝理脾、消肿散结为主。二诊症状改善，加入滋阴潜阳之品，滋肾阴，降相火。三诊效佳，原方继进。在治疗过程中嘱患儿合理饮食，营养均衡，倡导健康的生活方式，适当运动，避免肥胖。

用药分析：

A. 首诊用药

柴胡、薄荷：柴胡轻清，升达胆气，俾胆气条达，则十一脏从之宣化，故心腹肠胃中，凡有结气，皆能散之；薄荷轻扬升浮，芳香通窍，疏肝行气。二药相须为用，疏肝行气。

陈皮、炒枳实：调中焦气滞湿阻，兼清积滞。

竹茹：清热化痰，解郁热、烦热。

玄参、浙贝母、生牡蛎：玄参甘苦而寒，质润多液，可滋阴泻火，养阴润燥；浙贝母开泄宣肺，清火散结；生牡蛎咸寒，平肝潜阳，软坚散结。三药共用，滋阴潜阳，散结消肿，善治痰瘀互结之瘰疬。

夏枯草、连翘：清热化痰散结，疗小儿乳房发育。

醋青皮、陈皮：醋青皮性峻烈，行气力猛，苦泄下行，偏入肝胆，长于疏肝破气，散结止痛；陈皮性温而不峻，行气力缓，偏入肺脾，长于燥湿化痰。二药相伍，调畅周身气机，疏肝理脾，化痰散结。

茯苓、泽泻：淡渗利湿，泻肾降浊。

滑石、甘草:清三焦湿热。甘草兼能调和诸药。

生地黄:甘寒养阴,苦寒泄热,入肾经而滋阴降火,养阴津而泄伏热。

B. 二诊用药

醋龟甲:滋阴潜阳,兼有散结之功。

盐橘核、盐荔枝核:盐橘核入足厥阴经,功专行肝气,消肿散毒,治腰肾疼痛;盐荔枝核主散无形质之滞气,且温通行肝肾……治癫疝卵肿。二药配伍乃相须为用,专入肝经,行气散结、消肿止痛之功倍增。

余药同首诊。

第四节　生长发育迟缓

对于身高、体重低于同年龄、同性别的小儿或五迟(包括立迟、行迟、发迟、齿迟、语迟)、五软(包括头项软、口软、手软、足软、肌肉软),均可将其归为生长发育迟缓。部分属于西医所说原发性生长激素缺乏症。

【病因病机】

1. 西医病因病机

(1)下丘脑 - 垂体功能障碍:主要与下丘脑 - 垂体 - 胰岛素样生长因子轴功能缺陷有关。其中,最关键的是垂体前叶分泌的生长激素,一般呈脉冲式释放,在夜间深睡眠后的早期分泌较多;同时,也包括胰岛素样生长因子,能够刺激软骨细胞增殖、分化和骨胶原的形成。

(2)体质因素:体质遗传于父母。一般来讲,在良好生活环境下成长的小儿,其成年身高在很大程度上取决于遗传,即受体质因素的影响。

(3)生产因素:小儿出生时若有难产窒息史或胎位不正(以臀位和足位多见),虽然出生时的身长和体重正常,但是出生后生长速度减慢,在 2~3 岁后生长明显落后。

(4)饮食因素:当出现对食物不耐受时,婴幼儿可能因缺乏相关的营养元素而导致生长发育受阻,从而出现生长发育迟缓。此处对食物不耐受主要分为两种:①与免疫介导有关,属于食物过敏;②各种原发性和继发性代谢酶缺陷疾病,多与患儿的饮食习惯有关,当食用不耐受的食物时,胃肠道黏膜内表受到免疫屏障的影响而继发有害免疫反应,从而出现慢性胃肠道内表炎症。在所有不耐受的食物当中,以牛奶和鸡蛋最为常见。

2. 中医病因病机　生长发育迟缓的病因包括先天禀赋不足和后天失于调养。肾藏精、主骨生髓、为先天之本,故肾气的生发是推动小儿生长发育、脏腑功能成熟完善的根本动力。肝藏血主筋、内寄相火、上接君火、下连癸水,肝肾乙癸同源,脾主肌肉、为后天之本、乃气血生化之源,若禀赋不足或疾病影响,致脏气虚弱,筋骨肌肉失养而致本病。

病位主要在肝脾肾三脏。

（1）肝肾亏虚：肝藏血主筋,肾藏精主骨,骨髓精血充足,筋骨得养,方得骨骼强健,运动有力。若先天禀赋怯弱,或疾病影响,耗损津液,致肝肾亏损,筋骨失养,则筋骨生长缓慢。

（2）脾胃虚弱：脾为后天之本、气血生化之源,小儿生长发育所需营养全赖脾对水谷精微的吸收运化,若饮食失节或疾病影响,使脾之化源低下,运化失常,致气血不足,五脏失养,则发育迟缓。

【主要临床表现】

（1）症状：身高和体重低于同龄小儿,伴纳差、挑食、厌食等脾虚症状。

（2）辅助检查：血清胰岛素样生长因子水平偏低,骨龄低于或高于实际年龄1年以上。

【案例举隅】贺某,男,2岁。2022年8月3日初诊。

主诉：语迟年余。

现病史：患儿1年前被发现生长发育迟缓,检查发现喉骨软化、发音无力等。间断性康复锻炼年余,口服钙片和中药汤剂（不详）治疗。现患儿反应较同龄小儿迟钝,形体瘦小,站立不稳,喉骨软化,发音无力,不会说话,精神欠佳,纳差,寐安,二便调。舌红,苔花剥,咽红,手心热。

中医诊断：五迟、五软。

证型：脾肾两虚。

西医诊断：生长发育迟缓。

治法：补脾益肾,健脾豁痰,开窍醒神。

处方：太子参6g　　石斛6g　　　山药10g　　石菖蒲3g

熟地黄8g　　酒山茱萸6g　生麦芽10g　甘草3g

淡竹叶3g　　浙贝母6g　　佛手6g　　　天竺黄3g

10剂,颗粒剂,水冲服,C法服药。

2022年9月3日二诊：药后症状有所改善,纳可,二便调。舌红,苔花剥,手心热。

处方：太子参6g　　山药10g　　熟地黄8g　　酒山茱萸6g

甘草3g　　　浙贝母6g　　佛手6g　　　天竺黄3g

石菖蒲3g　　焦麦芽10g　北沙参6g

12剂,颗粒剂,水冲服,C法服药。

2022年10月16日三诊：药后力量、食欲、精神状态均较前改善。现有少量眼屎,寐安,二便调。舌红,苔花剥,咽红,手心热。

处方：熟地黄6g　　茯苓6g　　　太子参6g　　佛手6g

甘草3g　　　山药8g　　　泽泻5g　　　醋五味子4g

| 炒枳壳 6g | 当归 5g | 石菖蒲 4g | 制远志 3g |
| 浙贝母 6g | 山茱萸 6g | 白芍 6g | 黄芩 6g |

20 剂,颗粒剂,水冲服。

服药方法:服 2 天,休息 1 天,C 法服药。

2023 年 1 月 29 日四诊:药后力量、饮食、精神均明显好转。现已能开口说话,偶有咳嗽,寐安,二便调。舌红,苔白,咽红,双肺呼吸音清,手心热。

处方:北沙参 8g	麦冬 8g	川贝母 3g	浙贝母 6g
生郁金 6g	射干 6g	黄芩 6g	炒葶苈子 4g
姜半夏 6g	陈皮 6g	茯苓 8g	竹茹 3g
甘草 3g	蜜白前 6g	知母 8g	神曲 6g

12 剂,颗粒剂,水冲服,C 法服药。

药后诸症减轻,能开口说话。

案例分析:本案患儿属中医"五迟""五软"范畴。五迟、五软属于发育障碍疾患,两者证候常相兼互见。若先天精气不足,髓脑未满,脏气虚弱,或后天喂哺失调,脾胃虚弱,气血化生不足,则致筋骨肌肉失养,生长发育障碍。笔者虽考虑到脾肾两虚,但患儿近 1 年反复在"补",然其脏腑娇嫩,脾胃运化功能较弱,易内生痰湿,而痰湿易蒙蔽心窍,故首诊治疗加用豁痰、开窍、醒神之品;二诊时前方得效,时值秋季,天气干燥,恐燥邪伤阴,故佐以养阴润燥之品治之;三诊治疗同前,需强调患儿 2 岁、间断就诊、每次用药后均有进步,故处方多以 10 剂、12 剂为主;四诊时,患儿伴有咳嗽,时值新型冠状病毒感染高峰期,故在治疗语迟的同时,加用清解气道内表炎症的药物。四诊时,患儿已能开口说话,其效颇佳。整体治疗结合四季和社会背景,每一诊的治疗均有侧重,故而效佳。

用药分析:

A. 首诊用药

太子参:能补脾肺之气,兼能养阴生津;性略偏凉,属清补之品,用治小儿脾虚。

石斛:益胃生津,滋阴清热,能补五脏虚劳。

熟地黄、酒山茱萸、山药:填精益髓,滋补肾阴、肾精。

石斛、山药:调节小儿胃肠功能。

石菖蒲:开窍化痰,化湿和胃。患儿语迟,用此开心益智、利九窍。

生麦芽:疏肝健脾,消食开胃。

淡竹叶:清热泻火,导热下行。

浙贝母:化痰浊,散郁结。

佛手、天竺黄:疏肝理脾和中,清热燥湿化痰。

甘草:调和诸药。

　　B. 二诊用药

　　太子参:同首诊用药。

　　熟地黄、酒山茱萸、山药:同首诊用药。

　　佛手、天竺黄:同首诊用药。

　　浙贝母、北沙参:浙贝母化郁痰,北沙参益胃阴,合用既能清胃之痰浊,又能养胃之津液。

　　石菖蒲:同首诊用药。

　　焦麦芽:焦用消食之力更甚。

　　甘草:调和诸药。

　　C. 三诊用药

　　熟地黄、山茱萸、山药:同首诊用药。

　　茯苓、泽泻:清下焦湿热。

　　佛手、炒枳壳:疏肝理脾,行气导滞。

　　太子参:同首诊用药。

　　醋五味子:收敛固涩,补肾宁心。

　　当归、熟地黄:针对肝肾亏虚,阴虚风动。

　　石菖蒲、制远志:化痰、开窍、醒神,疗小儿痰阻心窍诸症。

　　黄芩、浙贝母:清化痰热。

　　白芍、甘草:酸酣化阴,柔肝缓急。

　　D. 四诊用药

　　北沙参、麦冬:滋阴润燥。

　　川贝母、浙贝母:清内蕴之痰湿。

　　黄芩、射干:清解咽喉内表郁热、炎症。

　　生郁金:活血、行气、解郁、清心,能散郁滞,顺逆气。

　　炒葶苈子:泻肺、利水。

　　陈皮、姜半夏、茯苓:健脾祛湿,理肺化痰。

　　竹茹:清痰热,除烦热。

　　蜜白前:降气、化痰、止咳。

　　知母:清热泻火、滋阴润燥。

　　神曲:消食和胃。

　　甘草:调和诸药。

第七章　皮肤病证

痤　疮

痤疮是一种累及毛囊皮脂腺的慢性炎症性皮肤病。可表现为粉刺、丘疹、脓疱、结节、囊肿及瘢痕等皮损。好发于颜面、胸、背部等皮脂溢出部位,多见于中青年男女,相当于西医的痤疮。

【病因病机】

1. 西医病因病机　西医学认为,本病的发生主要与雄激素水平升高、皮质分泌增加、毛囊皮脂腺开口处过度角化和痤疮丙酸杆菌感染等原因有关。小儿皮肤具有呼吸功能,其角质层薄,富有丰富的血管,血液循环较为旺盛,有助于二氧化碳和水分的排出,若肌表皮肤因炎症反应导致其排泄功能受阻,易出现痤疮。

2. 中医病因病机　素体血热偏盛是本病发生的内因,饮食不节、外邪侵袭是致病的条件。

(1)肺经风热郁于玄府:素体阳热偏盛,肺经蕴热,复感外邪,郁于玄府,致玄府气机失畅,热毒熏蒸面部而发。

(2)肠胃湿热闭阻玄府:过食辛辣肥甘厚味,助湿化热,致肠胃湿热互结,闭阻皮毛玄府,使玄府气机升降出入失调,蕴热成毒而发。

(3)湿热浊痰瘀滞玄府:脾气不足,运化失常,使湿浊内停,郁久化热,致热灼津液,煎炼成痰,湿热浊痰瘀滞玄府而发。

【主要临床表现】症状:痤疮焮热、肿痛、脓疱,甚者可触及结节,色红或暗红,好发于面颊、额部,其次为胸部、背部和肩部,伴有皮脂溢出。愈后可留暂时性色素沉着或轻度凹陷性瘢痕,自觉轻度瘙痒或无自觉症状,炎症明显时自感疼痛。

【案例举隅】张某,男,17岁。2022年6月12日初诊。

主诉:面部痤疮2年余。

现病史:患儿平素易上火,喜食冷饮油腻甜食,两颊、下颌反复出现炎性丘疹伴粉刺脓疱,自用祛痘产品(具体不详)未见减轻。现面部痤疮,脓疱,色暗红,时有新起,伴瘙痒,咽痒,流涕,纳可,寐安,小便可,大便干、日 1 次。舌红,苔白厚,脉数,咽红,手心热。

中医诊断:痤疮。

证型:肺胃湿热。

西医诊断:痤疮。

治法:清泻肺胃郁热,利湿解毒化浊。

处方:生石膏 15g　　滑石 10g^{包煎}　　豆蔻 6g　　　炒杏仁 10g

　　　浙贝母 15g　　连翘 15g　　　蒲公英 15g　　黄连 6g

　　　茵陈 12g　　　生薏苡仁 12g　　陈皮 10g　　　炒枳实 10g

　　　炒莱菔子 10g　姜厚朴 6g　　　蜜桑白皮 15g　甘草 6g

6 剂,水煎服,C 法服药。

2022 年 6 月 19 日二诊:药后痤疮减少,仍有流涕,日间偶咳,纳寐可,二便调。舌红,苔白,脉滑数,咽红,手心热。

处方:蒲公英 15g　　连翘 15g　　　紫花地丁 12g　浙贝母 15g

　　　茯苓 10g　　　黄连 6g　　　　蜜桑白皮 15g　陈皮 10g

　　　枳壳 10g　　　生薏苡仁 12g　　茵陈 12g　　　生石膏 15g

　　　滑石 10g^{包煎}　甘草 4g　　　升麻 10g

7 剂,水煎服,C 法服药。

2022 年 6 月 26 日三诊:药后症状减轻,痰白量少,纳寐可,二便调。舌红,苔白,脉数,咽红,手心热。

处方:杏仁 10g　　　薏苡仁 15g　　　豆蔻 6g　　　黄连 5g

　　　蒲公英 12g　　紫花地丁 10g　　浙贝母 15g　　升麻 10g

　　　陈皮 10g　　　佩兰 10g　　　　茵陈 12g　　　甘草 5g

7 剂,水煎服,C 法服药。

2022 年 7 月 3 日四诊:药后诸症减轻。现痤疮,鼻尖微肿,纳寐可,二便调。舌红,上齿龈红,未见口疮,苔白中厚,脉滑数,咽红,手心热。

处方:升麻 10g　　　生石膏 15g　　　生地黄 12g　　当归 10g

　　　黄连 6g　　　牡丹皮 10g　　　浙贝母 15g　　连翘 15g

　　　茵陈 12g　　　生薏苡仁 12g　　陈皮 10g　　　川牛膝 6g

　　　甘草 4g　　　炒枳实 10g　　　姜厚朴 6g　　　淡竹叶 6g

7 剂,水煎服,C 法服药。

药后痤减。

案例分析:本案患者为青少年男性,平素易上火,喜食油腻生冷之品,则易伤及卫阳,致气机郁闭。气郁不舒,中焦升降失调,湿浊内蕴,郁久化热,熏蒸上注颜面,并夹血瘀痰浊,凝滞肌肤而发本病。面部痤疮,伴脓疱,色暗红,提示内有瘀浊;湿热留恋则反复发作;现还伴有咽痒、流涕等上气道内表炎症,故首诊以清热利湿为主,既清外表肌腠湿热,又除内表炎症。二诊时痤疮减轻,但是仍偶有咳嗽、流涕,故在前方的基础上增清热化痰之力。三诊时咳止,少有白痰,痤疮减轻,治以清热化痰、利湿解毒为主。四诊合用清胃散,旨在清阳明湿热,兼解血分湿毒,故药后痤疮持续减轻。"阳明主面",青少年痤疮与阳明湿热密切相关,故笔者治痤疮不离清热利湿,在此基础上随证治之,其效颇良。

用药分析:

A. 首诊用药

生石膏、滑石:清热利湿。

豆蔻、炒杏仁、生薏苡仁:分别清上、畅中、渗下,具有启上闸、运中焦、开支河特点,可清三焦湿热。

连翘、蒲公英:解热毒内蕴于外表肌腠。

陈皮、炒枳实、炒莱菔子:解三焦气滞,化中焦食积。

陈皮、炒枳实、姜厚朴:行气滞,化积热。

蜜桑白皮、浙贝母:清肺热,化痰浊。

黄连、连翘:解三焦热毒。

茵陈、滑石:解外表肌腠湿热。

甘草:调和诸药。

B. 二诊用药

蒲公英、连翘、紫花地丁:清外表肌腠之热毒疮疡,疗痤疮。

茯苓、生薏苡仁、甘草:清血分湿热,治痤疮。甘草兼能调和诸药。

陈皮、枳壳:调畅气机。

蜜桑白皮、浙贝母:同首诊用药。

黄连、连翘:同首诊用药。

茵陈、滑石:同首诊用药。

生石膏、浙贝母:清肺化痰。

升麻:疏风解表,利湿透疹。

C. 三诊用药

豆蔻、杏仁、薏苡仁:同首诊用药。

蒲公英、紫花地丁:同二诊用药,因痤减,为顾护脾胃,故去连翘。

杏仁、浙贝母:清肺化痰。

升麻、黄连:黄连得升麻,降中寓升,使上炎之火得散,则泻火而无凉遏之弊;升麻得黄连,散火而无升焰之虞。升麻亦兼作阳明引经使药,可引诸药直达病所,以清脾胃之积热。

陈皮、佩兰:其功与陈皮、藿香相类,主去中焦寒湿气滞。

茵陈:清热利湿。

甘草:调和诸药。

D. 四诊用药

升麻、黄连、当归、生地黄、牡丹皮:清胃泻火、凉血散郁,可使胃中积热得清,上炎火热得散,血分瘀热得除。

连翘、浙贝母:清热解毒,散结消肿。

茵陈:同三诊用药。

生薏苡仁:解毒、散结、排脓。

陈皮、炒枳实、姜厚朴:行三焦气滞,消中焦积滞。

川牛膝:引血分之热下行。

生石膏、淡竹叶:有清热泻火、导热下行之功,善解外表皮肤郁热。

甘草:调和诸药。

中药索引

药对索引

48